旴江古医籍拾遗小丛书

医案偶存

清 李 铎 原著

李 丛 校注

全国百佳图书出版单位

中国中医药出版社

·北 京·

图书在版编目（CIP）数据

医案偶存 /（清）李铎原著；李丛校注 . -- 北京：
中国中医药出版社，2025. 6 (2025. 9重印). -- (盱江古医籍拾遗小丛书).
ISBN 978-7-5132-9433-1

Ⅰ . R249.49

中国国家版本馆 CIP 数据核字第 20250T7F26 号

中国中医药出版社出版

北京经济技术开发区科创十三街 31 号院二区 8 号楼
邮政编码　100176
传真　010-64405721
河北盛世彩捷印刷有限公司印刷
各地新华书店经销

开本 880 × 1230　1/32　印张 10　彩插 0.25　字数 213 千字
2025 年 6 月第 1 版　2025 年 9 月第 2 次印刷
书号　ISBN 978 – 7 – 5132 – 9433 – 1

定价　42.50 元
网址　www.cptcm.com

服 务 热 线　**010-64405510**
购 书 热 线　**010-89535836**
维 权 打 假　**010-64405753**

微信服务号　**zgzyycbs**
微商城网址　**https://kdt.im/LIdUGr**
官 方 微 博　**http://e.weibo.com/cptcm**
天猫旗舰店网址　**https://zgzyycbs.tmall.com**

如有印装质量问题请与本社出版部联系（010-64405510）

閔蘭仲先生鑒定

醫案偶存

琴城小安山房藏板

范文正公曰不為良相當為良醫

誠以醫術与治術相通無此欲

使天下民樂窿熙物無夭扎者

盡其救世之心而巳也南臺李

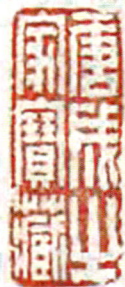

陽園之東偏

咸豐甲寅仲春南豐省齋李鐸自題於一

子平生之專志也乃記其由於卷首云

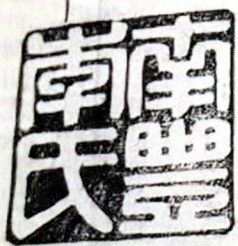

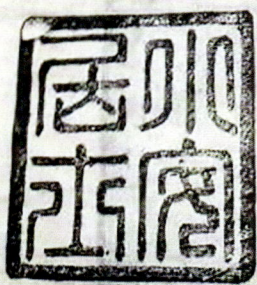

陰愈盛而上焦之陽愈虛頭爲諸陽之首且令陰氣上
加於頭故頭重而脹太陽脈絡於腦又爲寒水之經陰
邪內客而干巔頂故腦鳴嘔此而論則爲陰藥所悞無
疑故足以增病也辯擬一法峕補其陽用朮附椒薑
惹半杏桂之類使離照當空羣陰退避若陰邪一退則
精神頓健家頹光澤諸病自愈矣
先生遇時見案甚悅極業獎飾謂渠福州醫士槩以
腎虛精虧爲治從無一人論到陽虛致病陰藥爲害

君拜服舞服云同州至灣辱承不遽就醫於堉德
藥肆延留旬目獲愈良多幸服藥獲效藉慰羡悅別
後常棠齒及尤徵
大君子受人靡已之深情矣每念
先生十年中借途百里歷任專城生佛萬家荊州一
而勉効効藥籠之用常懷
樾蔭之依知遇如此更不
同治乙丑歲嘗春之望日擷校諸案付諸梨棗問世謹識
數語於案末永矢勿諼云

之稱黠口不撮而微有吹噓猶可治也至唇收東
鎖緊舌頭強直不必治矣一見眼角鼻及人中有黃
色而餐不撮外勞即用燈火于顖
門眉心人中承漿兩手大指少商各穴一燋共十三
燋風便止而黃即退矣此火攻之法何異呂祖壼中
藥盧公再生方哉頑普天下爲兒父母的依乎看治
即十千百萬億中斷無有一孩之死于臍風矣

附夏禹鑄臍風火圖

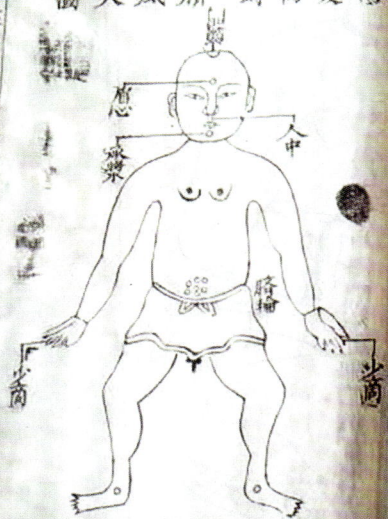

附夏禹鑄臍風火圖

幼科臍風　四

顖門　眉心　人中　承漿　臍撮　少商

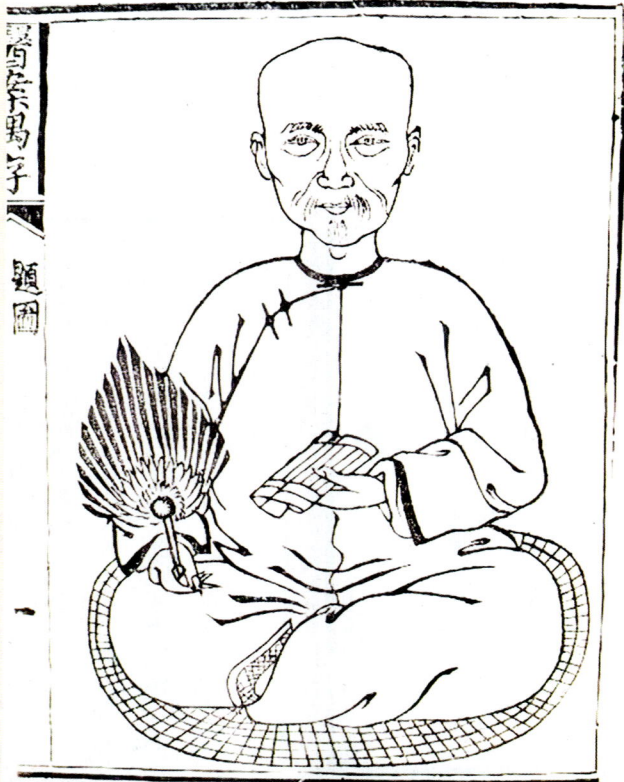

蒲团羽扇，翛然出尘。
存心济物，著手成春。
蓄书则富，殖产则贫。
传诸后世，想见其人。

高翔鸿拜题

前　言

　　本书为清代盱江民间医家李铎所著。李铎，字省斋，号徽堂，江西南丰人，出身于有医学背景的小官吏家庭，其父兄乐善好施，在当地颇有声名。李氏幼年曾习医，但一度为生计所迫转而经商。近三十岁时，因堂兄死于庸医误治且母亲多病，遂发愤重新学医，并最终以医扬名。

　　李铎精于医术，善治奇疾，随手记录临床病案，坚持数十年，所记医案不下二十余卷，但可惜受当时太平军与清军战事影响，这些医案随着主人生活的颠沛流离而散失过半。清咸丰甲寅年（1854），李氏将残留的医案整理成书，命名为《医案偶存》，同治乙丑年（1865），由南昌太守黄恩浩出资将书刊印传世。

　　本书 12 卷，以病分类，共计 71 病，医案 444 则，涉及内、外、妇、儿、五官各科，大多是经过他医失治误治，或久治不愈的疑难病症。作者深受喻嘉言"先议病后议药"思想的影响，病案不仅记录"病者姓名、年纪、质体、脉症"，而且将病因病机及辨证用药的分析过程均做详细论述。值得一提的是，本书对无效或效果不显著的医案同样加以记录，并且做深入分析，反映出盱江医家务实求真的学术作风。

　　本书作者有较好的教育背景，病案记录内容丰富，一诊一案，夹叙夹议，说理透彻，书写规范，简明易懂，在学术水平良莠不齐的民间医案中属质量较高者。《医案偶存》作为江西盱江民间医案的代表，是李氏亲身诊疗实践所得，处方用药精当，每方用药多不超过十味而取效，体现了中医简便廉验的传统特色。通过对它的发掘与整理，可以为现代中医临床提供更多参考，同时有利于更好地传承和弘扬江西地方医学特色与优势。

李丛

2025 年 1 月

校注说明

一、本书自清代刊印后，在民间流传，未经专业整理。现国内馆藏版本仅存清同治四年乙丑（1865）琴城小安山房刻本一种，五套分别藏于北京、天津、苏州、长沙等地，内容完整程度不同。北京中医药大学图书馆所藏内容完整，作为底本；中国中医科学院图书馆所藏字迹较清晰，作为参照本，予以校补。

二、原书繁体字竖排改为简体字横排，并进行标点断句分节。简体字采用国家标准简化字，但一些中医专用字简化后有失原义，予以保留，如"癥瘕"的"癥"，"熄风"的"熄"等。

三、底本中的异体字、古体字、俗写字等均径改为标准简化字，个别情况另出注。

四、因版式改变，书中表方位的"左""右"径改为"下""上"。

五、书中除正文内容外，还有作者及旁人所加按语，以不同字体表示。

六、对书中不易理解的字词进行注释。

七、原书中"症""证"混用，保持原貌、不改不注。

琴城小安山房藏板
医案偶存
闵兰仲先生鉴定
同治乙丑冬季新镌

序

范文正公[1]曰:"不为良相,当为良医。"诚以医术与治术相通,无非欲使天下民乐蕴熙,物无夭枉,各尽其救世之心而已也。南丰李君省斋为母多病,故业医学典,年进遂精焉。自《灵枢》《素问》及近代名家诸书靡弗读,读必研究而贯通之。操是术以医百病,罔有不效。医毕将病者姓名、年纪、质体、脉症暨酌用方药随笔记录,并抒所见,增以议论,数十年于斯,汇为一书,自题之曰《医案偶存》。噫!省斋精医,既济当时,又思传后世,其存必矣,偶云乎哉。同治乙丑夏,余由临川解缆移牧[2]南昌,省斋鼓棹[3]遽至,献是书求为弁言[4]。盖余与省斋故人也,初车檄来此,舟过旴江,患头眩脑鸣颇剧,延治数

[1] 范文正公:范仲淹,谥号文正。
[2] 解缆移牧:解缆,即解去系船的缆绳;牧,放牧,引申为治理。解缆移牧,意即职务调动。
[3] 鼓棹(zhào 照):划桨。
[4] 弁(biàn 变)言:序言,序文。

剂而愈。谈次，见其吐属安雅，欢若生平，同舟至湾镇，旅次款留数日，盖窥见底蕴，有隐君子风。余阅是编所著各案，原委详明，毫厘辨证，得力于喻嘉言先哲《医门法律》者最深。余以是叹省斋之所谓案者由望、闻、问、切而来矣。然则治病实与治狱等。察形观色者望也，虚中静听者闻也，严鞫[1]研讯者问也，烛奸摘伏者切也。四者既尽，悉得形状，然后究案，按法征究，方成信谳。省斋以医立案之深意得毋如是？余每见世之自诩名医者，置望闻问切于不谛，临证草草切脉，率书一方而去。疮痍性命，生死悬于三指间，是何异于审案者之不加察，任意出入罪名，枉法弊命也哉！夫医之道极征且奥，补造化之权，宣阴阳之秘，而究厥旨归，不外表里寒热虚实六变。其治法如华元化论，有宜汤、宜丸、宜散，宜下、宜吐，宜灸、宜针，宜补、宜火、宜水，宜按摩、宜导引，宜蒸熨、宜熏洗，宜和缓者，神而明之，存乎其人，然非有识有胆有学者乌足语此。省斋精医，于此中三折肱，识大矣，胆壮矣，学优矣。故能著是书，且欲以医术之成案嘉惠来兹，其救世之心为何如也！顾余犹有一说以进省斋，方今圣天子在上，燮理阴阳，宏开寿寓，疠疫潜消，民气和乐，是书存之名山，传之其人，百世下良医亲为秘录，则天下幸甚。

　　　　　临江备选升用知府知南昌县事黄恩浩序

———————

[1] 鞫（jū 居）：审问。

叙

余昔从临邑尊黄玉坡太守琴案，纵谈及江闽之医绝少许可，独盛称有侨寓舍邑湾镇李省斋先生者医术甚精。盖太守旧患寒疾，屡经医而病未已，几沉痼，猝遇先生诊治之，应手痊可。故当事过境迁，犹俱道一切颠末，佩服勿谖予耳，聆而心识之。因湾属便道，冀图一晤，而先生适回梓里者二年有余，未遂所愿。今岁夏五，予买舟挈眷抵住暂居湾市。以舟行累月，值天气亢旱，举家均染时热症，久乃经旬。询知先生来湾，急往见，延为诊视，随症量药而以次应手而痊。是先生医道之精，曩[1]已得诸耳闻，今并获诸目睹也。曩以耳闻心倾其人，今并目睹而身受其赐也。予固不解医，但观其临一症如老将临敌，非不精心筹划而意思安闲；用一药如国手对局，扼要争奇即寻常布置无闲着，不待局毕而胜算预操。且年将及耆[2]，鹤发庞眉而童颜玉貌，别饶风采，望之若佛若仙，非素有异禀、厚阴阳而深内养者曷能若是？予虽不解医，有若种种而先生之医可以得其概，而医之案亦可见一斑矣。迩来月

---

[1] 曩（nǎng 攮）：以往，从前。

[2] 及耆：即年及耆指，指年龄到了六十岁。《礼记·曲礼上》："六十曰耆，指使。"可泛指进入老年。

余，晨夕聚晤，弥形疑洽，于性之朴诚、识之卓越，更有以深知其为人。兹出所著《医案偶存》命序，取而卒读之，其中令人拍案惊奇者往往间见，殆堪永存以贻后学，岂偶然耶？爰即夙因之结于无心，及顷与相接，所得诸心目间者而追忆之切，指而略举之，以质省斋而付诸序后。若医学之博、医理之精、医功之大，有全案即全序在，不复赘。

同治四年夏五月金溪县教谕癸卯科举人候选知县
愚弟闵芳言顿首拜撰

序

　　语云：一死一生乃见交情，吾友李省斋肖焉。省斋悬壶于市，日与缙绅先生相往还，而于李阖然为尤契。阖然工制义而性狷介，年四十举于乡，未百日以瘵疾终，寡妻弱子孤苦伶仃。省斋经纪其丧，复告帮士大夫，以所得权子母赡其家，十余年如一日。夫吾人广交游重声气，当其先，未尝不金石同心，芝兰合臭，一旦人琴已杳，宿草未青，而葛帔麦舟[1]之谊渺若河山。嗟乎！是岂人心不古，若而世风易漓欤？盖其交也，以势一去而情自疏迹自远，省斋于阖然则异是。省斋有难兄[2]曰勉堂，好学而笃行，与阖然以道义相切劘[3]，年三十而卒。省斋性友爱，且学于勉堂者久，即以事勉堂者待阖然。今勉堂既不可见，阖然下世者二十一年，兵燹烽烟，疮痍势隘，省斋亦华发萧

---

[1] 葛帔麦舟：葛帔，用葛制成的披肩；南朝梁武帝时，任昉为官清廉，死后他的儿子们流离失所，平生的旧交竟没有一个伸出援手。一年冬天，任昉的儿子西华穿着粗葛做的披肩走在路上，遇见以注释《世说新语》而闻名于世的刘峻，刘峻看见不禁流下眼泪，说"我当为卿作计"，于是写《广绝交论》讥讽任昉旧交。麦舟，运麦子的船。宋代范仲淹派儿子纯仁到姑苏运麦，船至丹阳，遇故人石延年，无钱埋葬亲人，范纯仁慷慨以麦船资助。

[2] 难兄：指本书作者与其兄勉堂共过患难。

[3] 切劘（mó 磨）：切磋，探讨。

萧，犹携一药囊重来湾市。适予返棹章门，乃出所著《医案偶存》相示，且索一言弁其首。呜呼！予何言哉！予读省斋之所著如见阍然矣！如见勉堂矣！盖省斋以阍然、勉堂之学为学，即以阍然、勉堂之心为心。本是学是心而游其艺，以为仁术，宜乎方到病除，卓然有可纪也。虽然，省斋岂以是自多乎哉？诚欲举所得诸古人者证诸后人焉，故曰偶存云尔。

同治丙寅初夏既望补之黄春魁谨识于百花洲上

序

世俗每好言医，顾自业医者之多而知医者卒鲜。赵元国云：不知天道、不知地利、不知人事不可以言兵。吾谓医道亦然。譬如同一病也，或治之于此而效，治之于彼而不效，原禀受异也；同一方也，或施之于南而宜，施之于北而不宜，原地气殊也；同一病也，同一方也，或前日用之而应，后日用之而不应，其时令有变更也。今之言医者，吾知之矣，视人命为儿戏，治急证若等闲，盖其平日胸中全无底蕴，故每于临症时毫无灼见。其自信为能手者，或粗知一二药性，或剿袭一二陈方，诩诩然自鸣得意。如是以言，医之固若是易习乎哉！吾故曰：业医者之多而知医者鲜也。

余友省斋先生，于此道三折肱，参生平著述，积数十年见者，目为汗牛充栋，类皆阐发仲景、景岳诸书，补前贤所未逮，乃自遭兵燹，遗稿散失荡然无存，只于残笥败篓之中，犹留向所经手见效者，辑为成书，名曰《医案偶存》。夫案者何焉？初作也。国家立法则有定案，官吏谳狱则有成案，先生是书以案名，其即喻嘉言作《法律》之意乎？顾喻君一生潦倒，郁郁不得志，人亦无有知其能医者。先生名噪一时，问津者络绎而至，车马盈门，冠盖相望，初又穿薜荔之衣[1]入芙蓉之幕[2]，公卿折节，朋辈交欢以视，喻君名誉为何如耶？今先生年逾六十矣，仍复足能健步，手不持节，目明而远，貌清而腴。吾知先生于养生卫生之道有深旨者矣。吾尤愿先生将其自养生者以养人，自卫生者以卫世，既已望重梓桑，曷弗公诸梨枣[3]，故怂恿成之，以为世之言医者劝。

　　　　　同治三年甲子岁愚弟刘昌衢顿首拜序

---

[1] 薜荔之衣：薜荔，又名木莲，一种常绿藤本植物，果实可做凉粉，茎叶可入药。薜荔衣，即用薜荔叶子制成的衣裳。原指神仙鬼怪所披的衣饰，后借以称隐士的服装。唐·孟郊《送豆卢策归别墅》："身披薜荔衣，山陡莓台梯。"

[2] 芙蓉之幕：芙蓉幕，原指南朝齐王俭的府第。王俭善用才名之士为幕僚。当时人以入俭府为莲花池。后世随以"芙蓉幕"为幕府的美称。后泛指大吏之幕府。

[3] 公诸梨枣：意即出版。古代多用梨枣木刻板刊印。

序

　　昔先君子以济人利物为心而不获施于用，于是罢不应举而覃思医术。自《灵枢》《素问》，下至近代名家之书，罔弗读；踵门求医者，不问士大夫、奴隶、远方之流匄[1]，罔勿应。尝语桝曰："杂艺莫难于医，而世人常易视之。夫必明于造化之原而达夫死生之变，而后可命曰医，故非邃于学而洞于识者，无以为也。可以语此者，其惟南丰李君省斋乎？"桝谨识之不敢忘。及先君捐馆舍，桝母病，延君治之，病良已，既而内人屡病危，皆以君治而瘳。君亦为余言，每从他处见先君所遗方案，辄取服膺不置，然后知先君子之知君与君之服先君，盖明哲之心相契，而非苟为附和者比也。比年君医名日盛，方案日多，搜其精粹为十二卷，将以闻世，而使桝为序。桝不肖，不能继承先志，于医无所解，读君之书，徒觉其浩博而有条理，用心细察，启发来学。夫立方治病，所活可数计也；传方于来世，所活不可数计也。独念先君之方案，随手散去，不自收拾，而桝又荒坠先人之绪，使先君之学识与利济之心无由著于天下后世，睹君之书能无愧且悲矣夫！

咸丰甲寅冬月宗愚弟桝拜撰

---

[1] 匄（gài 盖）：乞求，请求，也指靠乞讨为生的人。

序

　　余尝与李君勉堂同试事于郡城，见其日省功过格，以其先曾从事于医，因与论功过之事莫大于医。天地以生物为心，广生大生，日发其菁华，无有终始，而衍阳伏阴，凄风苦雨足为厉，于万物者亦迭出无已，所谓人尤有憾者，天地亦无可如何，惟圣人得位乘时，以礼乐刑政陶淑一世，斯可以泯灾戾而致嘉祯。处士侧身修己，以股肱腃腓胞与斯人，亦足以平心志而召休和。医亦所以补天地阴阳风雨之偏，而成圣人礼乐刑政之化，股肱腃腓胞与斯人者也，其功岂犹可以格量乎？虽然，非能神明古人言中之意、深通古人言外之微旨，而又明于天之道地之故，人情物理洞彻靡遗，未易操十全之柄。故自神农以下，上下五千年，称良工者才十数人。其他掎摭成编未有阐发，藉以济世，功过参半者不具论，其下师心自用，甚或不识五气五味、七方十剂、十二经二十八脉，云何专意媒利，忍于伤生伐性而不顾者，其过又岂可以格量乎？其时勉堂已不言医，然未尝不深韪[1]余言。自勉堂殁，迄今三十年，情景如昨不堪追忆。而其弟徽堂卒以医名，今夏为余侄昌吉诊病，因出其二三十年所积医案，嘱为校定。余未谙

----

[1] 韪（wěi 伟）：是，对。

医，其能神明古人言中之精意，深通古人言外之遗旨否？明于天之道地之故，人情物理洞彻靡遗否？均不可知。阅其书，知与师心自用不识五气五味、七方十剂、十二经、二十八脉云何者，相去远矣。其书多取法于喻嘉言、叶天士、陈修园，叶、陈亦后来之杰类，能抒其所自得，成一家言，其卓越之识、深造之论，亦间见编中，足以启迪来哲，均喻之亚也，以是为则，则不远矣。因以昔日言于勉堂者述之简端，更以质之儆堂云。

咸丰五年夏日吴熙序

叙

余尝论医犹用兵也。兵有正有奇，有虚有实，有夺险，有扼要，有埋伏救应，有急攻，有不可急攻，有攻其不备，而凡用戈矛、剑戟、劲弩、长盾、利斧，一视其地之所宜，士卒不练不可，甲不坚密不可，昧天时不习水土不可，不审强弱不知进退不可，学古不能变通则又不可，故曰运用之妙存乎一心。吾友省斋，幼习医，家贫弃去业贾。病不起，兄忧甚，继病，弟幸不死，兄竟死，为医误，省斋乃复习医，为老母与儿多病，不专为家贫计也。甲寅秋，出所著医案以示余，余不能无一言赠也，故以兵喻云。古人有言，不为良相即为良医。相道，医道也，将之道亦医道也，吾之以兵喻也，亦非创论。间尝读《仓公传》，胪列病者姓氏，诊其脉，按其经络，证其病之所在，即载其治之之方，决死生无一失，如蹇叔断孟明之必败，刘惔决桓温之必胜，予尝惊以为神，而叹今之医安得有如仓公哉！读省斋所著颇与仓公类，其心细、其力专则已不可及矣。昔赵充国将兵御先零[1]，审形势决利害，不急近功，宣帝难之，卒不回挠，功成又无遗祸，老成持重如此。不特将兵法也，用兵之道与医通也。

愚弟王徽典顿首

---

[1] 先零：两汉时期西羌族的一支，称"先零羌"。

序

　　医之为道昭昭也，自轩岐迄卢扁，而后代有名人，尽多著述，如仲景、东垣、丹溪诸名家伤寒杂症，治疗之法业已备矣。降及近代，若张景岳、喻嘉言，或作或述，泄《金匮》之秘，阐《玉版》之遗，其于诸证皆有所发明。寿世福民，孰有善于此哉！夫医者意也，方者法也，神而明其意与法，则又存乎其人矣。吾兄省斋先生禀赋灵明，少时游江浙两湖，旋寓湾镇，与诸名士游。究心医业，造诣深邃，凡《灵枢》《素问》诸书无不明通淹贯，开方调剂立起沉疴。抚金诸大家咸钦服其治疗之善用，是名播南邦。所编医案与方往往脍炙人口，临邑尊黄玉坡太守一见而珍赏之，存济世之婆心，即令付剞劂[1]。今年春，吾兄为有章门之役，因问序于余。余前番阅其案与方，殆为东垣之流亚欤，实足以启迪后人，使好学深思者错综融会，触类引伸，未必非《条辨》《尚论》者之一助云。

皇上同治四年乙丑岁春月弟芝龄谨识

---

[1] 剞劂（jī jué 机绝）：原指雕版用的曲刀。代指出版。

序

　　省斋先生，余族兄也，托业于医且与余先君善。间诣余门，窃见其论症采方卓卓然迥不犹人。余先君尝相与曰：异日必能显名当世。其游于金溪之浒湾，历三十年，于兹嘉名丕著[1]，令望日隆。一时之身受其利者，群推为卢扁复生；即同业是道者亦靡不倾心叹服。于以知先生之有得乎龙宫之秘、金匮之旨者深，岂世之纯盗虚声迂疏寡效者可得比乎？今岁暮春，出所著《医案偶存》相示，始知余先君昔日之相与者洵不谬也。并嘱余汇书诸君子所赠之文，将付剞劂。余不辞陋劣，亦乐为有言以附于诸君子之后焉。

　　　　同治三年乙丑[2]岁清明前三日愚弟国英书于半亩居别墅

---

[1] 丕著：丕，大。丕著，大显之意。
[2] 同治三年乙丑：清同治三年是公元1864年，为甲子鼠年，原文有误。

医案偶存序

　　余自幼失学，惟于岐黄家言若有深契，亦迫于家计，服贾依人，未能精理其业。道光甲申岁，贩麦三洋湖中，适夏间淫雨湿气郁蒸，患时热病，昏懵旬日，几死于医。伯兄勉堂孝友笃挚，躬亲汤药，一夕不去，余赖以生，而伯兄竟以忧劳构疾卒死于医。每念伯兄，未尝不负疚深夜也，痛可言哉！嗣以慈闱[1]多病，乃专理旧业，躬究其理。每临一症，必循先贤"先议病后议药"遗法，直抒所见，不计工拙，其中有得心应手者，有疑难之证千虑一得者，有绝证断不可救药者，有先请数医罔效经余末治而瘳者，有效与不效及信任不笃以致偾事者，录记十之二三，名曰《医案偶存》，聊以自备遗忘，金溪宗登斋明经谬许可行世。窃谓自昔学人贤士所著，不传于今日者何可胜数，余何人，斯乃以一得之愚、肤浅之说妄希行世乎？惟研求日久，于斯道心有所得，且常怀利济，苟得于治生之暇，躬侍慈闱，藉以调护无恙，亦以自卫其生而卫人之生，使不仅为衣食计之市医也，则幸矣！顾行世虽不敢言，姑存是编以就正名公，且留示子孙之成吾志者为家学之传，亦不负予半生之专志也。乃记其由于卷首云。

　　　　咸丰甲寅仲春南丰省斋李铎自题于一隅园之东偏

---

[1] 慈闱：母亲。

凡 刻

《医案偶存》，初虑术之不精，并念病之难医，故每临一症必立一案以志，三十余年治验之案不下二十余卷，大半弃于兵燹，所存仅十之三四，以其存之少而珍惜之。拾残编以付剞劂，聊以遗子孙，非敢以欺世盗名也。

医书贵质直，不尚词华，余亦素不习辞章也。是案下笔浅近，令人易知，若因此而识表里虚实，可以对症自医；由此而深求之，更可取以医人矣。识者幸勿鄙其不文，并祈校正。

是案所论，但言其现何病象，系何脏腑，作何治法，寥寥数言，惟求理路通畅，用方简切，所谓人人易知者。其一切经络源委，有粗述大略者，有稍较详晰者，有未经发明者，以临症就诊无暇讲究耳。若欲究其底蕴，自有诸名家书在。

案中有重症，每多语言过激者，以阅历既久，痛恨其弊，宁受病家怨谤及同道嫌隙于事前，不肯徇情致贻后悔此事，如老将临阵，大贾航海，愈历练而愈不能徇人耳。

数卷偶录岂能疗千万病，然案中具有纲举目张之法，盖凡病总由五脏六腑所发，不外乎阴阳、表里、寒热、虚实，审知其为何脏何腑之虚症、实症、寒症、热症，三阴三阳之阳症、阴症，便得其大概矣。

案中所引《内经》及诸名家精义，概行标出某段为何人之言，不敢拾前人之余为己有也。

案中治伤寒之法仅录十之一二，亦殊缺略。缘初起感冒常视为轻症，延余者甚稀；至真伤寒，传经重症难治者方经仆手，故存案无几。且伤寒书自仲景立论后，后贤注释不下数十家，鄙人何敢画蛇添足。

是案方中多不载等分，盖一病之中一日之内变迁靡定，故用药分两亦当随病加减，贵在临时酌量定之。

案中所载病者年纪多少、体质盛衰、暴病久病、脉症治法，因脉以知症，缘证以明治，亦宗前人之遗法，以资后学之采择。

所存方案，皆屡经应验者方敢笔之于书，若能审证确切，断不致误人。惟病证甚繁，管见甚浅，何能一一备哉！且遭于兵燹，不无残缺之憾，惟同志者补其不备，教其不逮，盖有厚望焉。

同治三年春月省斋李铎识于赤面寨之小安别墅

目　录

医案偶存初编卷六

医案偶存初编卷七

医案偶存初编卷八

医案偶存初编卷九

医案偶存初编卷十

医案偶存初编卷十一

医案偶存初编卷十二

医案偶存初编卷一

中 风

风为百病之长，故首列之

徐丹辉介宾，年八十。按夏至一阴生，高年液燥阴亏，肝阳偏亢，木少水涵，火乏水济，内风时起，故每逢节气交迁，复见原病情形，此正古人所谓飘忽不常者风也。自来中厥之症总由阴阳偏剥，阴亏阳夹内风上引，阴不上乘，故舌蹇[1]而难言；风气注于脉络，故肢痿而力乏。诊脉两关近驶，是其本病脉象。以药调摄，似不可停矣。兹议益阴滋液、和阳熄风之法，服至交秋，燥气加临，再议可也。

洋参、洋燕菜、生地、龟胶、炒菊、怀膝、炒柏、知母、当归、白芍、丝瓜络，引水煎服。

昨方未进，晨起复诊，胃脉鼓大而躁，知阳明尚有燥屎未解，是以夜卧不安。仲景云：胃不和则卧不安。当以

---

[1] 蹇：跛，行动不便。当为謇（jiǎn 简），口吃，说话困难。

大黄丸一钱兼进，通后当置不用，若尚须五六日一解，仍仿此而进。（十二日又及）

又，自夏至以来，进补阴和阳、柔肝熄风甚安，诸恙向愈，惟语言不甚明朗。近交秋令，亦无变动，日来因不节饮食，食米粉、乌蛙，滞气之物，壅遏脾气，不能输运，以致不思饮食，人事不适，显属滞痰壅阻。昨晚得通解大便一次，旋即思食。今辰人觉清爽，并稍能多进饮食，但少阴肾气不荣舌末，则舌喑不能言，当用通心益肾之法。又夜半睡醒必嗌干咽燥，亦属肾亏津乏，而稠痰胶黏，常唾不下，乃风淫火炽使然，此为病之最关紧要者，盖痰能召风发火也。宗《内经》"风淫于内，治以甘寒"之旨，佐以通心补肾，谅属理治。诊其脉象已近融和，惟右关弦实而坚，尚有食滞夹痰之象，兹另处一方，宣畅中焦，导消食滞。

杏仁、白蔻、谷芽、厚朴、莱菔子、广皮、法夏、茯苓，姜汁刺服[1]。

又方：甜梨汁、甘蔗汁、鲜藕汁、生地汁、白竹沥、九节蒲、远志肉、败龟甲、淡姜汁、金石斛。

又，尝考五行六气，迅速莫如风火，风火为病，变幻多端，缘火灼有形之痰，痰壅无形之火，而风自生矣。前议甘寒生津，痰火风兼治之法，本遵经训，服之尚有燥象，真所谓"风者，善行而数变也"。据述，自十五日以来，夜卧口流牙血，日睡亦有之，辄自投西瓜，大泻胃热

---

[1] 姜汁刺服：将新鲜的生姜榨汁混入熬好的药液同服。

而止，此谓之齿衄，乃风壅胃火而致，故服西瓜有效。诊脉息如故，只语言略清，亦属一善，改用甘露清胃法。

生地、麦冬、石斛、天冬、枇杷、丹皮、犀角、黄芩、甘草，二剂。

又，廿四日诊，脉象渐缓，燥气已平，乃甘寒苦降折其肝风胃阳上腾之威，诸症均觉臻效。新凉初至，寒暄保摄，尤当加意，仿叶氏摄纳肝肾真气，补益下虚本病法。

熟地、苁蓉、石斛、怀膝、沙苑、枸杞、生杜仲、茯苓、柏霜、天冬。

中风病症，形象不一，虚实浅深，施治不同，吾兄源源委委，深得《内经》"风淫于内，治以甘寒"之旨。（弟寿山识）

苏上舍年五十六，左手不举、五指拘挛已经数载。今于元宵后二日猝然昏晕倾仆，两手动摇，足不能步，右腿髀骨、伏兔皆痛，喜捶打，左足自膝盖以下肿痹作烧，甚则足腿俱肿。据述，足肿自旧冬有之，今特加甚耳。诊脉左手沉细而虚，右关动滑带弦。据脉而论，心虚脾实，风夹湿痰凝注经隧，为风痹之证。两尺脉有神，知禀受颇厚，为有寿之征，斯病不足为虑，且并非偏枯瘫痪，真中不治之证也。又细审精神、容颜、饮食皆如常，便非大虚之候，惟口燥舌干，大便燥结，两日一更衣，显有燥象，或议峻补，于理为悖。按四肢不举，有虚有实，阳明虚则宗筋失润，不能束骨而利机关；阳明实则肉理致密，加以风邪内淫，正气自不周流，则为痛为肿矣。大法当泻其实、开其壅，急治其标，继则清燥熄风、舒筋活络，仅拟二式，与高明商服。

按：洁古云，中风者多滞九窍，中腑者多著四肢。此症实属中腑，是以手足拘挛肿痛、口燥便闭，及见诸燥象，故用三化汤疏通壅滞而散风邪，以治其标也。

再论风在关节而作痛，妙在痛处，痛是气血与风邪相拒，非若偏枯之不同，难治也，脉证明通，持论有法。（寿山）

陈垂勋之母，五十一岁，孀居廿一载，独阴无阳，平日操劳茹苦过度。当夏四月，阳气大泄，阳虚邪害空窍，猝然昏冒欲仆，而汗出肢冷，左股麻木不举，神昏不语。家人即投桂附理中丸二枚，仓皇召余赴诊。其脉大而浮滑，虚中阳脱之状若缯[1]矣。急投黑锡丸百粒，旋进大剂参附四逆加芪术，以固卫阳而益气止汗。次早复诊，脉仍滑大，但汗止，神气稍振，能言，而左股麻木不仁，加以头痛如裂，眼黑头旋，仍进大剂参附玉屏风二剂，厥后日进茸附，纯阳大补气血，调理半载，渐次全瘳。

黑锡丹

黑铅、硫黄各二两，将锡溶化，渐入硫黄，候结成片，倾地上出火毒，研至无声为度。治阴阳不升降，上盛下虚，头目眩晕。

此阳虚至极之症也，若非大剂芪附等药回阳固脱，几何能治。（寿山）

---

[1] 缯（zēng 增）：古代对丝织品的总称。

戴琪圃，年五十九，昨因汗脱亡阳，危如朝露。重进回阳固脱法，与黑锡丸，汗止阳回，而神迷言謇，身重不能转侧，脉大不敛，是阴阳不相交合，真气先虚，邪害空窍，内风自动，然风必夹痰，是以昏愦，已成中厥之症。其辛刚大热纯阳之剂似宜停止，大意收摄真阴，和阳熄风，冀其苏醒为要，议河间法，以候谢先生裁之，地黄饮子四剂。

又，诊右脉略敛，右关弦而搏指，地黄饮子服之得宜，阴气有渐复之机，是以能言，然多语则舌音仍不清，右肢麻木，不能举动。按男子右属气虚，法当固卫益气。

山参、酒芪、焦术、当归、天麻、桂枝、桑枝梢、广皮、炙草、煨姜、南枣，日进四剂。

又，原方去焦术，加羚羊角。

又，左关脉弦实，显属肝风鸱张之象，但手足不举，偏著于右，又属脾土衰败，而痰多口渴，烦躁不寐，乃风动火生。第此病由虚脱而起，其风药尚不可遽投，而苦寒又碍于脾，议加味六君去半夏，加羚角、钩藤、胆星，补土泄木除痰。此为治本之法，仍候谢先生参政。

又，自病以来，与谢先生酌量同治，概以治本扶正为重，屡已有效。今正气渐复，而风邪不退，火势渐炽，又宜从权转手施治也。诊脉两手皆弦坚而大，视其舌苔干燥带黄，舌本强而难言，小溲短赤，大便已六日不更衣。合而论之，外有六经之形证，内有便溺之阻隔，大势风木合君相二火，上炎胸膈，正燎原之地，非清心夺下、宣通肠胃不可，爰议凉膈散加菖蒲、黄连以进。质之谢医，谓余今日主见大左，当仍从前法，乃是正着。渠拟一方，参、芪、附、桂、羚角、归、芍之类，主家齄之，复召余顾问。余晓之曰：凡风症变幻多端，不可执一而治，目今风淫火炽，肾阴渐竭，肝阳偏亢，并改用清凉之法，泻其亢甚之火，恐便闭舌胀，风火愈炽，莫可求药。且余前数日已与二文郎[1]云及，斯病正气渐复，热象渐著，将来转手，须用凉药。《内经》曰：邪之所凑，其气必虚。留而不去，其病则实，此之谓也。今果验矣，复何疑焉？于是乃进余方二剂，舌略软滑，小便略清，大便燥结，仍不通利，乃风燥便秘显然。自后，虽日与谢医同诊，各拟一方，彼补余泻，不同志矣。迨至数日后，谢医始拟一搜风顺气丸方，而其家又更请一宁姓医者，作风痹证治，亦无效。此后虽间或复召余诊，未立案也。

戴大四，偏枯四载，年逾六旬，容颜饮食如常，惟右肢堕而不举，是为废疾，难图全效，仅堪带病延年也。当春阳升大地，肝风鸱张，晨起忽然又发口眼㖞斜。

按：阳明之脉夹口环唇，寒则筋急，热则筋弛，左寒右热则左急而右缓，右寒左热则右急而左缓。今所患左急右缓，乃血脉不固而气不匀也，古人谓：邪之所凑，其气必虚。议先进顺风匀气法四剂。

傅缵臣，年四十八，体肥，中阳素虚，右肢常患麻木。当春阳升风动，猝然口眼㖞斜，颧颊筋急，面色红赤光亮，此厥阴肝风乘阳明之虚上犯头面也，议顺风匀气散

---

[1] 文郎：有才华的青少年。敬称他人之子。

主之，晚间服牵正散二钱，酒调服。

又，足阳明之脉夹口环唇，寒则筋急，热则筋弛。进匀气、牵正两法颇效，而自汗肢麻，宜固卫阳气而祛风也。玉屏风散多服久服，为预防厥中之患，后二十年卒中风不语而逝。

刘国泰上舍乃尊，年六二，时届暮春，肝木司令，忽然口眼喎斜偏左，眼目昏蒙多泪，诊脉沉细虚缓，明是正气先虚，邪风乘虚上犯头面，为中风消息也。议顺风匀气一法，兼服牵正散以治其标也。

按：顺风匀气散补正气而行滞气，以疏风伸筋也。牵正散疗内生之风，治虚热之痰，得酒引之，能入经而正口眼。

统观上三案，同一治法，凡风邪中络之人，形气实者少，形气虚者多，不急为救正理滞疏风，则愈中愈深，闭塞九窍，天真之气，不能与人生气相通，不无暴脱之误，所以治先拟此。（寿山）

某，二八，唾涎逾年，唇紫而燥，舌绛心嘈，善饥嗜食，脉息沉而弦，是中热胃缓之候。《灵枢》曰：胃中热则消谷，令人悬心善饥。又曰：人之涎下者，何气使然。饮食皆入于胃，胃中有热则虫动，虫动则胃缓，胃缓则廉泉开，故涎下。

按：此则非脾虚显然矣。据述常进桂、蔻、参、术辛热温胃摄涎之剂，虽无功效，亦未见偏燥之患，是禀赋质孱弱之征，然过服辛热峻补，必有热极风生之累，况廉泉开张，为中风之实也。法宜清胃热、敛津液，仿咸寒佐以苦酸之义。

煅牡蛎、石斛、赭石、生地、五味、白芍、黄连、丹皮、熟石膏。

胃为后天之本，凡遇热极之症，须防风生之候，此案得之。（寿山）

宁某，年五旬，猝中风，晕倒不知人，口眼㖞斜，痰气上涌，喉如拽锯，脉沉伏，此真气虚，为风邪所乘。以三生饮一两，加老山参一两，煎汤频灌服，少间略省，妻子也不识，大吐痰涎，汗出不止。急与人参五钱，黄芪一两，附子三钱，干姜钱半，作二三次服，汗渐收敛，五鼓稍能言，左手略能举动。以参、芪、术、附，益气护阳为主，佐以归、芍、肉桂、防风、天麻、姜汁、竹沥，养血入络祛风，调理旬日，逆候悉除，尽堪保久。欲求速效，遂易医，卒至不起，惜哉！

又按，古人谓：邪之所凑，其气必虚。余首用三生饮，行经络、治寒痰，原有斩关夺旗之功，然必用人参驾驱其邪而补真气，继以一派益气护阳为治，厥效已著，惜乎不终其用，适足以自取败耳。

三生饮，治中风卒然昏愦，痰涎壅盛，语言謇涩。

生南星一两，生川乌（去皮），生附子（去皮），五钱，木香二钱，每服一两，加人参一两煎。此足太阴、阳明、厥阴、手少阳药也。南星辛烈散风除痰，附子重峻温脾逐寒，乌头轻疏温脾逐风，二药[1]通行经络，无所不至，皆用生者，

---

[1] 二药：当为"三药"，指生南星、生川乌、生附子。

取其力峻而行速也，重加人参所以扶其正气，少佐木香所以行其逆气也。

岐伯曰：中风大法有四，一曰偏枯，半身不遂也；二曰风痱，身无疼痛，四肢不收也；三曰风懿，奄忽不知人也；四曰风痹，诸痹类风状也。夫曰风痹，真风也。所谓偏枯、风痱、风懿者，以其舌强口喑，卒倒无知，形似乎风，因以风名，详究其义，实与风毫不相涉，就其症而言之，手撒脾气绝矣，口开心气绝矣，鼻鼾肺气绝矣，目闭肝气绝矣，遗溺肾气绝矣，汗出如珠，发直如麻，面赤如妆，真阳鼓散于外矣，抉其精而穷其奥，总归宿于肾元。盖肾为性命之根，如止见一二端，尚未伤及于肾，急相其肾之水亏火亏，培之补之，而受伤之脏，自复其初。朱丹溪以为痰则生火，火则生风，固属捕风捉影。李东垣以为本气自病，将风字涂抹，其于是症，亦似有得，究未窥其底蕴。河间以为将息失宜，心火暴甚，而着地黄饮子，可谓抉出病源矣。顾肾水火同宫，有痰涎上涌，水不足者；有面赤烦渴，火不足者。地黄饮子仅足补其火。赵养葵又补明，水不足者用地黄汤滋其水。庶岐伯不言之蕴，得以阐明于世。治是症者，慎勿存一风字于胸中，斯得之矣。（梦觉道人）

按：中风有真中、类中之不同，世人因名而迷其实。昔人主乎风，河间主火，东垣主气，丹溪主湿，未尝外风而言，但云致病之因，岂可偏废。昔人主风者，乃外感之风邪，为真中风以立名。三子曰火、曰气、曰湿，乃夹内伤为类中，本气所自病也，名同而实异。经曰：苍天之气，清净则志意治，顺则阳气固，虽有大风疴毒，弗能害也。是故邪之所凑，其气必虚。夫人年逾四旬，阳明脉衰于上，面焦发白，阴气衰于下，将息失宜，肾水虚衰，心火暴盛无制，而成天地不交之否，加之七情悒郁、忧思忿怒伤其气者，多有此症。气虚卒倒，曰气厥、卒厥、尸厥、寒厥、风痱、风懿、中湿，即中气之阴症。虚病脉必沉伏缓弱，身凉少痰涎，手足不偏废。治宜豁痰开郁，先以苏合丸，次以二陈、四君，调以补中益气加桂、附，扶虚行气，则风从气运而散。有风热痰火，曰痰厥、食厥、热厥、暑风、漏风，即中气之阳症，内实脉必弦数，或洪大弦滑有力，可从子和三法。所谓热胜风动之症，调以通圣辛凉，补血滋阴，润肝缓气，风热自退。若年高虚热者，脉虽弦数，而虚弱无力，又忌汗吐，调从丹溪，二陈加芩、连、羌、防、瓜蒌、姜汁、竹沥。若真中风邪，东垣中经、中血脉、中腑、中脏，外有六经形证，偏枯痿易，瘫痪不随，脉必浮弦紧盛。中腑者多着四肢，中脏者多滞九窍。中腑者，以小续命汤随六经加减，通经发散。入脏则内有便溺之阻，轻则导滞丸、麻仁丸，重则三化汤，通其壅滞。或外无六经之证，内无便溺之阻，肢不能举，口不能言，此中经也，宜大秦艽汤，补血以养筋。以上三中，诸般种种，轻重不同，岂可不审寒热虚实、内外有无、伤感所夹、真中类中，混同施治，概以二陈、芩连损真之剂，专治痰火，鲜不败事，表而出之，以俟知者。（江应宿）

铎观此二论颇超，其中独开生面之语不少，且井井有条，法法兼备，故录之以备参政，且以补余所未备者。

肝 风

江某，年四十九岁，前议肝阳夹内风上腾为病，遂致昏冒耳鸣，心烦惊怖多恐，竟夜不寐。进和阳镇摄法，神识略安，惟左胁中动跃未平，犹是肝阴不足，肝阳偏亢，内风不熄，至舌干口燥，乃胃津已乏，无以灌溉于上。且肝风内扰，阳明最当其冲犯，法当清养阳明为最要，盖胃属腑，腑强不受木火来侵，病必自减，依理极是。

东洋参、知母、生地、石斛、麦冬（朱砂染）、枣仁、白芍、炙草。

金溪二尹范赞府，年七旬，恙已全愈，惟精神尚未复原，行动力乏，知为病损，中气阳亏难复，平日多怒，乃肝阳易犯中土，亏损愈甚。每怒时，左手麻痹，是肝阳动而招风入经之象，法当大补中气，兼理脾阳而养肝也。

文党、酒芪、焦术、当归、茯苓、炒芍、安桂、杜仲、附片、炙草。

杨镜轩，年四旬，眩晕，烦劳即发，兼之不寐，四肢麻痹，是水亏不能涵木，肝风内动上腾之象。大凡劳则阳升而风动，此固一定之理，且能食胃强，是以进六君、补中无效，议和阳熄风、滋阴育肝法，并当加意静养，勿劳为宜。

黑芝麻、地黄、煅磁石、煅牡蛎、炒菊花、炒芍、龟胶、石斛，霜桑叶（十片引）。

风家多眩晕，升之不熄为风，得真水以涵濡真气，制

伏木火，自生生不息矣。（寿山）

吴屏翰，年二十二，午后凛凛恶寒，四肢麻痹，头目眩晕，眼胞色青，目眶时痛，口苦，舌苔带黄，嗽痰稠黏，左脉沉弦右迟缓，病已兼旬，显非外感，乃厥阴风木上郁所致。《内经》曰：诸风眩掉，皆属于肝木。盖因肝失疏宣，内风乃炽，法宜疏肝宣畅，仿"木郁达之"之旨。

柴胡、桂枝、白芍、菊花、半夏、广皮、茯苓、天麻、钩藤、炙草。

阳抑不透为郁，肝属木，木喜条达，治得此旨，斯无不奏效。（寿山）

文学余某，年六旬，头晕目眩，耳鸣作呃，由来日久，近则右耳气塞失聪，医者混用补肾补气诸方无效，复诊谓脉见歇至，病者心慌，始延余诊。脉右大于左，皆弦滑，并无停至之象，殆前医谁言欺人欤？此症实系肝风鸱张，上犯头目，非虚晕显然，按胆脉络于耳，肝脉亦附于耳，肾开窍于耳，其耳鸣作呃，气塞失聪，皆肝胆风火上冒，亦非肾虚耳鸣可知。又目常赤，神志不适，夜寐不安，亦由肝火扰乱也，议镇肝熄风宣窍法。

当归、芦荟、生牡蛎、白芍、石斛、龟板、夏枯、菊花、沙参、菖蒲，每辰吞当归龙荟丸一钱五分。

此方服一剂，即闻人言语，服至数剂诸症皆少减，可称捷效。后闻一医谓是方苦寒太过，必伤元气，阻其勿服。然其病虽未获全功，无如不终其用何！但当其心慌畏死之时，余胸无灼见，何敢放胆用此苦寒之药，而治此眩晕之病乎？若果脉见歇至，又安能受此苦寒之味而不偾事耶？

医者贵在临症能识虚实也，人之一身，各有所属，盖耳为清空之窍，清阳交会流行之所，一受风热火郁之邪，与水衰火实，肾虚气厥者，皆能耳鸣作呃，气塞失聪，何自来医者审证辨脉之多误人耶？（寿山）

头 风

黄氏，年三十，颠胀，头面清空，筋掣不和，偏左，目红赤而痛，乃肝胆风火上郁，治宜清散。

羚角、柴胡、赤芍、薄荷、菊花、连翘、胆草、焦栀、荷叶蒂，又川芎散三钱，茶清调服，三次愈。

吴，头痛偏左，形寒内热，舌干口燥，四肢麻木，是厥阴风火上逆，用辛凉清散法。

薄荷、防风、柴胡、炒苓[1]、蔓荆、炒连、连翘、菊花、桑叶、甘草，引加陈细茶水煎服。

又，连进清散，头痛渐减，四肢麻木已解，木已条达之征，惟眩晕、冷泪、心嘈，都是肝风内动，法宜熄肝风、滋肾液。

菊花炭、炒枸杞、生地、白芍、石决、茯神、柏子仁、桑叶、钩藤。

李，五九，初起右边头痛，继而眉棱骨痛，渐至眼眶

---

[1] 炒苓：据方义当为炒芩，形近而误。

俱痛。医者治风、治痰、治火，俱不应，病延半月之久。余用选奇汤二剂而痛减，随以白芷、酒炒黄芩各三钱为末，清茶调下二钱，服三次而痛顿止。

按：诸痛本属风热与痰，而治风、治痰、治火皆不应何也？阅诸方皆汇萃驳杂，不能专入其经，是以罔效。而余所用二法，仍是治风热与痰，何以效如影响？因其方捷、其力专，是以应手取效也。

医家之用药夹杂，一如文家之洗刷不清，何以奏效？总由认病不真，兄则单刀直入，故有斩关夺隘之功。（寿山）

乙巳[1]治一人，头额痛如刀劈，极苦难当，诸药不效。余谓此阳明中风头痛，用葛根葱白汤大剂，一剂痛减，二剂霍然。

按：阳明经行于头面额，其邪传阳明而痛也。壬戌治家贺东弟妇唐氏，额及眉棱骨痛，大声疾呼，痛极欲死。医以治头痛诸方，愈痛愈甚，余以前方加石膏二剂而痊。

此病因其声壮面赤，症兼有热，故用升、葛、黄芩、石膏，效如桴鼓。

姜某，脑鸣头痛，发时脑中戛戛有声，年来服药罔效。予谓此是太阳病，以太阳脉络于脑，太阳本属寒水之经，因风邪内客而致颠顶。法当按经施治，用麻黄、桂枝、川附、细辛、生姜，数服而愈，永不复发。

铎按：头痛症类甚多，要在审其部位，及看兼症。若部

---

[1] 乙巳：原作"乙己"，据文义改。

位不明，兼症不察，不无混施，倘但以寻常羌、防、芎、芷治头之药塞责，非仁术也。

丁，二一，形壮气实，患偏头风，目赤眩晕，大便燥，用三化汤下之而愈。

喻某，年五十，体肥，素禀脾胃虚弱，常苦头痛，呕吐痰水，服橘、附、生姜有效。此番头痛如裂，身重如山，四肢厥冷，眼黑头旋，静卧床榻，起枕则如在风云中。服前方不应，医投附子理中亦无效。余诊得脉浮滑，此真厥阴、太阴痰厥头痛，实易除之病，按古方半夏天麻白术汤，服十余剂而愈。

按：头痛有正头痛、偏头痛、风寒头痛、湿热头痛、厥逆头痛、痰厥头痛、热厥头痛、湿厥头痛、气厥头痛、醉后头痛、真头痛，治之者宜辨别耳。

《灵枢》曰：凡手之三阳，从手走头，足之三阳，从头走足，是手与足六阳之脉，俱上于头面也。

《活人》云：三阳有头痛，三阴无头痛，惟厥阴脉与督脉会于颠，故有头痛，少阴亦有头痛，但稀少耳。真头痛者，其痛上穿风府，陷入泥丸宫，不可以药愈，朝发昔死，昔发朝死，盖头中之根气先绝也。（《得效》）

又真头痛者，头痛甚，脑尽痛，手足寒至节，死不治。（《灵枢》）

诊头目痛，久视无所见者则死。（《纲目》）

头为诸阳之会，与厥阴肝木会于颠，清阳不升，浊阴得以上。据观吾兄于头痛治法，施剂条分缕析，论治剀切详明，真不啻如庖丁解牛耳。（寿山）

医案偶存初编卷二

琴城李铎省斋甫著

阴阳虚症

李，六五，脉来大旺，冬令非宜，且老人脉宜缓弱，亦忌燥亢，惟喜尚有根，不同阳脱之候。外证喘促眩晕，小便频多，虽老年人常态，而总宜温理下焦，以固真阳。

附子、焦术、盔沉、白蔻、胡巴、固脂、益智、小茴，晚进黑锡丸三钱。

又，前剂有效，足征温理下焦不谬。盖下焦乃阴阳之道路，元气之所藏，一病虚冷则肾气不能归元，必泛逆而见诸证。兹则脉象渐平，然总近亢燥，须得温以培固，重以敛镇，使肾气有归而真阳不越，乃为正治。

附子、白术、吴萸、川椒、胡巴、固脂、上桂（少许）、益智、黑锡（一大块煎）、牡蛎。

宗竺香孝廉内室，六月初二日初诊，除往病不论外，据今诊左关虚而带弦，右关衰极，余皆细虚无神，是木旺土败、中下交损之象。据述平日餐少，厌近荤腥，现在全不纳谷，其火土之败，又显然矣。神倦嗜卧，头痛不能起坐，背心作寒，酷暑有此，阳虚固不待言矣。阅昨方急救脾胃极是，但宜少佐疏肝之品，以木喜条达，郁则阳气抑遏不舒也。

附子、姜炭、焦术、白蔻、桂心、白椒、柴胡、香附、陈皮、炒芍，四剂。

疏肝自可和脾，立方不同呆笨。

按：背为一身外藩，时正酷暑炎蒸，而背心极畏冷，其藩篱不固，阳虚生寒，已见大观矣。

又，连进温胃理阳疏肝之法，身体稍知温暖，胃能纳谷，然亦不多，此等沉寒痼冷之证，得二三善状，便有端的。前方有效，仍步此意再进。

又初八日，补火暖土，兼温中下。

又，叠进补火暖土、温理中下法，饮食渐加，背心作寒亦稍除，如此则宜增其效矣。前者细究斯病，及详参所开，病原将成五虚之症。《素问》谓：五虚者死。今胃纳渐旺，则是一大生机也。经言：纳谷者昌，有胃气者生死之谓也。由此观之，重扶胃气乃为上策。议早进三因胃爱散，专理胃气，午夜仍用温理中下之法，庶为合治，其余诸款，再缓图治可也。

又，阳虚之人，偶感新秋凉气，误服前方峻补之剂，闭塞腠理，寒邪不能外散，遂变为疟。先寒后热，热多寒少，间日一作，头额皆痛，左关脉不和，当从少阳主治。

小柴胡汤加果仁、川楝、陈皮、知母。

范十一，年十六，童年每遇天暖阳气外泄，下午必身热，而四肢之末反觉逆冷。此盖由禀薄，中阳易于散越，而不能敷布于四肢。自言蹲踞忽起,一时眩晕欲昏,此则下元之阳亦亏,诊脉大有虚象,语言亦欠清圆,培本似宜及早。拟方具后:潞党、熟附、焦术、酒芪、鹿茸、炒枸杞。

车鹏龄上舍之女,三龄,脉息沉弦,右更虚。仲景云:弦则为减。伤寒已经大汗二日,寒从汗解可知。复又通泻、汗下兼到,津液已伤,是以眼目口鼻干燥,然而不嗜汤饮,神倦嗜卧,入暮微有潮热,此阴虚何疑?法当补阴分,仿景岳参附理阴煎法,甚效。

洋参、熟地、附片、当归、干姜、五味、炙草、红枣。

雷,年四旬,左脉细濡,略带呆钝之象,脾肾两脉沉微无神,面色萎黄,羸瘦神衰,久病不复,乃阴阳两亏之候;且夜卧两足发热,天寒不能拥衾,是阴虚已极。法宜阴阳平补,庶无偏胜之患。

文党、生术、熟地、枸杞、当归、龟胶、附片、炒芍、怀山、炙草、龙眼、大枣(引),服三十剂。

吴璞山文学,年二十五,诊得左关独弦,右关浮大,两寸细濡,尺脉尤弱。此属先天赋禀不足,金水尤亏,不能涵木,木火内炽,是以上部时有燥热之象,非实火也。若论火旺自能多食,据述平日食不充旺,则是胃阳亦虚,饮食不易消化,致有饱嗳时闻。古称邪火不杀谷者,此之谓也。至少年能恬静节欲,极得保身却病第一要法,无如下元真阴不足,真阳亦虚,且年富形瘠,明是肾阴衰乏不能滋养荣卫,故不生肌肉也。培本益元不可不议,立法以滋水制木为主,即《易》所谓"润万物者,莫润乎水也"。

佐以益土调中、补精理下。

熟地、于术、潞党、炒芍、五味、麦冬（不去心）、枸杞、鹿胶、怀山、附片、肉桂、蔻仁。

依方配合研末，炼冬蜜为丸，如梧子大，每服四五钱，忌食萝卜、芸苔、诸血、葱蒜。

再论，方中熟地补先天肾水，白术补后天脾土，然欲补肾必先聚精，故取枸杞涵精气之完足，以佐熟地所不足；欲补脾必先厚土，故取山药培土气之冲和，以佐白术所不及。而脾肾之总根则是命门，命门之外为两肾，坎卦之耦也；两肾之中为命门，坎中之奇也。方中附子入命门血分，肉桂入命门气分，二药温养水脏，为生生之本；芍药养肝，使木不克土；白蔻温中，使胃转加谷；又合生脉散之酸甘化阴，俾辛热之阳药不僭；再加鹿胶，乃血气所长之角，熬炼成胶，填精补髓，较诸草木倍灵也。此方荟萃实有深意，必能治诸病，幸无轻视。

此案议论精通，《内经》所谓"两肾中间一点阳"是也，为生生之本。

宗竺香孝廉内子，脉轻按无神，重按停止，所喜心脉稍旺，现值夏令，正心脉主司，斯病不足为虑。论症，胃伤不食，声微息低，头眩嗜卧，不能起坐，动则作呕，背心作寒，肠鸣腹痛泄泻，其阳虚中寒，火土俱败显然。姑就建立中气一法，宗诸虚不足先建其中之旨，议大建中意，兼服黑锡丸。

山参（米炒）、干姜、川椒（炒）、安桂、饴糖、大枣。

丁拔元上舍，昨承枉顾，因有客在座，冗扰之间未及拟方。晚间推寻尊恙，凡头面诸窍，皆清阳游行之所，若邪处于中，则堵塞诸窍，阳气不司流行，是以形寒鼻塞而流清涕。参之古训，又非鼻渊，盖鼻渊则涕浊而臭，乃肺经湿热熏蒸所致，治宜辛凉；今足下所患，明是寒气窒塞于鼻，阳气不司流行无疑。诊脉细濡，大有虚象，频频腹痛，亦属虚寒，故服姜桂、吴萸辛热温中之剂有效。兹为订一方，制来末药一包，分作六早服，以丽参汤下，依法服之，必有效也，余不具。

经曰，胆移热于脑则辛颊鼻渊。此与鼻渊迥别。

杨五太太，六旬，体肥，中阳原乏。年来四肢冷痹，酷暑亦然，此阳虚不能敷布四末已昭然矣。诊脉右关独大，大则为虚，脉与症亦属相应，法宜专理其阳而固其脱。

酒芪、附片、焦术、潞党、固脂、姜炭、安桂、益智、羊藿、杜仲。

太学江德珍之妻，年逾五十，两年来脚自踝以下至涌泉穴常觉热，隆冬不能加棉，不怕冷，夜卧必解去裹布，此足三阴虚极。脉细软，议大补真阴而养血，庶几可免成痿证也。

龟板三两（炙酥），熟地黄三两（酒润），黄柏二两（盐酒炒），知母二两（盐酒炒），当归一两半，白芍一两半，为末，猪脊髓蒸熟，和炼蜜为丸，如梧子大，每服七八钱，空心姜汤下，盐汤、黄酒随意送下。

面论黄玉波[1]太守阳虚脑鸣案

---

[1] 前闵芳言序中为"黄玉坡"。

　　黄玉波先生，仪容魁伟，器宇轩昂，咸丰乙卯夏月奉檄来江。识先生于行江舟中，窃见形神欠爽，面色滞晦，天庭太阳尤有阴晦之象，知其必有阴寒头痛头眩之症。晋接之间，先生谦光下济，刍荛[1]必采。谈次，以铎为知医，属诊脉疏方图治。诊得寸尺脉皆微弱，惟右关滑大而虚，素有头重而眩，尤苦脑鸣，精神困倦，临事不适，饮食日少，饱嗳时作，以脉症和参，明是阳虚阴盛之候。凡阳气虚不能行营卫，肝肾阴气上溢于阳经，故晦色显于面庭，此一征也。又东垣曰：五脏六腑皆禀受于脾，上贯于目。脾虚则五脏精气皆失，所司不能归明于目矣。若客邪乘虚，随眼系入于脑则脑鸣而头眩，此为病之根原也。阅先生所服之药，悉是滋阴补肾，使下焦之阴愈盛而上焦之阳愈虚。头为诸阳之首，且令阴气上加于头，故头重而眩；太阳脉络于脑，又为寒水之经，阴邪内客而干颠顶，故脑鸣。依此而论，则为阴药所误无疑，故足以增病也。铎谨拟一法专补其阳，用术附、椒姜、蔻半、苓桂之类，使离照当空，群阴退避，若阴邪一退，则精神顿健，容颜光泽，诸病自愈矣。

　　先生迩时见案甚悦，极蒙奖饰，谓渠福州医士概以肾虚精亏为治，从无一人论到阳虚致病、阴药为害者，拜服拜服云云。同舟至湾，辱承不弃，就医于培德药肆，延留旬日，秽絷良多，幸服药获效，藉慰葵忱，别后常蒙齿及尤征。

　　大君子，爱人靡己之深情矣，每念。

---

[1]　刍荛（chú ráo 除饶）：割草打柴之人，用于自谦。

先生十年中，借途百里，历任专城，生佛万家，荆州一面，勉效药笼之用，常怀樾荫之依，知遇如此，良不易矣。

同治乙丑岁暮春之望日，检校诸案，付诸梨枣问世，谨识数语于案末，永矢勿谖[1]。

虚劳内伤

高子，年十九，两寸浮细，中沉带数，两尺小涩，左关近驶，右关缓濡无神。病起逾年，不能起床，腰痛不举，足痿难立，骨蒸潮热，午后而发，手足掌心灼灼，口苦干燥，舌绛唇赤，心炽不寐，间有梦泄，形色消夺，纳谷甚少。症属真阴亏损，火灼金伤，实属虚痨痿损重恙，叶氏谓：治病易，治损难也。勉宗《内经》"劳者温之，损者益之"之旨，急以固本培元为要。

丽参、于术、云神、怀山、枸杞、石斛、熟地、怀膝、龟胶、菟丝、炙草、南枣。

又复诊脉如原，进温养法平平，其为积劳内损失治显然。盖久病不起于床，乃肾损骨痿，肺热叶焦所致也。经曰：肺热叶焦，发为痿躄，此之谓也。又曰：腰者肾之府，转移不能，肾将惫矣。膝者筋之府，膝胫痿软，筋将惫矣。骨者髓之府，足不能立，髓将惫矣。又云：思虑太甚，所愿不得，入房太甚，宗筋弛纵，发为筋痿。又起坐

---

[1] 谖（xuān 轩）：忘记。

项软头垂，卧则足跟常痛，以及肌肉消削，脾肾皆损，督脉不用矣。至唇燥而裂，口臭喉腥，鼻燥无涕，入暮四肢掌心灼灼而起，渐至通身发热，此张季明所谓元气无所归则热灼是也。鼻者肺之窍，鼻中发烧，干燥无涕，皮肤燥痒，肺主皮毛，此又肺金受伤之明征也。且夜梦纷纭，头额盗汗，间有梦遗，皆由君相不交，心虚而有热也，久病岂宜有此。书云：心火妄动，不能下交于肾，则元精失守。种种见症，参以脉象，实为五脏俱损，八脉交病。嘻！劳损至此，不但草木难以奏功，且法在不治，爰引一切血肉有情之属，填精补髓为继续之算，莫言治病，仿叶氏法。

紫河车、人乳粉、龟鹿胶、鹿茸、秋石、人参、熟地、五味、天冬、麦冬、枸杞、沙苑、金钗斛、黄精（久制）、龙齿、牡蛎，熬膏开水化服。

吴妇四旬，左寸细数，脾肾两脉细弱无神。日晡潮热，辰刻则止，精神衰惫，肌肉消瘦，口痰涎唾，不纳饮食，胸闷心嘈，汗多不寐。病自初夏泄泻而起，加以忧郁过度，心脾之伤已甚，实为虚痨见端，法宜益脾养心，仿归脾养心汤意。

炙芪、当归（土炒）、文党、五味、焦术、茯神、志肉、龙眼、木香（少许）、益智、枣仁、炙草。

又连进归脾养心法，大汗已止，夜卧稍安，已获小效。第脉息如原，诚是劳损根源已深，非易复也。前论病由忧郁失血，伤于心脾，又因久泻亡阴，损及肝肾，似非臆说。今时值长夏，脾土司令，阴不能生，阳气发泄，是以病势日进，形色夺，肌肉削，精神困惫，头坠欲俯，气冲不续，皆肾脏无根，督脉不用矣。夫午寒乍热，乃阴阳不和，阴虚发热，阳虚恶寒，阴伤及阳，则发热怯寒，致口不知味，不纳饮食，唾涎呕恶，足见胃阳已败，种种见症，都是病深传变，虚损至此，颇为可虑。正如越人所谓：阴伤及阳最难充复，诚治病易治损难耳。当宗《内经》"劳者温之，损者益之"之旨，议进十全大补减辛加鹿茸，平补阴阳，庶无偏胜之患。晚服加味异功散，调理脾胃，冀其加餐纳谷，但虚损久病，药无近功，务宜涤虑静养，方可却病延年。

范少奶奶，年廿九，《脉诀》云：失血病，脉宜缓小。今右脉见急数而大，为忌脉也，所喜左手略见平缓。昨午后昏冒欲脱，进参附理阴煎得效，足见失血亡阴之象。夜间口干发热，阴津已伤，进理阴去姜附，合生脉散以固阴生津，得热退安眠。今晨更衣泄气，又复神昏，恐难免暴脱之累。古人云：血脱益气。爰仿大补元气法，元气足，或无虞耳。

丽参、酒芪、熟地、姜炭、五味、当归、炙草。

附录谢案，当春阳升大地，阴血大动，肝不能藏血，一定至理，兹诊芤弦，尚属失血之脉，惟嫌急疾，乃阴阳不和之机，恐有暴脱之累。阅前医用甘温益气之法颇善，参以拙见，当固中摄纳为权，使中气足则万物生矣。

文党、漂术、茯神、鹿胶、怀山、五味、枸杞、炙草。

又进摄纳法，眠食自安，身可攲[1]坐，足征所言非臆

[1] 攲（qī 期）：斜靠。

说矣。脉息稍缓，然尚六至七至，食后自汗，是身中有春夏而无秋冬矣。拟方仍从摄纳，冀其龙潜雷伏，然劳损已久，幻态多端，究以进食安寝为急，不必汲汲以暴脱为虑也。前方加熟地、枣仁、龙齿，去甘草。

又再诊两手脉象兹已平缓，乃阴阳有和协之机，四日之便，今解仍溏，是中气未复之验。且汗不息颧仍赤，耳鸣头眩，虚阳上扰之象。鄙意转方，专固胃阳，使中气一旺，而生气自有把握矣。拟候谢先生参政：

炙芪、焦术、茯神、五味、鹿茸、枣仁、炙草。二剂加蔻霜、粟壳，晚间吞玉关丸二钱。

又连进固中摄下大剂，汗收神敛，眠食亦安，似乎药病相当，然诸症全无起色，且左颊肝部时仍发赤，又左不能眠，最为斯病大忌，按之脉象，左右已和，独右尺不起，溏泄虽然暂止，而肛门时有秽水自出，是火土之败，关隘不固之明征也。此时欲用补火生土之法则助肝，与滋水以制肝之剂又滑脾，肝宜柔脾宜刚，刚柔之间，酌拟一方，以质明眼鉴政。

文党、白术、茯神、石脂、乌梅、木瓜，陈早米引。

又连日与谢先生参商诸法以进，诸臻妥协，脉象差和，惟右尺独沉，总无起色，此肾中真阳衰惫之极。盖肾为胃关，开窍于二阴，二便之开合皆肾司其权，肾中真火一败，则关门不闭，是以遗泄秽浊，本为是病大忌，景岳曰：五夺之中，惟泄最急也。且左颊常赤，眠卧不能歆左，明是肝阳上升，欲制其肝，又碍于脾，欲补命火，又忌于肝，实为棘手，所幸食物知味，寝息安神，则是一线生气。展转而筹，拟方仍不外前法加减，惟略小其制，以胃阳虚极，不能任耳。且汤剂助湿滑脏，宜为末饵，俾得少停于脏，倘得肾关一固，则无虑矣。管见如斯，高明参正。

文党、焦术、茯苓、五味、蔻霜、余粮、石脂、炒芍、肉桂少许或用固脂。

谢案叠进甘酸化阴之法，诸款递减，脉象甚和，面目神色光彩，眠食自安，应卜吉祥之兆。刻下之虑，每溺必自便遗，然亦不多，尚属收藏失职，关隘不固，且耳鸣头眩，肝损及肾，当拟乙癸同源之治，疏方仍质李先生再正。

酒芪、焦术、怀山、枸杞、菟丝、鹿茸、乌梅、固脂、芡实。

又，肝肾同源之法业已层进，兹已春回阳谷，当拟弗药而愈，但虚损久病五脏皆伤，药饵调燮尚未可废，而寒暄饮食以及梳洗，一切犹宜谨摄，毋致反复为嘱。拟方惟平补五脏一法，仍候裁之。

熟地、炙芪、漂术、茯神、枣仁、五味。

又，自廿九至初二日上午，诸病如失，令其停药两日，讵[1]诈？入暮复又陡然嗽痰带血，气升不续，两颧仍赤，诊脉左关动摇，此龙相上腾，火不归经，已显然矣。进八味丸获效甚捷，足见肾虚火不安其位，桂附纯阳，六味纯阴，引归其穴也。兹诊肝脉仍是乍动乍静之象，余脉俱和，尚有龙性未驯之势。昨谢先生议用归脾法，本失血

[1] 讵：文言副词。难道，岂。

后心、肝、脾三经合治，对症之方，但尚有咳嗽未除，恐芪术上升增咳，似宜缓进，且汗止神安，肾关已固，可以无汗泻暴脱诸端，鄙意欲将八味丸料改为汤剂再进，冀其龙驯雷藏，庶无偏胜之患，更请政谢先生何如。谢先生酌用四君子加怀膝，吞八味丸。

谢案：自吃面食之后，火气仍升，陡加嗽红，带痰而出，上部燥扰不安，肝脉动如豆粒，与李先生商进八味丸，为导龙入海之法，已获少安。初五午诊，脉俱和缓，独肝部动而不静，时复眩晕，想刻值春阳大升，肝阳藉以上僭，且玉体之恙，原是肝阳易暴，面赤耳鸣，左不能卧，无非肝亢之征，仿古人柔肝之法，以静制动，冀其嗽止神安，拟以呈政。

熟地、怀山、茯神、枣皮、生牡蛎、石英煅、五味、麦冬。

又，两进柔肝之法，左关已和，眩冒咳嗽已减七八，诸逆证业已尽却，且饮食二便如常，从此再加调摄，定卜永年。但值此春升之际，令属木而病在肝，灌溉之法尚不可少。兹议午服柔肝之剂以植本，但失血之后，必藉谷气充盈，方复血海，爰拟晚进益胃之法以固根也。

晚服方

文党、漂术、怀山、扁豆、茯苓、枸杞（炒）、炙草、南枣。

少奶奶之恙原属肝阳上亢，前与阁下同商肝喜柔济之法已臻其效，但木喜水灌，尤赖土生，鄙意欲与脾肾分调

之法，谨录二式呈政，惟虚损病后，恐天时寒暄不一，饮食宜忌多端，全在仁兄临时斟酌，稍为变动，非管见所能预拟也。（谢案）

又，雷藏龙驯，肾关已固，大便已成结粪，眠食犹渐安强，脉息见太和之象，佳境种种，洵可喜也。刻下服药，仍宗谢先生前法，五脏平补加减可也。

丽参、漂术、酒芪、茯神、枣仁、熟地、五味、炙草。

又，大病愈后，饮食总不充旺，议专理胃阳法。

文党、漂术、川姜、蔻仁、广皮、粳米（炒）、炙草。

疏发虚痨，治法前后各论不磨，病虽先天水火肇端，而生死断在后天脾胃，谢医附案亦识见高超。（寿山）

范姨太太，三三，咳嗽日久，寒热不时，项生瘰疬，形如串珠，年来带下不断，形体日渐消瘦。此肝损及肾，上下交病，实为痨怯重症，诊脉细而带数，爰议仲景复脉汤法，若得脉息渐缓，寒热渐退，方可治。后诊数次未立案，以病不可治也。

附录谢案：项上痰核，带下如注，子午寒热，近加咳嗽，按脉象无力，睹唇舌皆淡，非阴虚火炎之症，实思虑抑郁损及肝脏，脾无所资，故致此症，昨拟清心莲子饮为上下交治，必有效也。

文党、酒芪、柴胡、炒芩、骨皮、赤苓、前子、麦冬、石莲。

又痨瘵至极，早辞不治，请召再三，勉为一诊，未拟方。赞府询余曰："十日前先生已决其危，何以苟延许久不死耶？据某老医犹言尚可图治，特请子来，再为一决也。"余曰:"古人云:阳一分不尽不死,阴一分不尽不仙。此病阴气已尽,而尚有一分孤阳未竭,故延捱时日,实万无生理。"越数日果卒。

脉既细数真气已绝,不死何待。(寿山)

王氏,二四,三年久咳,反复不已,入暮寒热,形瘦胃减,经期不至,脉细而促,势成虚劳一途,岂是表邪之病?宗仲圣元气已伤而病不除者当与甘药。叶氏谓理阳气当推建中,顾阴液须投复脉,乃邪少虚多之治。见咳治肺,谅无益于斯病,然乎?否乎?拟候胡先生裁之。

炙草、丽参、生地、麦冬、阿胶、枣仁、桂枝、白芍、生姜、大枣。

复脉汤服六剂,接服黄芪建中汤六剂,阴阳平调,庶无偏胜之患,五月廿四日订。

又前进阴阳平调法,寒热已减十六,胃纳稍旺,本属有效可征。因咳嗽不已更医,谓痨自从火,火灼肺金则咳,总宜寒凉清肺,用二母、二冬、泻白,希冀止嗽,嗽仍不止,复谓阴虚发热,血少经闭,进四物加龟驴二胶,柔滞滋阴,以致胃败减食,生气日惫,是谁之过欤?盖医者不解阴阳之义,不知此症多是阴盛为病,滋阴是益其病也。陈修园曰:人皆曰阴虚则火动,吾独曰阴盛则火动。何以言之?心肺在上,阳之谓也。胸中之阳宣布,如日月一出,爝火无光,何有发热之病?唯下焦之阴气一盛,上干阳位。足太阴之湿气动而为水饮,干于手太阴肺则咳嗽不已。真为名言可采。余前所用建中复脉二法,方中桂枝、生姜宣胸中之阳,即所以泻阴火也,且甘温能除大热,参、芪、甘草为泻火之良药也。不读仲景书，焉知此理。

按：此病由阴损及胃，胃脉隶于血海，是以不月也。大法当从胃治，仿经义虚则补其母也。

丽参、沙参、半夏、薏苡、麦冬（炒）、广皮、甘草、大枣、粳米（炒）。又原方加于潜术三钱。

又七月初六日仍议建立中宫之法。

人参、黄芪、官桂、炙草、茯苓、饴糖、大枣。此参芪建中汤去生姜加茯苓，为虚痨门第一神方。舍此更无他法，幸勿轻视，多多益善。

虚痨以小建中为第一方，时医未解而多诋之。（寿山）

吴妇，年二旬，少年形色瘵夺，见症已属劳怯，倏寒倏热，阴阳俱伤。据述病自客春产后而起，迄今寒暑更迁，冲任失守，月水频下不断。为病非轻，但脉喜缓弱，与症相符，尚可图治，服药百天方可有功。

酒芪、焦术、丽参、鹿茸、当归（土炒）、炒文、五味、姜炭、龙骨、炙草。

丁，五四，思虑过度，劳伤心脾，此病之根已深也。诊脉微细歇至，显然气血两亏，症见昏冒寒潮，汗出心悸，补之尚且不能，而表散清火之剂岂可妄投。拟以归脾汤加五味、龙齿，连进数剂。若天假之年，看过初十渐减，始可望愈。

丽参、黄芪、茯神、当归、志肉、五味、龙齿（煅）、炙草、龙眼肉、枣仁。

幼科蔡柏龄，年五六，久病初诊，左脉似有似无，良久一至，是为代散不治之脉，惟右脉虽极沉细数，而有定息，一线生机，或在是乎。据述连年多病，服姜、桂、术、附而愈。此番自正月而起，已经四十余天，日进姜附大刚之剂，遂致形神俱败，肌肉夺削，饮食不进，神气飞越，妄见神鬼，寤不成寐，舌边糜烂，小水浑赤如油，不能起坐，危证悉具。予细究此病，本属虚损，今阴气将绝，且中姜、附、桂之伤，以致一勺之水煎熬殆尽，火无所附丽，飞越于上，灼津液而食饮变为痰涎，蚀肌肉则形骸为之骨立，竟至精竭神枯，焰消灰烬，命亦于此而尽。其可治乎？其不可治乎？踌躇半晌，悟仲圣二加龙牡汤，原治诸虚不足，能探阴阳造化之妙，补偏救弊，收敛神气，颇为合法。以原方加丽参、五味一大剂，服之果神气稍敛。晚间复诊，左脉至数亦稍定，是为捷效，令再服一剂。次日，病者自言腹中冷气一上则发呃逆，此属中气戕败，虚寒上冲，前方加丁香、半夏，一服而止。再日，自知溲溺作白术气，乃悟过服术、附、姜、桂之害，后以前方加减调理旬日，转手以一脉甘温醇静、平补五脏之药而收全功也。

再论凡遇此等症，当以醇静甘温之品养之，如耘苗丹之类，参张长沙戒人妄服燥烈之药，为害非轻，谓药势偏有所胜，必有偏伤之害，犹悯苗不长而揠之也。若禀气血不强合服者而不服，是不耘苗者也，故名耘苗丹。此丹养五脏，补不足，秘固真元，均调二气，和畅营卫，保命守中。转手以一派甘温收效，不与苦寒伤其脾胃，此可为法。（寿山）

叶州同年，四旬，平素体质虚弱，因冒寒发热，医用羌苏发表不愈，继以连进小柴胡，热炽汗多，遂致昏昏愦愦，不知身之所在，卧则如云之停空，行则如风之飘毛，但能消谷善饥。观其形肥色白，原无实热，切其脉又浮洪而大，俨似热症，颇为所窘。按《脉经》云：脉不为汗衰者死，法在不治。所幸者脉虽大而不鼓指，兼能消谷，或尚可治。乃岳亦知医，因诘余曰："此何症也？"答之曰："此虚极内伤之症，其所以有诸热象者，乃内火燔灼而然。诸医以外感治之，所谓虚其虚矣。"经言：邪气乘虚而入，宜以内伤为重。遂以参芪苓术少加桂附，服四大剂，病减十之三四，再除桂附加归、芍、生地、石斛，服十余剂，病者始知身卧于床、足履于地，久服而起。

邪乘虚入，先当理虚之中斟酌一二味以祛其邪，自不致虚益其虚，若非识症与脉明确，哪能使病克治。（寿山）

周，二四，左寸微数、关脉弦坚，右寸带芤、脾肾两脉缓弱而细，据述素有咳血之患，服寒凉之剂获愈，显然肝阳逆行乘肺之故。但久经大血，损及中州，脾失输化之职，以致食减神倦，腰腿酸痛。腰者肾之府，脾肾乃子母之藏，脾虚则肾亦亏，脾肾既亏，则见诸证。现值夏令，纯阳升泄，据案心肺两脉似有复发旧疴之势，宜安间静摄，戒怒慎劳，免动肝阳，法当从脾肾子母相生主治，以培其本，幸勿再投寒凉清润，愈伤脾胃生气。

龟鹿胶、熟地炭、巨胜、沙苑、枸杞、女贞、杜仲、沙参。

脱　症

　　赵安书上舍，左脉沉微细濡欲绝，右手反关脉滑大，皆元气败脱之状，病因久患肠红下血，真阴先已损伤，是以面色萎黄。日来因心劳特甚，抱病勉力支持。早膳后大汗淋漓，扇风取凉，自觉其燥即是虚阳外越，阳虚自汗之标已先见矣。岐伯答黄帝曰：劳则喘息汗出，内外皆越，故气耗矣，正此之谓也。彼时失于用药调护，依然应酬纷纭，劳扰不辍，至日晡遂两眼闭，神昏呓语，妄见神鬼，即属欲脱之象。经言：脱阳者见鬼，脱阴者目盲。询其目尚不盲，则阴却未脱，此正阳脱也。若古人所谓阴脱于下，则无救矣。法宜急回其阳，议先进黑锡丸二钱，旋即进大剂参附四逆汤，以固其脱也。九月初四日酉[1]诊，此病未从余医治，后更数医混治，经旬竟至不起。

　　世不知医之家，每致如此，观此可发一醒。（寿山）

　　宗十兄，年四十九，初八日初诊，脉按之如丝，久候有浮游之状，据述神气飞越不时眩晕，常常交睫[2]身如腾空，是阴阳枢纽有渐离之象，最防上脱。人身阴阳相抱乃能神守，今阴阳乖逆，神不守舍，阳欲上脱，阴不能吸，故见诸症。为今计之绝欲为上，古人云：丈夫之行，可收桑榆者，正谓此也。次则议药当参补偏求弊之旨，阅前医

---

[1] 酋：完成。
[2] 交睫：上下睫毛相接，指合眼。

纯用阳药，宜乎无效，拙见以协和阴阳、摄敛神气立法，仿嘉言治金道宾一案，用介类潜伏，引其复返阳宅也。

龟板、牡蛎（煅）、龙齿（煅）、五味、枣皮、熟地、附片（少许）、枸杞。

江恭先，年二十，赋禀甚弱，少年犯房劳，偶因小感，辄自煎浓姜汤表汗，因而发热头痛，大汗神昏。五鼓扣门逆[1]余。诊脉浮大空虚，身热已退，自言精神甚觉恍惚，头目眩晕。知为阳虚欲脱之象，急进附子理中丸二枚，旋与芪附理中汤二大剂，人事清爽，再与前药，二剂而全安矣。此症虽非真脱，若再作伤寒治，必致偾事矣。

自　汗

程景祥室人，年六一，头晕自汗，能食心嘈而手心汗，尽夜不息，诸医进归脾养心敛汗大补之剂，千手雷同，数月无效。医者谓汗多亡阳，病者虑昏冒汗脱，举室惊惶，日无宁晷[2]。壬戌之冬，适余诣湾，请为诊治。按其脉如平人，视其形容如常，且能饮食，则非危症，审其汗出必心嘈头昏，而神气不乱，食肉饭一瓯，则心嘈差可。按手心汗，《宝鉴》云：津液自胃府傍达于外则手足自汗，乃热聚胃府逼而出者。又《素问》谓：胃中热则消谷。参此二义，则非真阳虚自汗无疑矣。余用二加龙牡汤

---

[1] 逆：迎接。

[2] 晷（guǐ 鬼）：日影。指时间。

加小麦、石斛、地黄之类，频服数十剂，渐次而痊。

按：汗出不止多属气血两虚，而眩晕自汗，原有营阴亏损，阳越不滑而致者，又当辨其能食不能食，及手心汗尽夜不止者曷故也。使置此数端不穷，徒执气虚、血虚，概施呆方以治，业医亦觉大易矣。附癸亥春，治一妇经来腹痛寒热而疟，医以表散、破血、行气药服之，寒热腹痛虽除，而头晕通身汗出不止，脉大而虚。此真是气血两虚之症，用黄芪六钱（蜜炙），归身二钱（炒），枣仁三钱（炒），白芍二钱（炒），甘草一钱（炙），小麦三钱，龙眼肉十枚，南枣肉三个，水煎服，一剂神效。凡汗多不止，谓之亡阳，又汗不得出，亦谓之亡阳。如心痞胃烦、面青肉瞤者不治，色黄手足温者可治。凡汗漏不止，则诊真阳脱亡，故谓之亡阳，其身必冷，多成痹寒矣。又三阳实三阴虚汗不出，三阴实三阳虚汗不止。

盗　汗

游某，年三十余，夏月由速行还里，睡中盗汗，通身如浴，觉来方知湿透衣裤，色如栀染，服当归六黄、参芪四物、枣仁、五味，补虚敛汗之药，皆罔效。延余诊之，脉缓细、右关缓涩，窃揆[1]众医用药与病无远，何至不应？心歉然未决，伏思盗汗本属阴虚，然亦有肾火动者、脾湿动者、肝热胆热而汗出者。此必由脾湿而动故出

[1] 揆：估量，揣测。

黄汗，且久客初归房劳伤肾，势必有之。仿丹溪四制白术饮，余加茵陈为五制，以白术五两分五包，黄芪、石斛、牡蛎、小麦、西茵陈各一两，各炒白术至黄色，只取白术为末，每三钱，米饮汤下或红枣汤下，日服三四次，服尽而汗十止其七，继以补肾药十剂而全瘳。

辨汗之法大备。

甲子春，治一人，年四十余，两月来睡而汗出，被褥尽透，榻上如人形，此为漏影症，乃元气虚损之极。用上党参四两，黄芪六两，附子四两，甘草四钱，煎浓汁服一剂，汗止十七，再剂竟全愈矣。

按：汗出名字甚多，如劳汗、食汗、吐汗、泻汗、痛汗、热汗、风汗、暑汗、惊汗、战汗，此皆有因而至，并非自汗者，此其中亦有应治、不应治之别。更有寐时汗出、醒则无汗，此又因于阴虚气弱而见，名曰盗汗，亦非自汗者，此凡世人所皆知。惟有命门火衰及两肾水亏，小便或冷或燥，大便或寒或热，皆能见秘，饮食阻膈水积中宫，下之不得逆而上行，溢于经络发于皮毛，而见头汗如泉及身上半如雨，是为壅汗，此有寒热互见及寒热偏见之分。医者辄见汗出奔迫，竟投参芪及枣仁、五味子以敛。殊不知愈补愈壅，愈敛愈泄，而汗竟无止息之期，甚则四肢厥逆、手舞足蹈、气短神昏。医者又认汗出风生，种种悖谬，不可枚举。（黄宫绣）

自汗多虚，治须补气为要，而见症多属不足，故药应用参芪，其治甚难；壅汗多实，治应利水、导水为急，而见症皆属有余，故应用苦降，其治最易。

附止汗法：汗出不止，恐作亡阳，宜以温粉、红粉扑之。又用独胜散填脐，五倍子、白矾、枯矾为末，以津唾调匀填脐中，以帛缚定立效，此方能治自汗、盗汗。

丹溪曰：汗者血之异名。故《灵枢》曰：夺血者无汗，夺汗者无血。又曰：六阳气俱绝，则绝汗乃出，朝占夕死，夕占朝死。绝汗者谓汗出如珠不流，复旋干也。《内经》注汗出凶证：伤寒热病，汗出发润，一不治也；汗出如油，二不治也；汗凝如珠，三不治也。（《直指》）

缩阳（附急阴症阴阳易）

吴壬波上舍，年三十余，体丰面白，性和气平，向年曾患阳缩，心常恐惧，今虽无恙，属诊脉立案，为预防之计，亦卫生之道也。诊得尺寸脉皆虚濡，关脉大而微紧，是为真阳衰乏、内寒凝结之象。据述每一用心思索必冷精自遗，遇道途稍险则惕然畏怖，稍将息失宜及犯房事则头晕目眩，此皆属阳虚痼冷之为病矣，最防阳脱，亟宜及早图治。立法温补下元，健养心脾，祛阴寒、固真阳，使阳气得复、阴寒自除而斯疾必愈。

人参、于术、炒姜、鹿茸、附子、丁香、肉桂、固脂、远志、白蔻、洋硫磺（久制）、炙草。

此回阳返本法，能治阳脱、阴痿及急阴症，手足冷、指甲青、少腹痛、囊缩等症，屡有神效。

按：痼冷者，谓痼久而冷也。痼者，固也；冷者，寒之甚也。人之禀受不同，亦或将理失宜，遂致偏废，而成痼冷之症。其病多由真阳虚弱，胃气不实，复啖生冷冰雪诸寒之物；或坐卧阴冷久湿之地，侵夺阳气，以致脏腑久痼而冷。其为病也，或手足厥冷；或腹中久痛，溏泄无度；或腰腿久痛，如坐水中；或阴痿不举，冷精自遗；或外肾抽缩，面黑脱阳；或久呕逆，不进饮食；或自汗战栗，大府洞泻；或小便频数，余沥不禁，此皆痼冷之为病也。

郑坊王某，年三十五，客于津市，归里数月，患缩阳症，初则间常有之，近则频缩，惊恐不置，服大剂回阳固脱及黑锡丹，皆不能愈。闻余在荷岭陈善人家诊病，飞与延治，甫入门，闻急极，即入房诊视。见一妇人用口咬住阴茎，踉跄殊苦，令出房，无须尔尔。即以艾炷灸气海（在脐下一寸五分）、关元（在脐下二寸左右），各灸七次，进挺生丸五钱，应手而愈。随服回阳法十余剂，自后不复发矣。

凡缩阳症，多由真阳虚弱、色欲过度而致。然亦有因大吐大泻之后，四肢逆冷，大汗淋漓，元气不足，人事不省，外肾缩入者；或伤寒新瘥，误与女人交接。其症小腹紧痛，阳物缩而上升，面黑气喘，手足厥冷，冷汗自出者，皆为脱阳，须臾不救。倘或医药不便，急用葱熨法，更灸气海、关元二穴，然后可服黑锡丹及加味理中汤、痼阳汤。

附录阴阳易及瘥后劳复证

《伤寒论》注云：大病新瘥，血气未复，余热未尽，强合阴阳，得病者名曰易。男子新病瘥未平复，而妇人与之交，得病名曰阳易；妇人新病瘥未平复，男子与之交，得病名曰阴易。以阴阳相感，动其余毒，相染者如换易也。其人身体重少气者，损动其气也。小腹里急，引阴中拘挛，膝胫拘急，阴气极也。热上冲胸，头重不欲举，眼中生花者，感动之毒，所易之气，薰蒸于上也。以烧裈散以导阴气。

附应验秘方外治法

助阳散治急冷阴症

干姜、牡蛎各一两，共为细末，以火酒调稠，搽手上。男子用双手擦外肾即愈，女子以男子手擦药急按两乳，仍揉擦，热汗出则愈。

治阴症极效方

芥菜子七钱，干姜三钱共为末，水调作饼贴脐上，手帕缚住，上放盐，以熨斗火熨数次，汗出为度。

又，将病人阴茎攀往上，尽头处用艾炷灸七壮即效。

固阳膏治因女色成阴症

生明矾三钱，黄丹二钱，干姜五钱，母丁香十粒，胡椒十五粒，共为末，用醋调和得。所以男左女右手握药搭脐上，被盖少顷出汗即愈。

又一方：硫黄、胡椒研末开水调敷脐上，外以棉絮盖之，用锡壶贮开水坐絮上，使热气入腹，缩者自出。

医案偶存初编卷三

痰 饮

黎云涛别驾，南昌县学定叔广文之尊翁也。岁庚戌二月，亲友家邀饮，酒阑[1]进参汤一瓯，归途遇风雨，至家微觉憎寒，渐至胸满呕吐痰水。某医辄用生于术八钱，半夏三钱，蒙桂三分，炙草八分，连进五剂，呕如原，胸愈满。更医又进补中益气数剂，竟成噎隔反胃不治之症。延至六月廿二日，始召余诊，初诊得两寸浮弦而中坚，两关脉中弦而虚，右尺弦直而滑。按脉而论，弦本为饮象，仲圣云：弦为胃减。病经数月，饮食下咽，旋即带涎沫吐出，近则全不纳谷，此胃阳败极之征。视其舌苔厚白而滑，口淡频频欲吐，又明是中寒胃冷之标矣。又肠鸣声达四座，大便如常，原属脏寒，聚有水饮，汩汩而作声，饮邪滔天而上冲则逆呕，是以古人谓饮为阴邪，胸中阳位，非离照当空，饮邪莫撤。至小水虽赤而短缩，乃中气不

---

[1] 酒阑：酒筵将尽。

足，溲溺为之变，实非夹热而数也。且八十老人，精神困惫，而心志清明、语言清朗，生机一线或在是乎。不然恶闻谷气，则胃气已损之至矣，安可久延乎？《内经》有云：纳谷者昌，失谷者亡。此时若不急急大扶胃气以温中暖土为治，则失之远矣。仿许学士椒附通阳、参姜温胃之意。拟以呈政高明，方具后。

人参、川姜、蜀椒、附片、白蔻、丁香、云苓、广皮，晚间吞朱砂丸二钱。

又，前方去广皮，加桂枝一钱二分。

此案其家邮寄章门，质呈经训山长郭羽可内翰，极蒙奖饰，有"捧读来案，所论脉证治法精切详明，真为卓然有见，佩服佩服"云云。惜其论注未及抄录，其为余案疏论透彻，且有补余所未备者，令人与知己之感，末由瞻韩[1]为恨耳。

以后数案未录，因斯病不起，辞医再三，后广文告假省亲，专与复召，勉为一诊，决其死期已速耳。

又，七月初五日，除已论不赘外，据今诊，左脉虽略平缓，无如胃脉躁疾，胃气全无，加以形神顿败，无庸议方。广文出郭羽可内翰论释拙案长幅，其高见卓识真为名言可佩。因遵其意，再拟一方，明知绝证难挽，聊尽人事而已。

---

[1] 瞻韩：初见面的敬词，意谓久欲相识。唐代韩朝宗曾做荆州长史，喜拔后进，为时人所重。李白《与韩荆州书》："白闻天下谈士相聚而言曰：'生不用封万户侯，但愿一识韩荆州。'何令人之景慕一至于此耶！"

周某，年三十余，形肥体虚，面色鲜明，呕逆痰水，咳喘不得卧，暮夜尤甚，小水不利，脉沉弦，此属痰饮内聚。仲景谓：饮家而咳，当治其饮，不当治咳。是以任投顺气化痰止嗽诸方，毫无一效。兹仿叶氏开大阳以导饮逆法。

桂枝、半夏、茯苓、泽泻、杏仁、干姜、五味、细辛。

痰饮脉沉弦，本属饮浊上干，清阳不得舒展所致。（寿山）

陈茗如，太守恭人，黎云涛别驾之幼女也，形体丰腴，贤能素着。岁咸丰癸丑，患痰饮病，时值夏末，酷热炎蒸，头裹裘勒身穿棉衣，密闭户牖，畏见阳光，手心灼灼，身常发热，呕逆痰水。艾医作阴虚治，日进高参、麦冬、五味、地黄、川贝、龟板、阿胶、归芍，群阴之药附和其阴，以致阴霾肆空，饮邪滔天，逆冲眩冒，不思饮食，体日尪羸，几至莫救，艾犹不悟，始延余诊。余用桂、苓、术、附、椒、姜、陈、半，一派辛温通阳之属，使离照当空，群阴方能退位，调治半载，渐次寻愈。所立方案治法不下十数，皆遭于兵乱散失无存，仅遗后案一则，阅系次年甲戌正月案也，录存于上。

论曰：痰饮久踞，痞胀不堪纳谷，腊月严寒日甚，暖气日减，全是阳气衰微，阴浊上逆。呕吐不止，夜卧只二三时，寤则饮嘈作呕，日来小水不利，当开太阳以通膀胱而导饮逆，俾膀胱之气一化，胸中自然旷若大空矣。仍用桂苓术甘饮加泽泻，使饮邪得一出路为要。第久病愈而复作，无求速效，古人谓元气已衰，病宜缓调，此之谓也。正月初六日拟。

暑月着棉畏阳，显由元气亏乏阴盛阳虚而起，为治拟通阳，深得仲景之旨。（寿山）

咳　嗽

李氏妇，年二十五，干咳半载，咽嗌干涸，肌肉消瘦，停乳不月。此明系内伤阴亏津涸，兼之肺肾不交，气不生精，精不化气，是以干枯如此，议金水同源之治。

沙参、麦冬、贝母、百合、桑叶、熟地、五味、玉竹、阿胶。

又，进金水同源法，咽嗌稍有润气，咳如原。思喻氏清燥救肺法，滋干泽枯，培养生气，于斯症正合宜也。

桑叶、石膏、芝麻、杏仁、高参、阿胶、枇杷、麦冬、生地、甘草。

又，进喻氏法，咳缓咽润，半年久病大效已著，不必汲汲以无月信，恐延成干血劳为虑，但宜培养肝肾真阴为本，俾真阴一足则水到成渠矣。复脉汤去姜桂，加玉竹、麦冬。

津液枯涸，气化不行，所以无月，非深明《内经》者不辨。（寿山）

饶某，年逾五十，脉得气口盛于人迎一倍，病延十年之久，图之不易，且就目前之势而论，饮食不运，胃海窒塞，可知咳难出声，而治节不行已着，金土交病，将来难免倾泻之虞，若不早治，必有塌溃难御之虑。略陈大意，祈质高明是否。

高参、白蔻、木香、五味、麦冬、于术、川姜、云苓、陈皮、炙草，加大豆黄卷，不拘剂数。

按：胃为水谷之海，又为五脏六腑之海。人之所受气者谷，谷之所注者胃也。胃满则肠虚，胃病者腹䐜胀，胃伤之症不思饮食，此病重在胃海，若再以润肺清金治咳之药窒塞胃海，则胃不能纳，肠虚倾泻则难乎为计矣，故再陈于上，非好辩也。

久咳不已，必由冲脉伤犯胃府，法当培土生金。（寿山）

黄纸客，年三十余，经年久嗽，咳甚带红，咽痛不眠，气逆上喘，议《金匮》麦门冬汤。论曰：止逆下气，此汤主之。

沙参、麦冬、半夏、洋参、粳米、大枣、杏仁。

喻氏曰：凡胃之津液干枯，虚火上炎之症，用寒凉药而火反升。徒知与火相争，不知胃者肺之母气也。

陈，三二，秋凉燥气，久咳失音。据述初病凛凛怯寒，失于解表，服润肺治咳药，渐至失音，乃寒客于肺，误投药饵填塞肺道使然，未必是金伤之候。仿叶天士金实无声议治。

麻黄、杏仁、薄荷、石膏、射干、只红、牛子、甘草。

徐，三六，脉数，热邪夹火上攻而咳，内攻而谵语，小便短赤，心烦不寐，不惟火旺，阴亦早亏，议育阴制火法。

沙参、天冬、知母、贝母、生地、杏仁、通草、竹叶、甘草。

徐某，年四十，交冬咳嗽，入夜更甚，形肥，痰多白沫，大病愈后中气已伤，中虚则停湿而为痰饮，饮邪上干而为咳嗽，此病根也。《金匮》论咳嗽必因之痰饮，斯症合符，当遵是旨，无惑他歧[1]。若论阴虚火盛，必干燥少痰，此理显而易明，丁医谓陈远公书，肾热火沸为痰，谬不可法，且饮为阴邪，若再以阴药附和其阴，必留邪为患也。

六君子加干姜、细辛、五味子。

远公《伤寒辨证录》偏于用阴药，诚不可为法。

陈修园曰：咳嗽症，方书最繁，反启人疑窦，其实不外虚实二症。实者外感风寒而发，虚者内伤精气而生也，总不离乎水饮，《金匮》以小青龙汤加减五方大有意义。小柴胡汤自注云：咳嗽去人参加干姜、五味子，人多顺口读过，余于此悟透全书之旨，而得治咳嗽之秘论。

咳属气逆，嗽为有痰，或因外感，或由内伤，或由秋燥，饮邪窃发，施治不同。《金匮》、嘉言论之最详，彼用药偏阴偏阳者皆不可为训，吾兄临症权衡持论有法，堪与汇参合看。（寿山）

王氏，二八，干咳无痰，火郁在肺，右寸洪数，肺热无疑，法宜清金泻火，议与加味泻白合二母散。

桑皮、地皮、知母、贝母、洋参、天冬、杏仁、甘草、陈米。

李氏，年三十，日夜勤劳，兼多忧郁，左边头痛牵引面目，发热怯寒，咳嗽痰多，颈生痰子，脉息浮紧，左关

---

[1] 歧：原作"岐"，据义改。

弦数，是风痰夹浊阴上干头目，盖肝失疏宣，内风乃炽，风结痰凝，故见诸患。治宜祛风、平肝、解郁以导经络之气，使风痰自息，仿清空膏法。

《素问》曰：木郁之下，金气乘之。观治法本诸此。（寿山）

老广，三七，咳嗽已久，痰多带红，夜间更甚，胸膈满闷，舌上黄苔，小便短赤，四肢麻木作痹，手足掌心灼灼，脉见两寸浮数，症属火旺克金之候。盖肺有郁热则咳嗽，甚则逼血上行故咳血，肺本清肃之藏，因受心之火炎故喘促，法宜清心泻火。

洋参、麦冬、知母、炒芩、杏仁、桑叶、茜草、川贝、甘草。

又，前进清金泻火之剂，吐红稍减，各候瘥缓，足征清泻之验。第脉息如原，诚为火燥金伤之症，最忌辛温凝腻之药动火生痰、填塞肺道，宜清燥救肺行瘀。

百合、麦冬、紫菀、冬花、天冬、川贝、元胡、侧柏、枳壳炭、杏霜。

傅孀居，年四二，久嗽经年，痰多食少，身动必息鸣喘促，面色萎黄，黯瘁神夺，诊脉左搏数、右小急，自觉内火燔燎，寡居独阴自多愁闷思郁，加以操持焦劳，五志厥阳烦煎，上熏为咳，非泛泛客邪干肺之嗽，实为内伤重病，且忧苦久郁，必气结血涸，五液内耗，是以经来涩少，色见紫黑，有延成干血劳嗽之累。议进琼玉膏，滋水益气以制厥阳之火，暂用汤剂益胃中之阴，以血海隶于阳明，勿损胃气为上。至治嗽救肺诸法，谅无益于斯病耳。

参条、云苓、怀山、扁豆、苡仁、北味、石斛、阿胶、百合、甘草。

吐 血

上舍曾庆元，年三十八，血大去则脉络皆空，损伤已非一腑一脏矣。（叶天士句）况病来自内，因忧怒怫郁激动肝藏，劳行苦志耗损心脾，十余年之久患，每一郁怒动气必发。当此暮春，万花开放，肝阳全升，陡然吐血盈碗，辄自投寒凉，冀其速止，血未能止，而人已沉困。今诊脉沉细，惟脾脉独大而芤、右尺略坚，则非实火，乃龙相上腾也。又芤本主失血，大则为虚，又为病进，加以苦寒损伤元气，焉得不愈。鄙见宜用甘温益气，兼导龙入海之法，宗《内经》"劳者温之，损者益之"之旨。更宜恬澹无为戒怒，释忧静养心神，若能谨之经年，庶可无虞，此犹却病延年第一要着也。

人参、黄芪、当归、酒芍、熟地、五味、冬术、枣仁、炙草、煨姜、大枣，兼服八味丸。

血去络空，内损实甚，治以甘温，温非热药乃温养之谓，世之医士皆见血投凉，安得不色脉俱愈，此案确得《内经》法要。（寿山）

彭，四八，吐红数日，微带咳嗽，胸闷心烦，喉内痒促，右胁常有气动而痛，脉见弦数，是为木火烁金之证，法宜平肝滋肺行瘀，方候高明参服。

沙参、菊花、麦冬、白芍、金钗斛、丹皮、黄芩、川贝、元胡、桑叶（引）。

上舍陈兆祥，咯血误投升散，致虚汗淋漓，大伤元气，现在精神衰困，心常怔忡，四肢无力，诊脉虚濡无神，法宜益气养心。

高参、黄芪、云神、于术、枣仁、枸杞、当归、炙草、龙齿，莲子十枚同煎。

宗志仁庚弟，前患唾中有血，初投疏肝理肺甚效，继以三才封髓法益水滋阴，痰红业已尽除。因更医，误进参芪术附一剂，仍复唾红，复投原方，渐次就愈。此金水不足不能涵木，木火乘肺已显然矣。据述近得两次眼目昏蒙，满目火星缭绕，目珠常痛，头常眩晕，胸中亦时觉不舒旷，都因肝阳郁勃之升。《内经》云：诸风掉眩，皆属肝木。斯为合旨且又因误投扬剂，燃动龙相上腾，更兼以课读之劳，情怀恐悒郁怒，五志之阳皆动，故见诸候，乃二三刻则止，原非实火，更非阳虚矣。叶天士云：大凡患是症者，必由阴气先虚，木火易燃。由此观之，则阴不胜阳为明征焉。夫唾咯痰血与咳嗽痰血，大有分辨。盖唾中带血出于喉，出于喉者其来近；咳嗽而出者出于脏，出于脏者其来远。其来远者，内伤已甚，其来近者，不过在经络之间，为病殊轻，又何虑焉。且前已经谪谪[1]告慰，所病无虑，奈何惊恐自苦增病耶？从此切宜释虑养心，俾五志气火自平则无恙耳。兹诊脉，左关弦、肺脉坚长、脾脉细弱、两尺沉细。按《素问·脉要精微论》曰：肺脉搏坚

---

[1]谪谪（hè hè 贺贺）：盛烈貌。

而长，当病唾血。此与经文若合符节矣。用药宜远刚热辛燥，当宗甘温之旨，佐以补阴益水生金，以制君相之火，使阳潜阴固，方免反复也。

潞党、茯神、熟地、萸肉、怀山、龟板、石斛、菊花、炒芍、五味、甘枸、炙草，依分三十剂。

又，服前方五剂，间服异功散一二剂。

又，两寸微浮带急，《灵枢经》曰：诸急为寒。外证凛凛畏寒，头目晕眩，是有外感也。大凡真阴不足，素多劳倦者，最易感冒寒邪，议温补阴分托散表邪，景岳理阴煎加减主之。

熟地、当归、黄姜、麻绒、柴胡、炙草，一剂诸病如失，殊效。

又，诸病已愈，常不寐心烦，乃阳不交阴，谓之阴损，欲求阳和，须介属之咸，佐以酸收甘缓之义。

龟胶、熟地、北味、牡蛎、茯神、枣仁、萸肉、焦柏、知母、炙草。

此案系道光庚子，阇然馆于褐源所诊，屈指十有五年矣，讵阇然病愈复作，丙午领乡荐而病益甚，据以瘵终，鸣呼斯人也！惜其命之不永也！今歿已九载，适余检校诸案，翻阅之下，人琴之感，不禁泣然。阇然有知九原，想亦同情也！（甲寅识）

思虑伤于心脾，二脏主乎营血，营出中焦，脏阴受损，阴虚生热，故常不寐，合参全案，累参不差。（寿山）

喘

余某，年六旬，气喘逾月，医用疏肺降气不效。此病在肾，非肺胀实症，乃肾虚而喘也。议都气加附子、沉香、淮牛膝十余帖而愈。

杨秉男，年五十余，面色鲜明为饮，脉息细沉为虚，气喘入暮加甚，明是浊饮上干。

按：饮为阴邪，阳虚不能旋降，冲逆不得安卧，当宗仲景真武法加减。

附子、川姜、茯苓、沉香、白芍、泽泻、山参。

王二爷，四旬，年余喘嗽，就枕反轻而晨起特重，此属上焦气分亏损，喉音似虫鸣，是寒涎在肺，诊脉浮弦、尺尤甚，而寸反沉，于脉为逆，虚则不待言矣。餐少梦遗，损及中下，立法不外温固。

文党、焦术、附子、半夏、泡姜、五味、茯苓、炙草。

汪某，五旬又六，阳气渐衰过服阴药，渐至气喘不续，昨用摄纳定喘之法，原以下元已虚，肾不纳气，痰饮随地气上升而作喘，依理应奏效，服之气更喘。细思浊饮自夜上干，填塞隧道，故阳不旋降，冲逆不得眠卧，于夜分更甚，法当通阳，议仲景真武加桂主之。

喘症之因，在肺为实，在肾为虚，此为喘症提纲。然实症宜分寒热，虚者宜分精伤气脱。喻嘉言曰："人身难治之病有百症，喘症其最也。"真至言哉！喘促者，气上冲而不得倚息也，当与痰饮咳嗽哮证参看。（寿山）

余某，年五十余，形躯丰盛，病气喘，视其面色青如蓝，身汗如油，四肢逆冷，诊脉皆萦萦如蛛丝，与其子曰：病不及是夜矣。果如期而逝。

又，朱家巷一车夫，东乡人，五鼓敲门请诊，脉沉于筋间，劈劈急硬如弹石，声如拽锯，鼻气有出无入，能呼而不能吸。此肾气绝也，余亦断以不出是夜死，次早果殁。

按：喘症之因，在肺为实，在肾为虚。此二症皆肾真已绝。气脱则根浮，吸伤元海，危亡可立而待。且《素问·五色生死篇》曰：色见青如草兹者死，黑如炲者死。又《审治篇》曰：病不许治者，病必不治，治之无功矣。

分局罗巡丁，年四旬，形肥而长，素有喘病。三月间，因差务驱驰，劳力冒风寒，喘甚气上冲而不得倚息者月余，服药不效，形容黧瘁不能食。余诊得右脉虚滑左沉细，所喜手足温暖（若四肢逆冷不治），初以附子、麻黄、杏、朴、苓、半、甘草、桂枝、生姜煎服，气略平（以此先治外邪）；因其痰饮甚多，投椒、附、桂、苓、半夏、甘草、生姜通阳祛饮不应，而声如拽锯，形状甚危。复诊得右脉虚滑无力，与七气汤（高丽参、当归、肉桂、炙草）合青娥方（故脂、胡桃）一帖，喘急大减，再剂喘定气平，即能着枕正偃，并可纳食，令其层进数剂寻愈。

陈修园曰：喘者气上冲而不得倚息也，有内外虚实四症，外则不离乎风寒，内则不离乎水饮，实则为肺胀，虚则为肾虚，宜分别治之。余按此症，虚兼内外，治分次第，归根于虚，以七气合青娥方，内有参能定喘，而带皮胡桃则敛肺气，故如此效也。

哮

东坑傅姓妇，年五旬余，论哮症之发，原因冷痰阻塞肺窍而致，故遇寒即发者居多。盖寒与寒感，痰因感而潮上也，此番加以食冷物糍果，犹滞其痰，肺窍愈闭愈塞，呼吸乱矣，脉亦乱而哮自加甚，是以旬日来不能安枕，困顿不堪，时际严寒，虽拥衾靠火难御其寒，非重用麻黄、细辛猛烈之性不能开其窍而祛其寒，佐以半夏、厚朴、苏子而降气行痰，再加麦芽、神曲消食导滞，引以姜汁，利窍除痰，连服四剂，必有效也。

此方服二剂即能就枕而卧，可谓奏效之速。其子持方来寓云："乃母言药虽见功，而不敢再进，求易方。"余晓之曰："麻辛虽猛烈能发汗，一到此症，虽盛夏之月，孱弱之躯，不发汗不伤气，何况此严寒冻栗之际，冷痰塞窍之病，非麻辛不能通痰塞之路，非诸苦降辛通佐使之味不能除冷滞之气，且既获效，又何虑焉？"令其照方再服二帖必全愈，但不能即刈其根而不复发也，宜常服药歼其痰伏之魁、拔其痰踞之窠，庶或能除其根耳。

肺腧之寒气，与肺膜之浊痰，窒塞关隘，非猛烈药何以奏效。（寿山）

呕吐哕

江，十八，脉虚无神，胃虚欲呕，不饥不食，不寒不热，此无邪而正虚，议异功加蔻仁。

纹党、白术、茯苓、广皮、蔻仁、炙草、姜枣同煎。

范老十，胸膈不快，食入呕吐，平日胃虚少谷，当温胃阳。

西党、干姜、半夏、益智、丁香、广皮。

朱，四旬，胸满呕逆，腕痛胁痛，脉弦口酸，明是厥阴肝木犯胃，法当制肝和胃。

吴萸、黄连、川姜、白芍、半夏、枳实、广皮、竹茹。

涂，三六，脉迟，呕吐清水，时作寒，口不渴，此胃有停寒，内伤生冷，用理中汤加半夏、茯苓、生姜。

徐某，年三十余，胸痞面赤干呕，医投丁蔻暖胃药愈甚。余诊得脉数，呕哕有声无物，明系气病，非胃寒也。书曰：哕者，少阳也，少阳多气少血，气有余便是火也。刘河间曰：胃膈热者则为呕，火气炎上之象也。但胸痞中焦必有痰隔，当以胃中有痰与火而哕也。医不审究胃寒、胃热、胃虚，又不能辨呕、吐、哕是三经之病，当分别施治，殊属误入匪浅。余用半夏三钱，陈广皮二钱，炒栀子二钱，青竹茹一大九[1]水煎，和姜汁一盏，缓缓服之一剂，十愈六七，再剂全愈，后以此法治多人悉验。

按：经曰，诸逆冲上，皆属于火。症用燥热极宜详慎，斯症之谓也。

丹溪曰：刘河间谓呕者火气炎上也，此特一端耳。有痰隔中焦，食不得下者；有气逆者；有寒气郁于胃口者；

---

[1] 一大九：疑为"一大碗"。

有食滞心肺之分，新食不得下而反出者；有胃中有火与痰而呕者。

梦觉道人曰：呕吐之症，一曰寒，一曰热，一曰虚。寒则脉迟，热则脉数，虚则脉虚，即其脉可以分其症。最易治者寒，阳明为消磨五谷之所，喜温而恶寒，一自寒阻于内，两相龃龉，食入即吐，不食亦呕，彼法夏、丁香、白蔻、砂仁，《本草》所注一派止呕定吐之品，非不神效，不如一碗生姜汤而其效更速者（**作者故于集中着一句俚语，形容温补医之易**），谓寒气客于肠胃，厥逆上出，故痛而呕是也。最误治者热，寒之不已，郁而为热，医不知其热，仍以辛热治其寒，愈呕愈热，愈热愈吐，彼麦冬、芦根止呕定吐，书有明文，倘不知用，何况石膏之大凉大寒（**经验方：石膏、麦冬、粳米、甘草**）。不知石膏为止呕定吐之上品，《本草》未注其性，《内经》实有其文。经曰：诸逆冲上，皆属于火；诸呕吐酸，暴注下迫，皆属于热是也。最好治者虚，不专责之胃，兼责之脾，脾具坤静之德，而有乾健之运，虚难转输，逆而呕吐，调理脾胃乃医家之长策，理中汤、六君子汤（**二方皆以黄芪易人参**），皆能奏效。经曰：足太阴之脉，夹咽连舌本，是动则病舌本强、食则呕是也。夫呕吐病之最浅者也，噎膈病之至深者也，极为易辨。呕吐其来也猝，噎膈其来也缓。呕吐得食则吐，不食亦有欲呕之状；噎膈食入方吐，不食不呕。呕吐或寒、或热、或虚，外见寒热与虚之形；噎膈不食，亦与平人一般。呕吐不论年之老幼；噎膈多得之老人。呕吐脉有迟、有数、有虚；噎膈脉缓。方书所论呕吐，牵扯噎膈之文，噎膈半是呕吐之方，有何疑似之（**难辨**），而茫无定见也。

道人此论颇超，余所治呕吐之案，寒热虚症不下数十，惜遭于寇贼焚毁，仅遗数案，殊为阙憾，故附录此论，以备参考，且以补余之未备也。

噫　嗳

涂某，年二十六，诊得两寸微而紧、右关弦实，病属风寒食滞客于肺胃，中州之气不舒，脾失输化之职，以致胸膈痞满，嗳气不除，恶寒头痛，法宜宣畅、调中、疏寒为治，拟方以俟高明裁之。

茯苓、半夏、桂枝、防风、苏梗、木香、白蔻、泡姜、广皮、谷芽、杏仁。

又，胸膈满闷，噫气脘痛，舌苔滑白，脉息沉小而弦，惟右寸独大而急，显系阴浊寒滞凝结胸痞而致，总由禀质阳不充旺，胸中清气不得舒展旷达，偶因触大寒冷并过服寒凉药味以治疮毒，遂致噫逆作痛。据述口味作淡，欲啖辛辣，足见胃阳已虚。昨进疏寒宣畅之剂差愈，兹仿厚朴温中汤意。

川朴、陈皮、茅术、吴萸、干姜、蔻仁、半夏、茯苓。

又味淡略可，呕恶嗳逆不除，仿仲景胃中虚浊逆上，于法当温通镇逆。

旋覆花、代赭石、半夏、干姜、茯苓、大枣、附子。

丁守中上舍，善持筹多谋虑，因劳役饥饱致脾阳受伤，故平日饮食不旺，近来胸膈不爽，嗳气不除，议仲景代赭旋覆花汤。

党参、半夏、干姜、赭石、旋覆花、大枣。

游某，年逾三十，大病后噫气时作，食后犹甚，此胃气弱而不和，三焦因而失职。仿叶氏调和脾胃例。

人参、白术、新会皮、茯苓、益智仁、半夏、生姜。

刘九畴辨医书音义，《伤寒》书有"噫气不除"句，今人以"噫"字读作"依"字声音者居多，因四书注："噫，心不平声也。"但此噫气，由中气不和，胃气上逆，与心不平声义不合，故字典音于介切，应读"隘"字之去声为是。

脾　胃

杨耐轩孝廉，饭后胀闷，得圊[1]乃已，常肠鸣，间或腹痛溏泄，其为脾失健运之司显然。诊舌本多淡黄苔，口气重，脉浮弦，浮则为虚，弦为中虚，合之则卫阳亦疏，且右大于左，尺浮于寸，于男脉为逆，亦征下元之亏，脏寒则肠鸣，火衰则脾湿，易于壅滞，此为病原之大概矣。握此以治，药无杂取，后具方。

党参、白术、云苓、附片、固脂、智仁、广皮、防风。

涂某，因大吐大泻之后脾胃皆伤，知饥不纳，脉虚缓，天暖形寒则冲阳亦虚，法当扶阳气而和脾胃。

---

[1] 圊（qīng 青）：厕所。

黄芪、白术、附子、泡姜、蔻仁、炙草、大枣。

李时珍曰：脾者，俾也。俾助胃气，主化水谷也，胃主受纳，脾主消磨。

李某，年四十九，口甜，《内经》称为脾瘅。瘅即热之谓也。胸脘痞胀，不饥不食，乃脾气郁遏，致有口甘内热中满也。口气重，常齿痛牙血，亦是脾胃伏热所致，经方治之以兰，除陈气也。陈气者，即甘肥酿成陈腐之气也。参此以治，仿叶氏法。

洋参、川连、焦栀、枳实、橘红、竹茹、花粉、丹皮、泽兰叶。

人之饮食入胃，赖脾真以运之，症本热邪内伏，中枢不运，治仿叶氏甚得。（寿山）

王，面浮黄，胸痹气喘，胃不纳食，此上焦湿热阻气，为气痹也。拟苦降辛通、宣理上焦法。

杏仁、枇杷叶、瓜蒌皮、连翘、橘红、郁金、苏子、通草。

杨十三，疫症愈后，余邪未清，心营热灼，胃汁全亏，不欲食谷，夜卧惊惕，当养营育阴。

生地、麦冬、参须、知母、花粉、竹叶心、甜梨汁、甘草。

骆，素禀脾虚中寒，餐少神疲，至脾虚不食，辄用参术，似乎不背，但脾有停寒食滞，误投参术过多，遂致胀满、不饥不食，又非所宜。姑就拙见，宣畅中焦，导滞除痰。

木香、白豆蔻、半夏、陈皮、茯苓、厚朴、谷芽、甘草。

陈辛陔先生曰：按此症只宜补火，不宜补土，只宜运气，不宜补气，火足则土自旺，气运则食自进矣。

除 中

某，四三，大病后心下作饥，烦扰难名，得食则安，因之食无常度。仲景谓：胃虚本不能食，反能食者，为除中。此即中气将除之谓，一切补脾阳、辛温辛热之品及苦寒清降皆不可投，法当直入脾阴，兼实中补土，庶胃阴得保，胃阳亦收，自不至悬饥嘈刮，食有常度，夜卧亦安矣。

沙参、怀山药、麦冬、玉竹、熟地、饴糖、炙草、大枣。

除中一症，必是胃阳空虚，思食自救，多由痼后而发，庸医见其能食，即谓是火，误人不浅，惟师仲景者得之。（寿山）

呃 逆

丁守中上舍，呃逆不止，膜胀形寒，嗌干口苦，乃胃寒膈热，浊气上冲所致。诊左脉带弦、右细涩，又显属木旺土伤，则木夹相火直冲清道而上，故作呃。此非纯寒中气戕败之症，治宜理胃降气，议橘皮竹茹汤加柿蒂，一剂效。

橘红皮、半夏、柿蒂、洋参、麦冬、枇杷叶、赤苓、甘草、竹茹、姜枣同煎。

徐姓妇，素性躁，数年来常患呃逆，遇怒气作即发，天寒咳逆愈甚，服丁香、柿蒂、香蔻、六君顺气化痰俱无效，必大吐痰涎乃渐止，然吐后神昏心悸。余以逆气夹痰上冲，用重以镇逆法，一剂即止。

老山参、煅赭石、旋覆花、干姜、泡半夏、真沉香、大枣。

黄某，年八十，高年久病反复，本属可虑，今忽呃逆连声，实是恶候。投参、附、丁、沉、姜、桂、苓、半，以治下焦虚寒，阳气竭而为呃，揆之于理，与病无远，何至罔效？心歉然未决，与谢先生筹议，从丹溪肝肾阴虚之呃一条，云其气必从脐下直冲上出于口，是由相火炎上，夹其冲气，乃能逆上为呃，用大补阴丸峻补真阴，承制相火。谢先生曰：依理极是，但虑高年元阳已竭，难进纯阴，酌以参、附、丁、沉，吞滋肾丸，兼固阴阳而制相火，亦无效。续投景岳归气饮及以硫磺、乳香烧烟，令鼻闻其气，皆治呃忒之大法，卒不能疗。症之不治，虽费尽心力，綦[1]难。

久病发呃，脾肾之气垂绝。（寿山）

丁某，年壮气盛，面赤唇红，呃忒连声不辍，此由胃火上冲，而呃随口应声，起于上膈，极易治之症，以黄连竹茹汤一剂而止。

---

[1] 綦（qí 奇）：文言副词，极。

黄连（姜汁炒）、竹茹、麦冬、栀子、半夏、橘红、沉香、甘草。

黄某，年六十五，昨论呃逆之来，由于胃伤不纳，中气已败，冲气上逆，非臆说也。高年下痢禁口，加以呃逆不止，进温胃理中不应，风烛堪虞，姑再勉拟一法，附子粳米汤加丁香，兼进黑锡丸。

呃病有因胃寒上逆，有因胃火上冲，皆属阳明经症，孰重孰轻，论辩独详，足补方书未备。（寿山）

医案偶存初编卷四

琴城李铎省斋甫著

反胃噎膈

张成基上舍，年七旬，冬月感寒，食猪血过多，遂成夹食，腹痛月余才愈，如厕忽眩晕昏卧不醒，醒时身冷形寒，则寒邪已深入里矣。此后人事常不清爽，渐至饮食减少，厌近荤腥，延成膈气翻胃，初起饮食下咽，停久带涎沫吐出，渐致食才入喉，如有物梗塞。旬日来，仅能进薄粥盏许，仍随痰涎上壅。高年患此，实为重症，加以近年连遭郁勃[1]之伤，更属难治。诊脉沉小无神，重按全无，声微息低，精神惫甚，夜卧不适，所吐尽是稠痰胶黏，间或仍带食物呕出。

按：食入反出，是无火也。又自觉腹中冷气冲上则呕，明是中寒胃冷，火土两败也。阅诸前医所用理中温胃及藿、朴、香砂平胃导食除痰，皆罔效，反见加剧。惟宗竺香孝廉进椒、附、干姜通阳除饮，丁、蔻、荜茇补火暖

---

[1] 郁勃：郁结壅塞。

胃，吴茰镇纳厥阴之逆气，一派辛刚以祛浊饮之味，得大泻数次（**此天气下降，地道自通之理**），稍能纳粥，而只吐涎沫，是为效微。但病者自言身觉腾空，上重下轻，有如微风吹麦之属。此盖由二十日来胃中全无水谷，冲气上逆，气高不返，是以有此，最防上脱。因细为筹，尽悟仲圣大半夏汤一法，以半夏能降冲脉之逆，人参为辅，而生既亡之液。又考喻氏治膈气翻胃，用旋覆代赭汤屡奏奇绩。此方中原有人参、半夏，成方可采代赭石之重以镇虚逆，干姜之大辛大热以开拒格而温胃，旋覆花之咸温能润下而散结气，再加沉香能下气而坠痰涎。东垣谓：沉香上至天下至泉，用为使，最为良。揆之以理，诚为对症不易之方。无如病家不谙医理，药一下咽，遽求病除，服一二剂又更一医，温凉杂投，越二日复延余，诊脉仍细如丝。据述，初服此药，腹内得一阵刮痛，次日再进则平平，而冲气一上，啜药少许即止，此降逆之功已显著矣！且所吐之涎亦减半，饮食稍知味，身体亦不腾空，此等重症得二三善状，似有转机，倘能专任，仍宗大半夏汤为主，合大建中意，以甘澜蜜水煎药，润阳明之燥，俾胃阴下降则便润食进，必有一番新景象矣！

食入反出，胃寒无火，脉细神衰，脾虚气弱。《内经》无专论治，宗《金匮》确乎不移，后拟以大半夏合大建中二汤，原使胃阴下达，则幽门、阑门滋润而二便通，能服十余剂，定奏奇效。（寿山）

徐氏，年二十八，孀居，郁气不舒，胸中蔽骨高突有形，食入脘痛，必吐出乃已，势成噎膈，宜善调理，议启膈散主之。

沙参、丹皮、茯苓、枳实、厚朴、红花、麻仁、橘皮、郁金、香附。

于，年五旬，吐酸反胃，病起三载，诊脉浮细、中沉有力，此肝木侮土之象，是以任进辛香温胃之属无效，而徒增诸燥象。此《内经》所谓：诸呕吐酸，皆属于热。又曰：少阳之胜，民病呕酸是也。又大便三四日一解，朝食暮吐，有时食入即吐，稿在阑门，胃气不主下降，肠胃燥结可知，法主柔润兼施。

吴萸、黄连、附子（只用一钱，引热下行）、白芍、半夏、牛乳、韭汁、姜汁。

又，进丹溪左金、六一、韭汁、牛乳法，近五日，呕吐酸水差少，稍能纳食，不致全数吐出，似有效矣。惟交早咽燥，明是阴津已乏，古称反胃噎膈，都因阴枯而阳结也。且操持茹苦太过，积劳伤其血分，必有瘀浊阻滞而成。观丹溪治法，禁用辛香燥热之味亦是一大法门，而景岳應訾[1]其非，乃执一偏之见，谓"反胃都是火虚，宜补宜温"。余不敢专从其说矣。且是症前呕酸水日久，夫酸者，肝木之味，由火盛制金不能平木，则肝火自甚，而为酸也。拟方仍从前意，苦降宣通，调化机关，和润血脉，以质高明。

川连、半夏、吴萸、郁金、竹茹、甘蔗汁、藕汁、姜汁、韭汁、牛乳。

---

[1] 應訾（má zī 麻咨）：指责。

吴妪，年五十五，羸病日久，脉息细沉，病见反胃吐食，或朝食暮吐，或间一二日而吐。据述温胃香燥之药已投不少，此病在下焦，是以任投辛香无效。书曰：朝食暮吐，槁在阑门。宗丹溪韭汁牛乳饮法。

牛乳、韭汁、姜汁、甘蔗汁、藕汁、梨汁、陈酒。

共和匀，滚汤顿热[1]，时时呷之。

吴赟臣明经之母，年六十二，诊脉鼓涩微急，乃郁结伤胀之象，经旬嗳气不除，食入反饱，胸膈满闷，恐成噎膈之患。古人论此症多由情郁，须得怡情释郁为上，非区区草木药饵可却其病根也。姑议顺气开郁一法，仿三子养亲汤合六郁丸意。

苏子、芥子、莱菔子、蔻仁、香附、云苓、半夏、广皮、茅术、神曲，又代赭旋覆汤成法。

诸案内无法不备，无义不搜，熟于各家，论断主治，自有掉臂游行[2]之乐。（寿山）

眩　晕

临江府教论，艾至堂广文，五月廿二日，诊左寸虚微，肝肾脉按之如丝，右寸独豁大，右尺亦衰，所喜胃脉和缓，然皆右大于左，于男子脉为逆。长夏之际，脉象偏衰，是阴阳有不和协之机。

[1] 顿热：江西盱江流域俗语，指隔水加热。
[2] 掉臂游行：自在行游的样子，掉臂，甩动胳膊。

按：肺主气，肾纳气，肾为气之本，肺为气之主，凡喘气上冲，不能接续，是肾气不归元也。据病原自交春以来，常有眩晕厥逆不适，延至夏至节前加剧，神气散越，昏冒言微，汗出烦躁，手厥逆，足心热，医进熟地、归、萸阴柔之剂，更加不寐，辄自重进桂、附理阳之属，渐次就愈。

按：夏至一阴生，望六之年真阳衰乏，阴盛于夏，其为阳不胜阴，昭然可征矣。今病虽愈而脉象未平，且气弱神疲，语言犹气不足，喜静默而怯动，寐不安神，每交午正阳旺之候，必发焦烦，以及亥子交界之时，依然烦躁不适，其阴阳枢纽两不相接，阳气飞越，阴不能吸，又为明征焉。又自述丹田觉若空谷，此系玉堂、关下穴，精气所聚之乡。精者人身之本也，是故精满则气壮，气壮则神旺，神旺则身健，身健则病少。今精、气、神三者皆亏，骤难填复，加以气主之脉独大，仲景云：大则病进。恐将来难免反复之虞。目前徐先生所进之方，既属妥洽，毋庸拟议。鄙见欲具一善后之法，早为防御，议大补元阳，当佐以镇摄下焦，填补精髓，协和阴阳，为王道之治，拟呈高明政之。

病虽在上，根起于下，善后之方宜备，兄于斯道可谓三折肱矣。（寿山）

车姓妇，年二十六，风虚头眩，如在乌风洞中，十三天不能起立，不知食味，脉沉微附骨，面色㿠白如纸，唇淡舌白皆阳虚之象，日进归、芪、地、苟[1]补血之剂，头愈重，

---

[1] 苟：应为"芍"。

胃日减。余用白术附子汤，以附子暖其水脏，白术、甘草暖其土脏，水土暖则阴浊之气尽趋于下，而诸症自愈也。

辛，四旬，头目昏眩，胸膈痞满，嗽痰气逆，面浮赤，舌苔黄，口渴鼻衄，脉息沉数，症属中焦燥实，为火昏也，仿凉膈意。

生庄黄[1]、明粉、栀子、连翘、炒芩、薄荷叶、竹叶、石膏、青皮。

此由火亢眩晕难当。（寿山）

职员罗奎星，好色，患头痛眩晕，进参、茸、桂、附、理中及半夏天麻汤，痛虽止眩如故，反不知食味，此风虚头眩也。喻嘉言曰：肾气空虚之人，外风入肾，恰似乌风洞中，阴风惨惨，昼夜不息。风夹肾中浊阴之气厥逆上攻，其头间重眩之苦，至极难耐，兼以胃气亦虚，故不知食味，正与此病符合矣，近效白术汤主之。

白术一两，附子一两，炙草钱半，生姜三大片，大枣三枚，水煎服，三帖而愈。

此亦"暖其水土，浊阴自息"之意，与车姓妇同一治法。（寿山）

任，二六，头眩呕吐清水，静坐稍安，动则作眩，脉缓滑，此内风夹痰，二陈汤加天麻、钩藤、菊花、姜汁。

得"诸风掉眩皆属于肝"之旨。（寿山）

高仪章文学令室，年二十六，毕姻八载不孕，情怀愁郁，素患肝胃气痛，服丁、蔻、姜、桂、硫、附辛刚大热

[1] 生庄黄：即生大黄。

有效。此番病发时值夏令，肝气主司，加以不慎食物，滞气陡然，冲气上逆，气喘不续，心悸震跃，有时气动而挨[1]，一似宗气动而应衣，须用重物镇压心间，自觉冷气上冲则昏厥不能言，汗淫淫出，显属阳气不固，阴气逆冲之象。据述头顶如空谷，常发眩晕，此髓海不足。经言：上虚则眩。又腹之左畔块积成形，如覆杯然，经事数月不至，此属冲任交病。

按：冲任血海，诸脉皆肝胃属隶，脉不循序流行，则月经凝而不行，即成血块。又述自今春以来，饮食倍进，而人事总不清爽，此必胃家空虚，欲得食以自资也。但食后每觉胸中微胀，此又清气之阻，运化不及也。议专补元阳，升清降浊，镇纳肾气。先服黑锡丸百粒，枣汤下，即接服后方。

　山参（米炒）四钱，附片（煨）八钱，焦术五钱，姜炭二钱，沉香八分，安桂六分，固脂二钱，智仁二钱，枣仁三钱，二剂甚效。

高君仪章令室后案，进黑锡丸及纯阳之药，其块倍觉疼痛，此为阴气里血，所以得手重按则缓，约一时许而止，若全是气块，手一摩触则愈痛，此为的辨，但病经半载，结有窠穴，如寇贼蟠据，依山傍险非易图也。其心下震跃，已愈十七，汗出亦微，惟遍身无力，时复眩晕，每食物过后，口味带酸。景岳谓：物不经火则冷积而为酸，此火不旺也。又心腹内时觉嘈杂难名，则气不接续，兼

[1]挨（tú图）：触动。

有微汗，此正故人所谓"营气两虚者，不离乎嘈辣动悸也"。以原方减去白术、固脂、姜炭，加丁香、吴萸、炒焦芍药，仍有小效。十四日复诊，以营气两虚，一闻大声疾呼及房外响声略重则心忡不适，依理宜养心之营，暂停刚药，改用人参养营汤加龙齿一剂，服后反觉胸膈气不舒展，痰饮愈多。乃悟嘉言谓：四君亦元老之官，不能以理繁治剧。而养心汤内有归、芪、党参、五味阴柔之药，反为阴邪树党矣。又嘉言谓：阴邪为害，不发则已，发则必暴。试观天气下降则清明，地气上升则晦寒，人身一小天地也。要知人之有身，执中央以运四旁，举此立法，必以理中为先。俾中央之枢轴转，四旁之机关利，实为扼要也。今订理中一方为主，重用附子整两，并加肉桂一钱，间或用真武去生姜，加干姜、肉桂，专治阴邪上冲，气喘眩冒，再以附子、硫黄、干姜、肉桂、桃仁合为小丸，猛烈之性，直达积块之所，捣其巢穴，歼其渠魁，无论水饮、血积胀满皆可扫清秽浊而奏全绩矣，此喻氏奥旨，屡试屡验之法也。录此付呈仪章秀才以铎言为不谬乎？并祈校正，以观后验耳。

省斋先生手医案一帙，示高子曰：吾将传之子若孙，请质之子。而此则医余内人前后案也，余雅不识青囊家言，其善与不善，余何敢知。窃忆内人陡发气疾，举室惊恐弥至。先生从容进以丸，气稍平，众犹恐其难生，已而倍进参附汤剂，炉灰未冷，而众喜其思食且卧矣，此则其可验者也。后之善奚难以今之验知之，他之善又奚难以此之验知之。抑陆宣公有云："医亦活人之一术。"先生推一时之活人，思以活千万世无穷之人，其用心顾不善欤！甲寅孟夏之七日，高溪高翔鸿拜手谨跋。

眩晕者，眩冒而旋转不定也。经云：诸风掉眩，皆属于肝。此言实症，上虚则眩，此言虚症。案治前后，论断水净少阴，宜乎高君之深服云云。（寿山）

不 寐

王氏妇，三十，眩晕呕吐，不寒不热、不饥不寐，平日多郁怒，此肝伤及胃也。古人谓，胃不和则卧不安。议人参温胆汤加石斛。

东洋参、茯苓、半夏、枳实、陈皮、竹茹、石斛、甘草、生姜汁。

此肝胃两经受病。（寿山）

邱某，时病后阴液必伤，因劳复入夜仍是烦躁多言，神志不静，且阴液内耗，厥阳外越，化风化火燔燥煽动，致阴不敛阳，寤不成寐，此属阴损之症，最不易治，宗仲景酸枣仁汤意。

酸枣仁、茯神、知母、白芍、麦冬、生牡蛎、生甘草。

曾庆元上舍，失血后夜寐不适，形体日渐尪羸，脉细涩，脾营久损，极宜静摄，议归脾汤意温之。

人参须、蜜芪、生冬术、枣仁（炒）、归身、志肉、五味、炙草、桂圆肉。

脾营消索，无以灌溉，此治得"阳主开阴主阖"之义

也。(寿山)

胡某，年四十，握算持筹，用心太过，心烦不寐，服天王补心丹不效。近日恶寒减谷，脉微而弱，宜先理胃气，以助生发而除虚寒，用补中益气汤加茯神、枣仁、远志二帖而寒止，继投归脾养心二法，渐次而安。

徐某子，霍乱后烦热口渴，头身尽痛，脉数不得眠，是吐泻过多，津液已竭，阴阳不和，用参胡三白汤。

秧人参、柴胡、当归、白术、白茯苓、白芍、陈皮、麦冬、栀子、五味、甘草、枣子、灯心一圃，水煎服。

此方服二剂头身痛悉，除惟虚烦不寐，改进既济汤四帖而愈。

麦冬、人参、竹叶、半夏、附子、炙甘草、粳米、生姜。

主治得法，自奏效速也。(寿山)

甲子治一人，年四十余，容颜饮食皆如常，日则默默兀坐，至夜心神昏乱，烦躁多言，寤寐不安。余以朱砂安神丸，服十余日而痊。

朱砂安神丸方

朱砂半两（飞净），黄连半两，生地三钱，当归二钱，甘草二钱，酒泡蒸饼如麻子大，朱砂衣，每服三十丸，临卧时灯心汤下。

陈修园曰：东垣之方多乱杂无纪，惟此方用朱砂重以镇怯，黄连之苦以清热，当归之辛以嘘血，更取甘草以制黄连之太过，地黄之润以助当归之不及[1]，其方颇纯，亦堪节取。

曾治一老人，年六十余，患虚烦不得睡，大便坚如弹丸，数日一解，腹内一道热气自脐下冲上，随即昏乱欲绝，医两月不愈。一医用花粉、知母、芩、连、大黄连进二帖，几危殆。余诊得六脉弦劲，与竹茹温胆汤（按：十一脏皆取决于胆也）。自午服一瓯，热气至心下而止，晡时又服一瓯，其热气至脐下而不至脐，戌初又进一盏，热气不复上升矣。随以滋阴润下药一大剂，大便遂通，安神熟睡，调理旬余而愈。

宛太封翁，督理抚建釐[2]务，寿人司马之尊人也。岁同治乙丑夏间，患不寐错杂之症，凡数易医，病全不效。延至七月中旬，自觉丹田一道热气上冲，至两乳下及膺胸之间，汗淫淫出，良久渐息，然只背心及肩臂脉门，至鱼际而止，湿透复衣，他处及十指掌心，并身半以下，皆无汗且温和，自鱼际至两手肩髃皆水冷。七十天通宵无寐，形瘦神瘁，沉困已剧，所喜胃纳尚佳，寿翁至孝性成，忧心弥切，时虞风烛，备以后事。铎数承宠召，皆以他往相左，迨至八月初九日，始应召就诊。因询其病始末，思之已得大概，且诊得左关脉弦而劲、右关和缓、两寸和滑有神、两尺濡弱，知肾中真阴已损，肝阳偏亢，阴阳有不和协之机，显然可征矣。夫天地者，万物之上下也。左右

---

[1] 不及：原作"不伤"。据陈修园《时方歌括》原文改。

[2] 釐（lí 梨）：治理，处理。

者，阴阳之道路也。阴阳者，水火之征兆也。人身一小天地，天地温和，风涛自息，阴平阳秘，精神乃治。今阴阳相逆，乃失其常，故诸病生焉；且肝气上逆，内风时起，必夹风痰阻住阴阳升降之道路，故有一橛汗出，若气虚汗出，其汗通身皆有，此定评也。考先哲不寐之故，虽非一种，总是阳不交阴，但宜辨别内因、外邪而施治也。

凡人卧则魂归于肝，神静而得睡。若肝有风邪乘之，是以卧则飞扬不寐，是魂不归肝也。

七十天通宵不寐，服此药竟得大效，实属投机，另开生面，实有慧心。

按：此症本属内因，爰议镇肝潜阳一法，宗仲圣二加龙牡汤加石斛、丹皮以进二剂，小效。次日重用生龙齿八钱，加龟板五钱，仿欲求阳和须介属之咸，一服汗减神静而得寐，又次日再投一剂，寐虽不如于昨，而腹内之热气上冲大减，左乳下气动亦差除。奈封翁精明，疑药太过阴柔，不敢多服，遂停药，间或自用参、归、龟胶、枣仁、茯神、麦冬、甘草、燕窝平补养心之类，卒不能疗。间隔一月，乃复召诊。视左关脉仍见弦劲之象，再参脉症，虽稍有变动，总是肝病居多，木实作仇（**故善怒**），令胆火上炎，盖十一脏皆取决于胆，胆热亦心烦不寐。推此以治，遂与温胆汤加桑叶、丹皮泻其伏火。午间服一盏，热气至心下而不至心上；戌初又一盏，热气至脐下而不至脐上，此又经月来不寐，是夜竟安然恬睡矣。次日再投，丹田之热气不复上冲，而一橛之汗亦息。嗣后以东洋参、朱砂染麦冬、龙齿、牡蛎、龟板、石斛、白芍、丹皮、炙草之类调理，渐次平复，余详后案。

余素不知医，一切药性、脉诀、病证皆未之讲。每遇医家，喜辨阴阳乘除之理，而甚难其术。乙丑岁，家严以六月染患，延至仲秋病益笃。时余承乏抚建厘监差务，家严就养局中，计病七十天不得已，数请医诊治，究服药不敢多，每一二剂而辍。八月初病久神殆，风烛堪虞，访请警[1]堂先生至，穷诘久之始就诊。诊毕立书病案，深得阴阳乘除之理，授镇肝潜阳方，余深信之，一再投而病减半。旋以服药不深，屡病反复，先生亦屡屡就诊，悉心审察不以烦劳辞，投剂中款，家严自此大病渐除，乃起死回生手段，余感报难名，谨志之不敢忘。愚弟宛立俦识。

宛太翁后案，冬月十一日诊，大病愈后不节饮食，面有浮气，胸胁少腹皆胀闷，身半以下酸痹喜捶摩。诊右关脉独实大搏指，显系气郁兼积滞为病，断非虚气也；且舌苔厚白、中心带黄，又属湿邪蕴积于中，又五日不更衣，亦宜一解。据此而论，非宣通消下法不能除此陈气，所谓欲求南风须开北牖，依理则放胆攻之必效也。方俱后：

香附、牵牛、槟榔、厚朴、酒大黄、元明粉、甘草，水煎服。

此方服一剂，先下坚粪如弹丸数块，次下垢滞不少，胸腹气胀少宽，面上浮气亦减，夜卧甚安。次日减去大黄，将药水吞沉香滚痰丸一钱，连日投二帖，腹胀已除十七，徐以调气舒郁之剂调之，诸症悉平，自后安康无

---

[1] 警：原文误，当为"微"。

恙。以花甲逾三之老人，抱半载之沉疴，形羸神惫，医者必作虚气看，万不敢作实气治，乃竟以峻攻克削之药克收全功，实先天之厚，乃寿之征也。然非将脉证确实审究，又安敢轻试哉！此正昔贤所谓"大实有羸状"也。司马命立案以示后学，故不厌烦冗而记之，视彼不察脉证而妄投攻下者，大有径庭矣。

家严生平未曾一服攻药，年逾六旬，而又当久病之后，一切通消下法，何敢轻试？余惟知先生之确，信先生之深，竟以此收全功，承示先天之厚，乃寿之征，家严从此消除夙恙，永庆寿康。先生之赐厚矣！愚弟宛立俦又识。

胡孔皆，年五十，近年频遭家难，妻丧子亡，忧郁过伤，加以操心烦劳，阳升气越不能下交于阴，故不寐，勉饮酒醴欲使神昏假寐，卒不可得，究非调病之法程，而更加痰呕不适，半年来医药无效。病从情志中起，总宜怡情释郁，使心境开畅，草木方有功能。姑从叶天士法，阳浮不摄，用八味丸间服小半夏汤，调理半月再议。

惊悸怔忡（附邪祟）

江体先上舍，年五旬，忧虑惊恐，情志内伤，神识迷惑，呢喃呓语，忽清忽懵，心悸怔忡，见人畏缩，竟夜不寐。诊脉细虚，似非痰火有余，乃心病也，议天王补心丹，以理心之用。

人参、元参、丹参、茯神、枣仁、远志、天冬、麦冬、柏仁霜、石蒲、桔梗、生地。

依方服二十帖，接服磁朱丸。数月之病，服此方十余帖，竟得神安意静，接服磁朱丸半料，而全瘳不复发也。

惊由于心，故见症神识昏迷不寐。（寿山）

孙妪，年七十，两寸摇摇似散，关尺沉微附骨，病由惊恐而致，猝然神昏，目呆心悸而跃，是心血与中气皆亏。经言：惊则气散神伤。当参此义，急以补益元气、安神镇摄为治。

人参、熟附、当归、枣仁、远志、茯神、龙齿、琥珀、炙甘草、桂圆肉。

一剂神昏略振，目珠运活，惟心悸怔忡，闭目静卧，不能起枕，稍动则昏冒，是上虚则眩也。原方重加芪、术，用金器煎百沸汤煎药，连进数剂而愈。

血虚目暗，气散神昏，虽由惊恐而得，实属中气早伤，论治确当。（寿山）

谢某，年五十余，患心悸病，心时跳时止，脉大而数，形质俱实。此非心气虚，是痰因火而动悸也，所以服归脾、□[1]心、琥珀、朱砂、猪心，一切补心、镇心皆无效。余用温胆汤加洋参、黄连、山栀、麦冬、竹沥，十服而安。

吴元丰参军长女，年十二龄，诊脉乍大乍小模糊不清之象。据述因惊而起，妄言神鬼，战栗而作，身倦气怯，面色时青时白，食减多汗，唾中带血，平日胆怯，恬静成性。此心神先虚，邪祟为患。喻嘉言治杨季登女，邪祟附

---

[1] 底本原字模糊难辨。

入脏腑，确然有据矣，治法仍祖之。

犀羚角（剉）二钱，龙齿二钱，鹿角霜二钱，牡蛎粉二钱，高丽参（剉）二钱，黄芪二钱，白芍一钱五分，茯神二钱，川贝母因唾中带血故用之，以童女不用虎威骨。

选上药共为末，令以羊肉煎取浓汁数杯，分四次调其末服一次，即得安寝，尽其末，竟不再发，相传以为神效。后治余族叔启富之胞妹欢姑，年十八，患一奇症，身无潮热，神呆气夺，食减色夭，面向里卧，自言自语，交睫即见一少年同枕，口流涎沫，遗溺亦不自觉，病似邪鬼，医不能疗，师巫祷之皆不效。适余避乱在家，召诊之，脉乍大乍小，询知病状始末，见其神情浑似丧败之余，闺中处子虽值世乱惊忧交迫，而无重任之虑，病才旬日，神色何至此耶？忽而悟曰：此必邪祟之病。与向年治吴参军女前案相似，但又当与熊仲舒先生幼男一案兼看。熊子遭室晦，未近女；此女遭室晦，未近男，可以类推。即以前方少加牛黄丸，旬日而安。次年劝姑出阁，适椒源叶州同某，今举男已髫龄矣。

邪祟必由心虚而入，参观两案，必胸中有物，乃神识不差。（寿山）

甲子治一人，年四十，久病虚损，心中常怔忡不宁，一闻大声疾呼及房外响声略重则如人将捕捉之状，尤惊惕不适，汗涔涔下。用参芪四君加茯神、远志、枣仁、龙齿多服愈。

按：仲景曰：动悸则怔忡心动，惕而不安也。其由有三：气虚神弱，心不自持，一也；水气乘心，心火恶水，二也；汗为心液，液去心空，如鱼无水，三也。心中惕惕然而跳动也，如人将捕之貌。人之所主者心，心之所藏者血，心气一虚，神气不守，此惊悸怔忡之兆端也。

陈氏妇，年二十八，谵语发狂，时而歌笑，明属热痰，而舌心红似嫣桃之色，又属阴虚之象，诊其六脉，大小不匀，此医所谓祟病，其有鬼神之愆乎？抑因情志不遂乎？试以方治，未敢稳许愈期。

真茅山苍术（米泔浸漂，芝麻汁拌炒）、生香附（去毛）、栀子、熟军、玄明粉、川厚朴、胆南星、枳实，铁落先煎水后入前药同煎，明雄精磨汁一茶匙（刺入引），晚间吞龙荟丸一钱。

此方以茅术为君，能通神明、除邪祟，合香附、栀子一升一降，能解诸郁；以大承气汤加胆星，治实热痰火，谵语狂妄，古人谓"泻其亢甚之火，滋其欲绝之水"；又加雄黄，得正阳之气，能辟邪魅；铁落，《素问》用治怒狂，据理而推，似乎不谬。

又，此症似癫而非癫，有时昏、有时明，其脉乍大乍小，乍长乍短，或促或结，或疏或数，或六部无脉，切于六指之下、寸口之上有动脉者，此之谓"鬼脉"，悉皆邪祟为之也。

又，其脉浮大可治，细数难治，古方紫金锭、辟邪丹、苏合香丸、李子建杀鬼丸，医者均宜平日如法修制备用。如辟邪丹可服，并以绛囊盛丸于床帐中，诸邪不敢近体；紫金锭可服、可焚，书载皆有神异，故特表之，兼治鬼疰。

五痫（附癫狂）

许某妻，年三十，痰搐，间日一发，猝然昏仆，手足瘛疭，眼直视，两颧赤，病经数载，愈发愈勤，此属沉痼难疗之疾。两手脉息缓微而弱，惟心脉略带急数。

按：缓为风邪居经，微弱是正气虚不能胜邪，心脉急数，乃痰火郁结于心也。自述搐发时心志不乱，但不能明言耳。姑议一法，清心除痰，扶正祛邪。

老山参（朱砂染）、麦冬、九节蒲、郁金、羚羊角、白薇、钩茎钩、黑胆星、丹参、竹沥、小远志。

每觉搐将作时，急服牛黄清心丸一颗，薄荷汤下，是风、是火、是痰，随其脉症以施治，自游刃有余。（寿山）

喻学全上舍次子，年十九，病因热邪传入心包络，扰乱神明蒙蔽清窍，以致呢喃呓语，时清时憒，每戌亥子时尤甚。

按：戌时气血注心包，故加甚焉，据病原由疫热症起，已经逾月，寒潮俱无，二便如常，惟神识不清，目常直视，舌苔光滑，诊脉沉坚搏指，此属癫证，原非邪祟为患。古法有诸，当宣络、祛痰、清心，若再失治，则三阴反传三阳，则成癫狂矣。

真犀角尖（磨汁）、羚角尖（剉末）、九转黑胆星、川郁金、川贝母、煅飞赭石、九节蒲、生黄连、丝瓜络、白竹沥，生铁落一两，煎水炫药，晚间吞服当归龙荟丸三钱。

又，所论之症，一定至理，但病经日久，邪伏心包络中，病源已深，且昨投之药未尽其剂，杯水车薪，岂有捷效耶？晨诊脉如原，昨夜狂乱叫喊不避亲疏，竟夜不寐，势成阳狂。《内经》云：重阳者狂。此是重症，改进凉膈合泻心法，急治其标，夺其强劲之威，明日再参何如。

生西军五钱，连翘三钱，玄明粉三钱，黄芩二钱，生栀仁三钱，川黄连一钱，犀角（剉屑）钱半，薄荷叶八分，甘草八分，引加竹沥一羹匙。

服此方大获捷效，是夜齁齁大睡，不发乱言，为之一快。原方加人中黄二钱、生铁落一两，煎水炆药，放胆再进一剂。

又，二十七日诊，两进凉膈合泻心法，效如桴鼓，可谓丝丝入扣矣。脉息已近平和，伏邪已撤，妄语已除，惟略有心烦、絮聒以及疥疮瘙痒。古人谓诸疮痛痒皆属心火，立法仍不外清心热以解毒，但略小其制也，方具后。

犀角、川连、连翘、栀子、人中黄、贝母、银花、牛子、甘草，引加竹叶心十枚，水煎服。四帖全愈。

一友，年四十二，素性爽直，近年因境遇不顺，忧劳过度，加以失意，忿怒惊惧，遂成心疾。每发作时，或奔走狂怒，或自贤自贵，叫喊四轿谒某达官，或妄言妄笑，少卧少饥，医者见症乱治，卒无一效。余诊其脉浮缓而软，右关尤大，断非实症。思其所以致病之由与脉象合参，则是心、脾、胃三经内伤之症。宗内伤发狂，阳明虚竭，法当补之。遂用老山参、云神、远志、枣仁、黄芪、菖蒲、竹沥、甘草、陈皮、麦冬，出入加减服之，匝月[1]病遂瘥，继服安神丸一料，永不复发。

凡治癫疾，当审外感、内伤、虚实，兼辨虚中之实、实中之虚，分别施治。此症余认定是虚，执见不惑，所以一法可以效奏。

凡人遇癫狂症，谁不通投凉剂，吾兄此治，即用归脾、养心、温脾、消痰之法奏效，具见匠心憂憂独造。（弟寿山）

胡某，年逾三十，因失志动怒，五志阳越莫制，竟夜不寐，倏尔叫喊，妄语妄哭，渐至发狂，詈骂不避亲疏，诊脉大而实。《内经》曰：重阳者狂，重阴者癫。此真狂之实症也，议三化汤下之。

又进三化汤两剂，始得三四次下，狂减伴睡，足见是阳明胃实症，拟黄连解毒汤加竹沥，兼进龙荟丸铁落汤下。

王梅孙孝廉长嗣君，年十八，宿病，已十余年矣。既愈复作，积久失调，以致近年愈发愈甚，作止无时，或久间或频发，发时形状不一，重则忽然昏仆，手足搐搦，努挣力强，狂叫奔号，两目红赤，轻则只昏愦瘛疭，不久即苏，便能饮食，此病发之大概形状也。诊脉沉细而滑，本属虚象，论形丰年少而得斯脉以及平日神缓气馁，声微息低，新婚不知人道，其为先天受病，状若缯矣；然据述发时常进硝黄峻攻、龙胆泻肝有效，又类实症。此盖由肾中

---

[1] 匝（zā 扎）月：满一个月。

龙火上升，肝家雷火相从，故一触即发，是以能受苦降，直折其威，然卒不能疗，斯疾适虚其虚耳。古人论痫，虽分六症之名，究实一厥阴尽之，但宜分虚实耳。大凡痫久不愈，必由顽痰聚散无时，聚则蒙蔽心包络而痫作，散则如平人，此为定评。推此论治，宜先清其络而涤顽涎，继以镇肝潜阳以制龙雷之火，后扶先天而痫庶或不致废弃，若但图一时之快，频投大苦大寒，伐及无辜，伤其元气，虚虚之祸不待言矣。谨拟三法于下，初服清络涤涎方。

陈胆星、天竺黄、石节蒲、川尖贝、云茯神、黑元参、远志肉、直僵蚕、川郁金、明矾（少许后入），引加竹沥，水煎服十帖，后闻只服二三帖药而不用也。

镇肝潜阳，壮水制火，景岳二阴煎吞磁朱丸。

生地黄、麦冬、枣仁、茯神、玄参、炒苓、木通、甘草。

扶先天河车断痫丸：

紫河车一具（如法漂洗去筋膜，再以乳香酒洗过，簏笼盛之，焙干为末，或蒸熟捣烂入药），大怀地三两（姜汁砂仁同酒入砂锅烂煮），净枣皮一两（炒干），丹皮（酒炒）五钱，宣泽泻（盐水炒干）五钱，嫩血茸（另酥末）二两，白云苓（乳蒸）两半，北五味（炒干）一两，怀山药（炒）一两五钱，大麦冬（炒）干两半，青化桂（去皮不见火研）七钱五分，川熟附（炒研）七钱五分。

上药依法炮制为末，炼蜜和丸，龙眼核大，每日服二丸，淡盐汤化服，以饮食压之。

此痫疾也，余具一种苦心制方疗治，而梅孙公车比上，其家妇女辈不识轻重，药一下咽，遽求病除，不知病源已深，但可徐图，岂有捷效？旋闻梅孙孝廉以疾殁于京邸，家道肃然，无力医治，加以信任不专，遂成废人，良可惜也！或曰前方既无效，后方又未试用，存之曷焉？余曰：此亦纪余一时之深心耳，使调治如法，当无不效也。

　　据述此病实由妇女所误，倘使信任，服药岂无效乎！然虽空言无补而一点救世婆心，于斯可见。（寿山）

　　宗某妇，年二十余，形肥多痰，因屈受非理，羞怒发昏，猝然仆地，目上视，扬手掷足，喉响流涎，数刻即醒，以后时作时止，间或昼夜不息，乡人呼猪羊疾。发时灌以姜汤，定时常以百草霜（即牛栏内壁上干牛粪）、青竹叶、大青叶，大寒凉之味频服，皆不中病，不知此明系肝经怒气独行，夹风痰而上壅遂作痫，岂专作火治可疗。宜专主于痰，兼平肝气，乃为正治，加味二陈汤。

　　胆南星、法半夏、陈皮（去白）、僵蚕、瓜蒌仁、枳实、芍药、石菖蒲、甘草、荆沥、竹沥、姜汁。

　　依方十帖，晚间吞辰砂安神丸二钱，米汤下。

辰砂安神丸

　　朱砂（飞净）五钱，当归二钱五分，生地一钱五分，黄连六钱，东洋参三钱，麦冬三钱，茯神三钱，枣仁三钱，炙甘草二钱。共研细末，蜜丸绿豆大，朱砂为衣。

　　又自服加味二陈及安神丸，旬日来痫发甚轻，是为捷效。惟不饥不食，神气困惫，脉微弦、六至、轻重有，此内素有湿痰，因怒激动肝脾，脾受木侮，加以多服凉药败胃使然。仿古人肝病先当救脾土一法，议异功加酒炒白芍、生姜，水煎服四五帖，胃纳稍旺，仍进前方十余帖，病益减，再服一月而安。约计服原方五十余帖，复用参、芪、归、术、陈皮、芍药、茯苓、姜枣缓中调胃，以善其后，永不再发。

审症的确信任专，自然功效暂见。（寿山）

痿

谢妪，年逾六十，右脉洪大而数，左脉细软，病起逾载，面色光鲜，头目眩晕，口燥而酸，心烦而躁，夜多不寐，足软无力，不能举步，此阳明痿症也。《内经》曰：肺热叶焦，发为痿躄。又曰：治之者，独取阳明。何也？盖阳明为十二经之海，主润宗筋，宗筋主束骨而利机关也。但此等症，人多以为血虚风痹，不知乃阳明火盛，肾水枯竭，以致成痿也。治宜清胃火、滋肾液。若但以治风治血套用风药，益增其燥，于理为背。

生熟地黄一两，元参四钱，麦冬五钱，石斛五钱，焦柏二钱，知母二钱，桑叶二钱。

又前方连进四剂，头晕稍愈，明是火晕也，而热势愈燔，燥渴尤甚，齿落心烦，时欲解衣就凉，此非凉药之过。乃从前误作风治，过服药酒，养血祛风，实系真阳明火灼之证，当专治胃火，勿杂他歧。

生石膏一两，生地八钱，元参五钱，知母三钱，麦冬五钱，甘草二钱，陈粳米一勺。

又叠进专治胃火法颇验，足见前诊不谬。近日两手瘛疭，乃热极风生之象。议清营热以熄内风，但久病无速功，莫计效迟方可愈疾。

明玉竹、生地、羚羊角、元参、川石斛、白薇、钩茎勾、桑叶、制天麻、丹皮，晚服知柏八味丸一两。

此方服数帖，瘛疭瘈止，心烦舌胀如故，进石膏清胃汤一大剂，及服阴八味丸二两，舌略柔软，烦躁稍安，令其日服八味丸二两，间或仍进清胃法一剂。此症服八味丸至五斤方见大效，两足稍能举步，然烦躁总不能瘳，因此妪青年守节，情志多郁无一适意，加以抱病经年，忧怒焦烦，以致五志厥阳之火上腾，故不易治。后拟东垣清燥汤加减，正属治痿之要药，服之反懊憹心烦不已，仍服八味丸乃可降之。此症服八味丸得宜者，本阴虚火动，骨痿髓枯。王冰所谓"壮水之主以制阳光"也。汪昂注曰：此以补天一所生之水也。朱丹溪曰：君火者，心火也、人火也，可以水灭，可以直折，黄连之属，可以制之；相火者，天火也、龙雷之火也、阴火也，不可以水折，当从其类而伏之，惟黄柏之属可以降之。

附录《石室秘录》：人有痿症，终年不能起床，面色光鲜，足弱无力，不能举步，人多以为两足之无力也，不知乃阳明火盛，不必去治两足，止平其胃火，则火息而足自坚凝，若不平其胃火而用补阴之剂，则饮食愈多而两足益弱也。

余友杨渊士秀才，治一人痿病，两足骤废如死木者，用石膏一两，葛根三钱，条苓三钱，佐以归芍等，一剂而愈，人颇骇异，不意此书已言之，如见若此，此等治法骤以语人，必不见信，不知皆本于《内经》。经之治痿，言之甚悉，可按质也。附录二案以备参考。

滋水制火古法有人然，然以守节之妪遇此，尤不可不知。（寿山）

刘某，年仅三十，体质强壮，脉实色苍，自环跳穴痛，不能行走，两月来饮食形体依然不变不减。现在两足不痛不肿，惟弛长不用。此湿中伏热，沉着下焦，是以腿股足膝皮肉甚热，热久遂致蒸烁筋骨，久延必成废弃。即《内经》所云湿热不攘，大筋软短，小筋弛长，软短为拘，弛长为痿也。议苦辛寒胜湿，通气分法，先服十帖接进后方。

茅山术、黄柏、防己、绵茵陈、杏仁、通草、寒水石、川萆薢。

又经验治痿方：

麦冬四两，干地黄四两，黄柏一两，知母一两，上安桂二钱，炼蜜为丸。

此方以麦冬、地黄为君者，因湿热蒸肺，肺叶焦而难以宣布，湿热伤血，血脉涸而不能养筋。《本草》所注可以清热而凉血者，皆可以治痿也。黄柏清热而坚骨为君，知母润燥故而滋阴以为臣，少加肉桂为之传导也，此法皆从经义而立，非杜撰也。

高源涸则肺叶焦，肺金润则四末受荣，此正理法兼到。（寿山）

茂老，年四八，足底发热麻辣，须着冷地稍可行动，脚板作痛畏于行走，是精血不足，筋骨痿弱之故。盖肝主筋，血不足则筋痿；肾主骨，精不足则骨痿，乃肝肾两亏也。法宜滋补真阴，强筋健骨，仿六味合虎潜法。

熟地、怀山、萸肉、丹皮、黄柏、知母、虎骨（酥）、龟板、淮牛膝、琐阳、当归、白芍。

又前方差效，是肝肾病也，仍议虎潜法，多服必效。

黄柏、知母、熟地各三两，虎胫骨（酥）、龟板（炙）、陈皮、当归、白芍、牛膝、琐阳各二两，羯羊肉熬汁为丸。

痹

王良翁，年五十八，左足筋挛作痛，不红不肿，不敢着地，日久不能交睫。前医进独活寄生汤二剂，痛愈甚。延余诊脉，得缓细带涩，明是气血凝滞经络，寒湿痹痛之症，按寒主收引是以筋挛。《痹论篇》曰：寒气胜者为痛。痹治宜温经活络佐以祛风。方用制川乌、上桂、归须、乳香、玄胡、灵仙、续断、川夕[1]、桑枝、防风，兼服活络丹二钱。连服数剂，痛则上下走痛着骨，而筋挛少舒，稍能安神，颇属投洽。改用痛风方十剂，其痛渐善，惟足总不能举步，自觉足筋尚未大伸。复诊脉沉细而迟，显属虚象，宜补养为主，进三痹汤一大剂，痛减六七，连进十余帖而全愈。景岳曰：风痹一症，即今人所谓痛风也。盖痹

---

[1] 川夕：即川牛膝。

者闭也，以血气为邪所闭，不得通而痛也。

吴志贤上舍，年五旬，阳明气衰，右手肩胛麻痹，举动艰难，已经数载，盖无痛苦，乃筋缓不自持之谓也。又尾间脊节坐久起则甚艰，此督脉为病。经言：督脉为病脊强而厥。此与经言正合符节矣。诊脉心肾两亏，心主血，血虚不能荣筋则筋缓。肾督同源，牙齿浮动（必不痛），显是肾虚，法当大补心肾兼理督脉。仿喻氏十味剉散加鹿茸、杜仲。此病失治必有偏枯之累，幸无忽也。

服此方十剂甚效，因鼻准红赤，夜寐不适，改拟一方为丸常服。

高丽参、蜜芪、于术、熟地、当归、鹿茸、枣仁、杜仲、川续断、虎椒草、米仁、金石斛、枸杞、桂枝、桑枝，熬汁泛丸。

此心肾气血交补之法，以参、芪、术一派补气为君；归、地、鹿茸大补精血，入督脉为臣；枣仁交心肾，以治不眠；杜仲、续断利腰肾而理筋骨，虎椒草健筋骨而祛风，重用苡仁专入阳明，健脾益土而生金、补肺清热，鼻准红赤是肺热熏蒸所致，枸杞润肺滋肾强筋去风，金钗甘淡入脾而治虚热，咸平入肾而涩元气，益精强阴而壮筋骨，桂枝横行手臂，桑枝能和关节，此制方微意，久服必臻大效。

周宁麻客，年三旬，自旧冬患足疾，左足自膝以下胻骨足跗酸痛，此皆足阳明胃脉所属之。《内经·素问》谓：阳明所至，阴股膝髀腨胻足病。《痹论篇》曰：寒气胜者为痛痹，以冬遇此者为骨痹。痹者闭也，谓寒气兼湿痰闭塞经络而痛也。又曰：痹或痛或不痛，痛者，寒气多也，故作痛，又阴寒凝聚而作痛。是病好处在尚有痛，痛则血气犹能周流，若痹久不痛则血凝而不流也。引此以明痹病之源。诊左脉沉细而急、右滑小，按急则为寒、细为虚、滑为痰，其为虚寒凝聚，痰涩流注骨节作痛无疑。阅所服补血祛风、强筋健骨、滋阴补肾等药不少，俱无效。又据述，初则抚摩皮肤亦痛（**彼时痹在皮肤，本易已，而治不得法，以致留连筋骨，则痛久难已也**）。又间，常脚下发热，入夜更甚（**医故用滋阴药，见病治病**）。按阳明多气多血之经，其积寒夹痰为患，本不宜骤补，并不宜多用风药，大法温经以祛积寒而除痰涩为主，并以引经入络为佐，拟方于下。

乌附尖、细辛、肉桂、北芥子、乳香、归须、元胡、铁脚灵仙、五加皮、川牛膝、暗松节（**苦温无毒，治筋骨间病，祛风通痹**），茄根（**散血消肿**）。

傅定西明经，年五十余，脉五至，颇有神，中和之象，惟肝肾脉稍弱，年来左足酸痹作痛，显属肝肾两亏，脉证合符，所病无虑也。拟乙癸同源法。（**此法亦新奇而合法**）

制首乌、当归、附子、安桂、鹿茸、甘杞、故芷（**即补骨脂**）、巴戟、杜仲、淮牛膝。

某，六旬，脉急，恶寒四肢作痹。《灵枢经》曰：诸急为寒。此属虚寒痹也，腰重气胀如系五千钱状，乃肾虚而停湿也，法宜祛寒除湿为先。

生芪、防风、白术、苍术、桂枝、苡仁、茯苓、泽泻、生姜。二剂，接服肾着汤而愈。

肾着汤：白术、干姜、茯苓、甘草。

陈修园曰：带脉为病，腰溶溶如坐水中。此寒湿之邪不在肾之中脏而在肾之外腑，故其治不在温肾而散寒，而在暖土以胜水，若用附桂则反伤肾之阴矣。

审症用药剀切[1]详明，恭观诸案，知于《灵》《素》之书无不透彻，故能随症拈出。（弟寿山）

癸亥治一妇，年四十余，左足麻痹已经两载，行动乏力，近来手亦常痹，服祛风活血药不效。余曰："此属气虚也，法宜补气。"四君子加归、芪、附子、天麻、麦冬，少佐羌防，服十余剂而渐善。后以原方去羌、防，加桑寄生，弥月而全愈。

又治一妇，通身麻痹，昏愦不省人。夫心之所养者血，所藏者神，气运不到，血亦罕由，心失所养则昏愦也。仍与归芪四君子汤加天麻、麦冬、远志、菖蒲，久服而愈。

按，石山曰：麻者，气馁而行迟，不能接续也。如人久坐膝屈，气道不利，故伸足起立而麻者是也。魏之琇曰：此症古人虽有气虚则麻、血虚则木之分，然属肝肾为病者十居八九，尝见服祛风祛痰而毙者固多，服阳刚燥剂而毙者亦复不少，盖麻木为中风之渐。薛己谓"风由火出"，一言蔽之矣。临症者从此体会，庶几活人。

---

[1] 剀切：符合事实。

厥

车姓妇，印山徐聘三上舍之次女也，于归旬日，患阴户痛连关元，痛时面青，昏厥形如尸，初起一日夜厥仅二三次，渐则日夜十数次，遍治不效。询其病状，昏愦时亦常牵被裣衣，似下体畏寒者，因悟平素下元必虚，且完姻未久，隐曲之事，未免过当，复值经水过多，精血两亏，阴寒乘虚而入，此肝肾督脉之病。

按：厥阴肝脉环阴器、抵小腹，肾经、督脉起于少腹以下骨中央，其络循阴器，宜从肝、肾、督脉三经主治。乃叔省三秀才亦知医，极蒙折服。余用当归、白芍（炒）、鹿角（煅）、小茴香（炒）、艾叶、肉桂、干姜（炮黑）等味煎服，并令老妪惯用灯火者，于脐腧、关元二穴，焠十四燋，应手而痊。

暖其下元养其营血，此是的治，然非平素究心医学者，未易辨此隐症。（寿山）

高氏妇，得昏厥病已经半载，发时觉腹中冷气上冲，则周身麻木四肢冰冷，呕逆痰水，神气愦愦，心中了了，语言不自接续，逾时而苏。医者不识何病，一意温补，愈治愈剧。余曰："此属内伤肝肾而厥，从下逆上之病。"叶氏于是症独重在肝，肝者将军之官，善干他脏者也。要之肝气逆则诸气皆逆，逆则邪泛风旋，遂致神昏飘荡，无所不至矣。此为千古定论，宗此以治，断无虞矣。当归龙荟丸，早晚各服二钱，午进汤剂一帖，半月而瘳。

当归、白芍、桂枝、细辛、通草、生牡蛎、吴萸、生姜、甘草。

肝风发则怪症多，治必察其何经受病，用药方合，岂专一温补者所能疗乎？仿叶氏法确当。（寿山）

聂安老令室，年廿四岁，诊脉沉细而弱，初起憎寒发热，继则昏冒闭厥，四肢逆冷，苏时嗳气胸满，心下作痛，呕吐痰水，禀质素弱，此非痰闭，乃寒邪直中三阴，为寒厥之症。

按：《素问·厥论》篇曰：厥或令人腹满者，何也？曰阴气盛于上则下虚，下虚则胀满。又舒诏曰：手足厥塞者，阳微阴盛也，脉息欲绝者，元气内虚也。按此法，当大补元阳以祛阴寒，拟方俱后。

附子、黑姜、云苓、安桂、吴萸、陈皮、半夏、当归、甘草（炙）、白蔻。

又，厥止阳回，寒热已退，惟头目昏眩，精神困惫，脉息缓，纳较前诊略起。本阳虚气衰之象，夫头为诸阳之首，胸中亦属阳位，痞满不思饮食，是脾阳衰微、阴寒凝滞不得舒展旷达也。唾涎频频，经言：肾为唾，亦由脾虚不能摄也。月信一月数行，带白淋沥不断，是冲任已伤，奇脉不固也。议温理脾阳、固摄下焦法。

白术、附子、姜炭、丁香、白蔻、益智、鹿茸、鹿角霜、人参、当归。

经云：阳气衰于下则手足寒，又有气血俱乱，相薄成厥。此病妇人多有之，是症属三阴兼病，非熟于《内经》诸书者，必作痰厥治矣。（寿山）

陈姓子年甫四龄，患身热泄泻，肢末厥冷，医以姜、附、苓、术、木瓜、扁豆，补涩之药，而肢厥愈甚，身热不退，唇红舌干，口气蒸手，目则微露一线，黑睛翻上。此明是热极厥生之证，古人所谓热深厥亦深也。遂与柴胡、白芍、枳实、黄连、泽泻、甘草，煎服后神气稍醒，厥亦略回，再服气亦平，泄亦稍疏。次晨复诊，知药已获效，但脉仍沉数，身热尚未退清，口渴嗜饮，仍以原方加花粉，连进二帖而愈。

按：寒热二厥，其脉与证天渊之异，临证自宜分辨，每见医者一见手足厥冷之症，便投姜附、四逆、理中，不辨阴阳（**即寒热也**）即作寒治，误人匪浅。

又按：此症是传经之厥，由内热亢极，有阳无阴，血脉不通，四肢路达，故厥先见于肢。但阴厥之至极，则热亦极，故热传厥阴，而见厥多热少则病进，热多厥少则病退，若直中之厥，其厥面惨而晦，食则不思，手则厥冷，先或泄泻而后厥，脉则沉迟，此为的辨耳。

谭姓子年十岁，端节前二日在塾立西席前认字，霎时哕一声，头摇、目翻、手搐，随即昏迷仆地，舁[1]归。医者不识何症，方药杂投，针灸妄施，师巫符祷，无所不至，愈治愈剧。其蒙师徐君荐请余诊，得脉息七至，洪滑而弦，两昼夜神呆不语，牙关紧闭，潮热蒸蒸，二便皆利，痉发时目翻面青，口哺痰沫，两手搐掣，角弓反张，良久汗出稍定，休作数四。此厥阴肝风痉厥危症，急与宣

---

[1] 舁（yú余）：抬。

明龙荟丸三钱，不拘二三次分服，接服羚角、龙齿、牡蛎、白薇、白芍、石斛、参须、天麻、天竺黄、钩藤，煎服，片响即能开言，渐次热退神清，晚间稍进稀粥，诘朝复投一帖，便能知胁痛身痛，随以清肝散邪之剂数帖而瘳。

按，邵新甫曰："厥者，从下逆上之病也，痉者，明是其风强之状也。"所以二字每每并言，原与伤寒门所感者有间，想是症总由气血日偏，阴阳一并而成。譬如风雷之猛烈郁极而发也，若发而渐复者，犹可转危为安，若发而转逆者，必至直拔根荄乃已，斯存亡之机，在乎命脏之盈亏耳。考方书名目不一，致病之因由亦大繁，不及悉备，欲究其详者，自有诸书可考。余治此症，宗叶氏独重在肝，用龙荟丸宣窍而直降之，接用缓急重镇、熄风清络法，痉厥即止，捷效神奇。

答杨质夫先生乃媳病肾厥书

前奉手书，备悉种种，自愧涉猎之技，不精之术，两次诊视毫无一效，斯道之难，思之几忘寝食。顷裕兴来，知吴有松先生到庭诊视，此君名躁一时，必有奇见，未稔作何证治。又闻裕兴言，近日人事略好，未卜果否，铎按肾厥之症与肝肾虚冲仿佛相似。读叶案，有肾厥由背脊而升，发时手足逆冷，口鼻皆有冷气，口吐涎沫，是阴浊自下上犯，循经而至。许学士议主椒附通阳以泄浊阴，方用附子、川椒、干姜、故纸、胡巴、安桂、半夏、茯苓等味，可试服之何如？再来斟酌也。辱承下问，质直以陈，余不具。

医案偶存初编卷五

琴城李铎省斋甫著

伤 风

陈妪,年七旬,左脉洪大而数,潮热自汗,头目昏痛,鼻干唇紫,口渴咳嗽,胸满能食,便闭,病阅旬日,此阳明中风之证。古人谓胃实则潮热自汗,例在可下,但胸满、头汗,尚有表邪未除。议先进柴葛解肌法一二剂,再商下法。

柴胡、葛根、白芷、川芎、桔梗、杏仁、厚朴、枳实、甘草、青葱管。

又,十六日连进柴葛解肌法二剂,表邪已退,稍能安神,惟胸满便闭,脉沉实,宗仲圣发热汗多者急下之,大承气汤。

喻嘉言曰:营卫交会于中焦,论其分出之名,则营为水谷之精气,卫为水谷之悍气;论其同出之源,则混然一气。何繇[1]分其孰为营孰为卫哉!惟风惟阳,阳能消谷,

---

[1] 何繇:何由,怎能。

故能食；卫为阴，阴不能消谷，故不能食。以此辨别阴阳，庶几确然有据耳。

邪在表，得汗则解，邪入里，下之方愈。此已入阳明胃府矣，故转手宜如是治。（寿山）

此病胸满而能食谷，自非伤寒也。

黄茂才乃室，伤风发热，颐[1]额皆肿，古称伤寒发颐症也。但脉缓为风，发热不恶寒，当作风伤卫治。

白芷、防风、荆芥、牛子、桂枝、生白芍、甘草，葱头引。

又，昨议风伤卫候，进疏表法，热退肿微消，是为有效。惟觉增头昏，乃体质真阴不足之征。至肛门坠痛，大便带红，由风邪传于阴分而致。盖邪在五脏，留而不去，是谓之结。阴邪内结不得外行，则病归血分，故为便血。法当温补阴分，托散表邪。议景岳理阴煎合《良方》黄芩防风丸。

熟地黄、当归、姜炭、炙草、防风、黄芩、阿胶、荆芥（炒）、升麻。二剂全愈。

杨用宾，年富形伟，体虚面白。伤风微寒热，头痛鼻塞，四肢酸痹。同事用九味羌活汤一剂，寒热增剧，头昏呕恶，余与参归桂枝汤加半夏、广皮，二剂而痊。

凡治伤风感冒，须究人之元气虚实、病之轻重施治，岂可概以羌活汤为外感之总剂耶？

杨锡春，患伤风腹泻、腰疼，时时登圊无度，数医

———————————

[1] 颐：面颊，腮。

作痫治尤甚，余以五苓散加羌活、苍术、神曲、生杜仲，二帖而愈。

郑某，年逾四十，体丰面白，患伤风咳嗽，鼻流清涕，服表散药一剂，反加头痛身热，诊脉虚缓，此脾肺气虚而兼感外邪，用补中益气加半夏、茯苓、杏仁治之而愈。可见人之禀赋，万有不齐。岂可一例表散，当审虚实而治为要。

此是阳虚不能卫外所致，时医见加头痛发热，必以为表邪明现，若重复发散，滋害不浅，实可发人猛省。（寿山）

经云：风为百病之长。盖六气之中，惟风能全兼五气，如兼寒则风寒，兼暑则暑风，兼湿则风湿，兼燥则风燥，兼火曰风火。盖因风能鼓荡此五气而伤人，故曰百病之长也。其余五气则不能互相全兼，如寒不能兼暑与火，暑亦不兼寒，湿不兼燥，燥不兼湿，火不兼寒，由此观之，病之因乎风而起者自多也。又柯韵伯所注《伤寒》云：伤风之重者，即属伤寒，亦有无汗脉紧，骨节烦疼诸症。此柯氏书独开仲景生面也。至仲景所著伤寒书，本以寒为主，因风能兼寒，故以风陪说互相发明耳。学者看书不可不知此理，若夫脏腑一切内外诸风，各有现症，具载《内经》，尤当详考。**节录叶案总论以备参考。**

引论极是，学者慎勿忽却。（寿山）

伤 寒

文庠黄思补庚兄，馆青泥分司署，秋月患伤寒，医不分经混治，以致壮热不已，头痛如裂，口渴嗜饮，状如温疟，自服西瓜数觔，病益甚。日晡召诊，脉沉微，手足微厥，视其舌苔灰白，言腹中烧甚。按舌苔见黑，病入少阴，多死。但苔润有液，此明是少阴之邪从水化而为寒，然当下利清谷，何以便闭四日，小水赤而不能寐，此又兼厥阴（**凡苔润有液为寒，苔燥无液为热，此为的辨耳**）。见症思陈氏所谓少阴病寒邪始传是当无热，今以误治而反发热，为太阳之标阳外呈，脉沉为少阴之生气不升，恐阴阳内外不相接续，当以熟、附助太阳之表阳，而内合于少阴；麻、辛启少阴之水，而外合于太阳，仲景麻黄附子细辛汤是也（**此非发汗法乃交阴阳法也**）。病者闻进附子不敢尝，余转拟当归四逆汤重加姜、茱以进。服药后烦躁顿解，熟睡二时许，醒则手足温和，头痛已减十六。清晨用附子、细辛、生姜、苓、术、半夏甚效，下午改投真武尤效，继以附子理中数剂而健。

按：真阴症本无热，反发热有似阳症者当温之。古人谓：阴症似阳者温之，阳症似阴者下之。

《活人书》云：凡治伤寒先须明经络，不识经络触途冥行，鲜不误矣。

麻黄以治足太阳在表之邪，附、辛以治足少阴在里之邪。因病者恶附子，改用当归四逆重加姜、茱，亦是复阳

生阴。但此必兼见有厥阴症者宜之，于此以知仲景一书治伤寒最为切要。（寿山）

车，二十，太阳病误治，热邪随经入里，是为热结膀胱，以致谵语发狂，燥渴烦扰，小腹胀满，大便闭小便利，宗仲景桃仁承气汤主之。

汪昂曰：热邪自太阳不解，传入膀胱之经，与血相搏，若血自下，则热随血出而愈，不下者，血蓄下焦，故小腹急胀，皮见青紫筋（铎按：亦有不见青紫筋者）。大便黑者，血瘀也；小便利，血病而气不病也。小便利而少腹仍急，故知为蓄血。心主血，邪热上干心君不宁，故躁烦谵语如狂，瘀血聚于阳明则胃痛，在太阳则腹痛，在厥阴则胁痛，夜发疟者热入血分也。

徐，三十，伤寒烦渴，恣饮太过，以致水停心下，气喘不眠，此为水结胸症。议葶苈大枣泻肺法，以治水为主。诸医只知破气攻下，是不明伤寒法也。

按：伤寒烦渴欲饮水者，因内水消竭，欲得外水自救。大渴欲饮一升，止与半升，当令不足，不可太过。李知几曰："若还不与非其治，强饮须教别病生。"此症似之。

芮，三旬，发热自汗，胸满喘急，脉洪大，仲景桂枝杏仁厚朴汤主之，一剂知，二剂已。

杏仁、厚朴、桂枝、白芍、甘草、生姜、大枣。

按：《伤寒论》原文，太阳病为诸阳主气，风甚气拥则生喘也，与桂枝汤以散风，加杏子、厚朴以降气。

佣工某，脉浮紧，头痛身痛，发热无汗，此正太阳伤寒症。医以桂枝汤解肌，以致烦不能解。更医又混用小柴胡汤，皆不明表里，一误再误也。又一医从旁诘予曰："身热脉数病已入里，当用承气。"予答之曰："君误指紧脉为数，不啻霄壤。"按经云"诸紧为寒"。紧者脉如引绳转索，有风起水涌之象，内放刚劲之气也，与数脉不同，数以至数名，紧以形象论也，医者哑然。予用九味羌活以代麻黄汤，使不犯三阳禁忌，是一大法门。

附汪讱庵《伤寒伤风辨》："伤寒郁而后能发热，伤风即能发热；伤寒无汗，伤风有汗；伤寒无涕，伤风有涕；伤寒手足微厥，伤风手足皆温；伤寒脉紧，伤风脉缓。"

铎按：伤寒初起则手足微厥，若病经二三日，寒潮不退，则手足皆温，亦不可拘手足皆温非伤寒也。

王宇泰云：《屠氏四时治要》谓仲景活人书，下证俱备当行大承气必先小柴胡试之，合大柴胡必先小柴胡试之。按汤剂丸散，生灵之司命也；生死寿夭，伤寒之瞬息也，岂以试为言哉？张锐宗之神医也，疗一伤寒，诊脉察色皆为热极，煮承气欲饮，复疑至于再三，如有掣肘者，故持药以待。病者忽发战栗，覆锦衾四五重始定，有汗如洗，明日脱然，使其药入口，则人已毙矣。由是观之，则屠氏之探试虽非仲景本旨，得非粗工之龟鉴欤！

按：凡用下药总宜慎重，不可鲁莽，误人性命。如此证设或误投下药，必无救矣。（自记）

徐，四七，头痛身痛，恶寒发热，呕逆吐食，口不渴，舌中心苔白滑而厚，舌边绛赤，腹满自利。前医不明伤寒治法，混治经旬，杂投方药，沉困至剧，始延余诊。脉见沉细而迟，审其证，势成两感，太阳与少阴合病，治表里急，治里表急，经言莫治。仲景无方，为之扼腕。第不忍坐视，筹思半晌，拟以白术三钱，干姜一钱五分，高丽参二钱，炒云连八分，桂枝一钱五分，茯苓三钱，泽泻一钱五分，木瓜一钱五分，炒甘草八分，煎服。晚间身热顿退，呕吐亦止，泄泻稍疏，继以前法加减而愈。

此黄连理中汤合五苓散，分理阴阳，兼治表里，捷效桴鼓。初以为偶中，后治多人皆验。但须辨明表里孰重，凡表重于里者，以里为主，稍解其表，里重于表者，纯治其里。虽属管窥之见，而以此法活人多矣。（甲子自识）

汪，四旬，昨论病入厥阴，连进椒梅理中加黄连二剂，本是经不易之法而依然呕蛔，反加呃逆，脉细肢厥，实为棘手危症。此等阴阳错杂之证最易眩人耳目，非有灼见及有慧心者难以语此。现当阴尽阳回、晦朔交卸之时，岂可轻视？勿以身热口干，乱投养阴寒凉之味，只有仲圣乌梅丸安蛔一法，统理阴阳，专治厥阴，舍此更无他策，拟以候裁。

乌梅肉、花椒、附子、干姜、丽参、肉桂、细辛、黄连（炒）、炒柏、当归。

治伤寒易，治伤寒两感与阴阳错杂之证则难。非平素于《伤寒》一书融会贯通，安能临症一一指出。（寿山）

熊树滋，年三十，脉见沉数，午后潮热，阳旦[1]则

[1] 阳旦：天亮，早晨。

止，面赤唇紫，舌苔黄，口微渴不欲饮水，不思饮食，二便如常，是寒邪传入少阴变热之候。但少阴多寐，此反心烦不寐者，因传经之阳邪，阴气为热所灼也。治宜救阴泻热，拟仲景黄连阿胶汤。

黄连、阿胶、生芍、黄芩、麦冬、甘草、鸡子黄。

又进救阴泻热法，寒热已退，脉见沉数有力。显是手少阴心见证，伤寒后心下不硬，腹中不满，是病不在腑，目赤口干，渴欲热饮，舌苔黄，小便赤，或神昏不语，或谵语狂妄，形如醉人，乃热邪复传心经，心火上而逼肺叶也。议导赤各半汤法，必有效也。

犀角、黄连、黄芩、麦冬、洋参、栀炭、知母、滑石、茯神、甘草、竹叶。水煎服，三剂而愈。

吴某子，年十二，诊胃脉稍缓，潮热已息，是邪气退而正气立也。但口尚燥渴，溺尚短赤，腹热欲呕，少阳郁火未清之象。拟进温胆加洋参、石斛。

半夏、茯苓、洋参、石斛、枳实、竹茹、陈皮、甘草、生姜，水煎服。

许，二八，脉浮，发热，渴欲饮水，心烦不眠，小便不通，此少阴热症也。汪昂曰：热上壅则下不通，下不通热益上壅，法宜通利三焦，仲景猪苓汤主之。

猪苓、泽泻、茯苓、滑石、阿胶各二钱，水煎服。

又连进猪苓汤二剂，小水通利，热亦略轻，捷效已著，惟心中烦不得卧，议黄连阿胶鸡子汤，仍是正治少阴章旨。

黄连、阿胶、黄芩、白芍、鸡子黄，先以芩、连、芍三味煎去滓，入胶烊化，小冷再入鸡子黄搅匀服。

　　某子，三周，神倦嗜卧，默然不欲食，脉沉弱，唇燥不欲汤饮，二便闭，医投承气亦不通。据述伤寒已经七八天，前三日曾喊身痛，此太阳之邪失于表解传入膀胱之腑，故口不渴而二便闭。膀胱者州都之官，气化则能出矣。用五苓散一大剂，二便皆通，旋即思食，效如桴鼓也。

　　某子，十七，传经伤寒失于用药，以致热邪传入少阴，已伤经中之阴，故邪未除而阴已竭，是以舌苔干燥，咽干嗌痛，病经旬日，身无寒热，神气困惫，形如醉人，心烦不寐，肌肤燥燥，小水短赤，大便闭结，脉息沉而细数。明是阴津内乏、虚阳上灼之征。大凡肾中真阴素乏者，阳亢是其本也。诸医皆用苦寒攻泻，徒攻阳明肠胃，乃药过病存，为害非轻。是不明救阴退易之理，故致如此，实为棘手之证，所喜手足尚温，则是一线生机。议宗仲景黄连阿胶汤大意，分解其热，润泽其枯，重以胶、地、石斛救其欲绝之阴也，方具后。

　　黄连、阿胶、生芍、生地汁、石斛、洋参、茯神、甘草。

　　某，五八，热退心中烦，不得卧，神气衰减，肌肤燥燥。此病尚在少阴，祖仲景黄连阿胶汤分解其热，润泽其枯。

　　黄连、黄芩、生芍、阿胶，鸡子黄（一枚生用）。

　　以上诸证大同小异，须看其用药变换处。（寿山）

　　宜邑张洪度先生之子，年四旬，亦习医理。岁丁酉春暮，在松湖寓舍身患潮热，自投疏表清里之剂，以致昏倦难支，乘舆来湾，就父医治。其父诊后，知是大虚之症不敢下药，爰唤余诊。脉全微欲绝，视其面赤身热，渴喜热饮，但一二口则止，时而发躁，时而昏倦，身欲坐卧于地。此真戴阳症也，是阴盛格阳，阴极发躁，孤阳无所附丽，宜急进回阳返本法，庶几可救，倘再投凉药，万无生理。张君深服余论，亟请立方以进，自午刻至亥子，连进四大剂，不辍天明竟热退神清，始得安神，继以阴阳平补而瘳。

文党、附子、姜炭、炙芪、五味、麦冬、艾叶、知母、炙草、黄连（炒，少许）、葱白、红枣。

此汤姜、附、艾叶加知、连等药，与白通汤加人尿、猪胆汁同意，乃热因寒药为引用也。

凡诊此等证，全在脉上推求，不可草草诊过，以致亡阳卒死，医之罪也。（自记）

陈修园曰：此阴盛格阳之症，面赤口渴，欲卧于泥水之中，为外寒内热也。

身热欲卧地，谁不谓热至极，若不于脉上体认得真，何能生全。（寿山）

别驾黄义瞻令室，年近四十岁，乙丑秋月，产后患三阴疟，两月而止，忽变浮肿，自投补中益气，肿渐消而寒热泄泻作。一医用逍遥散加丹参、钗斛数剂，遂致沉困，二三日间骤然肌肉消瘦，形神衰夺，胃不纳谷，头垂欲俯，尾闾、腿、膝骨节皆酸痛，足软无力，行止甚难，气逆上冲则喘咳逆。予诊视，脉沉细，右手关尺沉微无神，舌苔厚白似脂而滑，据述舌中心晨起已见灰黑色，今刮去之。予以舌色、神气、脉证细为审究，此明是三阴寒证。且水来克火，阴盛阳衰，方见此等舌苔。前医为假热所感，不究寒热虚实，以致病日进而元气日削，实为棘手重症矣。乃急以附子、细辛、五味、半夏、桂枝、甘草、生姜煎服。甫投一剂，次早义瞻来寓云："昨晚热退神安气息已平，晨起头亦不垂，腰以下骨节酸痛皆除。"是为捷效，复以原方加白蔻再进尤效。十二日复诊，右关尺脉起而有神，余俱平和。病者自语诸病已愈，只无气力。正值乃翁追修道场，亦能勉强司事，大为欣慰。改投真武二剂，继以参、芪、五味、术、附、苓、蔻大补元气，调理而健。

《内经》云"热不远热"，姜、附、桂温中阳、祛阴寒而退热之验神矣。白蔻能降阴寒之气而气全减。

此病若非从舌苔上辨是虚寒，谁不认作热治，敢用姜附辛桂药乎？是正所谓热因热用，深得仲景伤寒法旨。（寿山）

吴尹达，年三十，患伤寒，自服辛温发表药，病愈进，更医用党参、玉竹、柴、葛、芩、草、知母之属，更加胸满气逆，咳嗽痛引右胁，呼吸不利，粒米不入，坐卧不安者累日。促余诊视，脉沉紧，形瘦面黑，寒不成寒，热不成热。此正《内经》"淫气喘息，痹聚在肺也"。

按：胸膈之旁乃肺位之道，盖人之一身全赖肺以运之，今肺气窒痹，经络皆阻，故见诸症。疏与苦辛开痹理气法，二剂病减，再服嗽缓气舒，胁痛已减十七，仍以原方去苏梗、青葱管，加细辛、干姜，数剂而全愈。

杏仁、郁金、旋覆花、紫菀、香附、苏旁梗、通草、青葱管。

肺气不通，故致气逆咳嗽，寒热内闭，非熟于《内经》者不辨。（寿山）

饶某，年逾四十，伤寒已经旬日，表散、攻下、温凉杂投不愈，始延余诊。脉弦大，呕不止，不欲食，大便硬，手足冷，心烦不寐。此表邪未除，里热尤甚，与大柴胡汤二剂，下之而愈。

柴胡、黄芩、半夏、芍药、大黄、枳实、生姜、大枣。

成氏曰：方有缓急轻重，医当临时斟酌。如大满大实，坚有燥屎者，非驶剂则不能泄，是以有大小承气汤重峻剂也。如不至大坚满，惟邪热甚而攻下者，又非承气汤之可投必也。轻缓之剂乃大柴胡汤，用以逐邪热也。是知大柴胡汤为下剂之缓者。

百合病

刘某年五十，患百合病，默默不欲饮食，行止坐卧皆不能安，无可奈何之状。此证因伤寒初起误治，经旬而变。微有潮热，诊心脉微细无神，余脉平缓。据心脉而论，实属心神涣散，故心病而脉为之皆病矣。仿张路玉治孟太夫人法，用生脉散加百合、茯神、龙齿、生地汁，少兼朱砂，五服而愈。原方系少兼黄连，余易用朱砂更安。

赵以德《衍义》云，此病多从心主，或因情欲不遂，或因离绝菀结，或忧惶煎迫，致二火郁之，所成最为切。当按张路玉治孟端士太夫人，此病用生脉散加百合等味而愈。盖以百合摄神之法而推广之，洵[1]为能读仲景书者矣。第安神之药不一，而专取乎百合者，因其形象心，瓣瓣合抱，取其凝合涣散之心神，由是而百脉皆利矣。尝阅《中吴纪闻》[2]云："百合乃蚯蚓所化。"张路玉亦曾亲见于包山土罅[3]中，有变未完全者，大略野生百合，蚓化有之。蚯蚓性动而专通经络，及至变而为百合，则由动而静，由散而合，用为主治，即此意耳。且百脉悉病则病变百出，非经文数病之所能尽。设或症不尽合乎经文，而遇病能类此者，亦宜体会其意而推测之，不可泥定下文数症也。当明欲食不能食等句，乃无可形容之辞。病为神病，而难以形容者，医者亦须神会而非语言文字之所能罄者矣。

景岳云："无形者神也。"变幻倏忽，换回非易，引经文粗守形上守神二句，而钦安得有通神明而见无形者与之共谈斯道哉。旨哉是言也，向来注者多以百合为消瘀血，然消瘀血者，乃赤化之山丹，非百合也。

苏颂曰："以病名百合而用百合，不识其义。"李士材曰："亦清心安神之效耳。"

暑

汪挺翁别驾，两寸脉虚，身热头眩口渴，舌苔满布带

---

[1] 洵：诚然，确实。

[2]《中吴纪闻》：六卷，南宋龚明之所著，地方风土学古文笔记。

[3] 罅（xià 下）：缝隙，裂缝。

黄，面色带赤。论证本属伤暑，暑必夹湿而下利，其呕而有声无物，是暑哕之气拒格显然。诸祛暑驱湿佐以芳香辟秽之法，质政先生裁之。

香薷、厚朴、吴萸、炒连、木瓜、菖蒲、姜夏、云苓、泽泻、竹茹、生姜，二剂，午夜服。

又，论暑邪夹湿，阻闭气道，以致上呕下利，进祛暑利湿宣通法，身热呕恶已减六七，是为捷效可征。夫暑与湿为熏蒸黏滞之邪，注腑而下痢血水，腹痛里急，最难骤愈。昨一更时先觉微寒，继而烦热，至亥子而退，又明是暑邪陷入阴分，有变疟之势，宜升陷邪而清热，调滞气以理阴，仍候谢先生鉴政。

柴胡、桂枝、白芍、黄芩、石斛、黄连、半夏、茯苓、川朴、木香。

又，痛缓痢减，午后先微寒而后发热，是已成疟。由阴返阳，大属吉兆，议兼少阳而治。

丽参、柴胡、炒芩、半夏、炙草、木香、炒黑连、川朴、白芍。

脉虚身热，与下痢变疟，皆得之伤暑，次第拟治甚合。（寿山）

何某，年逾三十，形肥面白，经商于浙，归时正值暑月，夏阴内伏，阳气外发，腠理稀疏，贪凉饮冷，偶冒暑阴，复在戚友家宴饮，未慎口腹，回家畏寒发热，口渴烦躁，腹痛便血，假热俱见，脉大而虚。遂与大顺散加神曲，一服病减，再与附子理中汤加黄连炒黑，数剂而全愈。

郑司马放堂先生，由甘肃解组[1]归过湾市，寓于漕属，次公子年甫七龄，赋禀甚薄，时值酷暑炎蒸，舟中受暑得病，召余诊治。诊得脉虚，身热自汗，是伤于暑也；身倦懒言，是暑伤元气也；面色㿠白如纸，是阳气禀受不厚也；肢冷不食，是汗泄伤脾也，法当益气清暑，方用人参、黄芪、麦味治暑热伤气而止汗，用苓、半、甘草治伏暑发热头痛而合脾胃。

按：暑必夹湿，湿盛则泄，用泽泻、木瓜利湿兼能祛暑，使暑气、湿邪俱从小便出，则泄自止，元气可保，诸病可除耳。司马见方，将信将疑曰："先生所论甚善，但恐孩子舟中冒暑受寒，热伏于内，参芪似未可骤进，隶酌而易之。"余曰："公郎气不足以息，言不足以听，是正气不胜也。大凡汗下交作，即有表邪，无不尽解，今两手已经作冷，若再不顾元气，投以表散清凉，恐四肢发厥，汗出不止，吐泻交作，即难救药，所虑者正在此也。且此方以参芪为君，东垣谓参、芪、甘草为泻火之圣药，合千金生脉散，为长夏体虚受暑之主药。苓、半、甘草是海藏消暑法，为和脾胃之要药，至稳至妙，实有所本而来者，并非杜撰也，公勿疑虑。一服可奏大效。"司马韪[2]之，依方而进，果然潮退汗止，两手温和，安神熟睡。晚间再进一剂，只泄水数行，即下结粪，天将曙，便能起坐思食。次早复诊，司马在署拱候，一见欢颜，长揖称谢曰："先

---

[1] 解组：去官，辞官返乡务农。

[2] 韪（wěi 伟）：同意，赞赏。

生何其神耶。"坐谈片刻，病者自出二堂诊视，笑语自如，诸病若失，改进六君子加扁豆调理脾胃而已。

暑伤于气，所以脉虚自汗，若不用参芪以进，竟投表散清凉，必致阳亡气脱。（寿山）

吴升初，年五旬，长夏患奇症，初起寒热似疟，越二日，晨起勉可支持，旋复睡去。主家请用早膳，口不能言，急以肩舆异归，形如死人，但通身尚温耳。诊浮中两部无脉，沉部重按细数，以脉而论，阳症见阴脉为不治，试以通关散吹鼻，左右皆无喷嚏，惟咳嗽一声，知关窍已通，是暑邪内中，蒙闭清窍，用消暑丸灌下三钱，旋进开闭清暑法，一剂而神识清，再剂而诸病已。此症如遇孟浪之辈，必作阴症治，急进姜附四逆必致不救。

杏仁、通草、香薷、菖蒲、郁金、半夏、茯苓，西瓜翠衣引药，虽轻平效极响应。

此症与卒死无异，但其身暖为异。《名医类案》载刘太丞治朱三子。忽然卒死，脉全无，请太丞治之，取齐州半夏细末一大豆许纳鼻中，良久身微暖，气更苏，迤逦无事，此必痰厥。一时人问卒死，太丞单方半夏如何能活得死人？答曰："此南岳魏夫人方，并可以治五绝。附录于此以广人见识耳。"

杨二爷，年二十八，年少体丰，素服理中合宜，因公务冒暑夹热溺痛，医者不究人之禀受厚薄，病之虚实阴阳，开手即用黄连、香薷、六一、八正寒凉攻泻之药，以致胃不纳谷，厌近荤腥，头眩自汗，泄泻脉微。症属内伤中虚，加以误投药饵，益伤脾胃之阳，宜理脾胃、益中气、去湿热。宗东垣清暑益气法，去青皮、神曲、当归、葛根，加白蔻仁、丽参、白术、苍术、黄芪、升麻、陈皮、白蔻、五味、麦冬、泽泻、炒柏、炙草。

按：虚人冒暑夹热溺痛，惟用生脉、导赤之属，岂可妄进八正、生军峻利之剂，致成虚虚之患？医者不明虚实鲜不误人！

上舍谢某，年逾六十，中暑头痛腹痛，手足厥冷，呕恶胸满，脉细而迟，此为暑之阴症。抑因乘凉饮冷，寒遏暑而不得越也，大顺散主之。

又，理中汤加姜汁炒云连三分。

刘，三二，中暑昏冒，吐泻烦渴，小便赤涩，身热脉虚。先服清暑丸数钱，随进桂苓甘露饮四剂而愈。

文党、白术、茯苓、藿香、干葛、桂心、木香、泽泻、石膏（煨）、滑石、甘草。

暑症多端，要能分其表里、虚实、经络以为施治，则效始得。（寿山）

书曰：方夏中暑，盛夏中暍。又曰：动而得之为中暑，静而得之为中热。暑阴而热，阳不独受，暑受热可以觇[1]人禀受大概，即其辨暑、辨热，由于何时而得，何地而成，其暑是何形象，其热是何光景；其中人也，有何形同，有何迥异；其施治也，有何宜凉、宜热之为别耳。

此惟深于医者，一望可究其源而达其流，不知者惟

---

[1]觇（chān 搀）：偷偷地看。

有见暑为热、见热为暑，并不知有暑阴、暑阳之名耳。（黄案）

天之暑热一动，地之湿浊自腾，人在蒸溽热迫之中，若正气设或有隙，则邪从口鼻吸入气分，先阻上焦，清肃不行，转化之机失于常度，水谷之精微亦蕴结而为湿也。人身一小天地，内外相应，故暑必夹湿者，即此义耳。前人有因动因静之分，或伤或中之候，以及入心、入肝、为疟、为痢、中痧、霍乱、厥暴、卒死种种传变之原，各有精义可参，滋不重悉。（叶案）

唐立三曰：人但知冬不藏精者致病，而不知夏不藏精者更甚焉。当见怯弱之人，而当酷暑，每云气闷欲死，可知中暍而死者直因气之闷绝也。夫人值摇精，恒多气促，与当暑之气闷，不甚相远。经曰"热伤气"，又曰"壮火食气"。余故曰："夏令之炎威，甚于冬令之寒，苟不藏精，壮者至秋而发为伏暑，怯者即中暍而死。"

参引诸家案论，证佐分明，灵心慧舌，不愧名流。（寿山）

湿

王某，年五十七，左脉缓细右脉微浮而紧，病起阅月，犹然头胀身痛，四肢冷痹，白珠带黄，舌苔白而有刺，咳嗽痰多稠黏，入夜更甚，口味作甜，渴喜热饮，神识昏沉，不饥不食。自述先伤于寒，人事不适，勉强劳力奔驰，复因乘筏陡遇暴雨，受湿增剧。显是寒湿邪气，凝积内伏，失于表利，误进参、术、地黄、枸杞甘温沉腻之类，阻塞中道，遂致病势日重。夫不审病源，妄投补剂，贻误匪浅。湿伤脾阳、寒伤形、劳力伤脾都属阳伤之候，当宗古人鼓舞胃气转旋脾阳一法。

苍术、防风、桂枝、半夏、白蔻、川朴、泡姜、附片、广皮、茯苓。

又，湿病误投补剂，经云：湿热得补增剧也。且湿乃化热之渐，湿盛变痰化火，以致咳呛咽痛。昨进理脾阳之法，原以固脾胃生发之气，俾得胃和纳谷为要。据述连进四剂，身体稍稍轻舒，四肢冷痹已解，小便带赤澄膏，大便溏黄，足征宜理脾阳之效，但湿郁既久，必有黄疸之累，议导湿分消法。

苍术、川朴、广皮、茯苓、泽泻、茵陈、桔梗、牛子、甘草、半夏。

不究病之根底，混以甘濡药治，以故脾阳受伤，阳伤郁久，能不变生黄疸之症？（寿山）

刘，三旬，寒来反喜热饮，热时反不饮水。此湿邪中于太阴脾络，湿郁气滞，谓之寒湿发渴。大凡口渴喜热而不喜冷，原非热也。其所以喜饮热汤者，乃热汤暂通其湿郁停寒之验也，五苓散主之。

丁某，年逾四十，形寒天暄，不欲去衣，骨节疼痛，小便不利大便反泄，此风湿相搏，湿胜则泄也。仿甘草附子汤加防风。

炙草、生术、附子（炮）、桂枝尖、防风，照方服十剂，生姜水煎。

按：风湿相搏故骨节疼痛，凡伤风则恶风，故不欲去衣，小便不利而大便燥者为热，今小便不利而大便反泄，则湿可知矣。附子之热可以散寒湿，桂枝之辛可以解风湿，甘草健脾则湿不生，白术燥脾则湿有制，加防风为祛风胜湿之要药，以佐桂附之辛热而治湿，犹之淖潦之地得太阳曝之，不终朝而湿去，亦治湿一道也。

杜，二九，外受之湿着于肌躯，流于关节，以致一身尽痛，非二陈五苓可疗，当用羌活胜湿汤表散为宜。

羌活、独活、藁本、川芎、蔓荆、防风、甘草（炙）。

凡脾胃虚弱湿从内生者，二陈、平胃之类主之；水停于膈湿盛濡泄者，二术、五苓之属主之；水渗皮肤肢肿黄胀者，五皮、茵陈之类主之，此湿流关节非风药不可治也。经曰风能胜湿，此之谓也。

燥

单，三二，秋燥伤气，烦热伤阴，以致咽鼻焦干，口舌糜腐，便秘溺短，诊脉虚数，似非白虎芩连之证，宜滋液养血，润燥清金。经曰燥者润之，养血之谓也。积液固能生气，积气亦能生液，宗此以治，庶乎不谬。

生地黄、天冬、麦冬、阿胶、沙参、知母、火麻、甘草、白冬蜜。

燥在上下皆属阴血为火热所伤。（寿山）

车协恭上舍，余伯兄之门生也，少年形瘦，脉数干咳，舌红口燥，上腭干涸，咽嗌亦干，饮食衰微，手心灼灼，心中温温液液[1]，此阴伤阳亢，五液被劫见端。非是轻恙，立法全在一滋液救焚工夫，岂徒清燥而已，并宜心境开旷，慎口节欲，静养经年，方可却病也。

炙草、洋参、大生地、麦冬、阿胶、大麻仁、甜梨汁、玉竹。

又，常服琼玉膏二三匙，开水化下。

此火盛津枯之极，不善调治则火愈炽而津愈竭矣，后将何及。（寿山）

吴某，干咳咽痛口中热，脉大而数，此燥火上郁。古人云：上燥治气，下燥治血。此为定评，议清上焦气分之燥。

薄叶、桑叶、沙参、杏仁、川贝、黑栀皮、炒芩、桔梗、甘草。

王氏妇，年二十余，年来五心烦热，肌肉消瘦，口燥咽干，夜寐不宁，脉细数。已属除损之象，加以天时秋燥偏亢，热胜则金衰，燥胜则津液枯竭。书曰：燥于中则精血枯涸，燥于上则咽鼻焦干。此病阴津已涸，势成劳怯重证，实属可虑，勉拟复脉汤去姜、桂加天麦冬、知母及服大补阴丸。

吴某子，年六岁，初因夏末受暑，身热泄泻，烦躁异常，继而患目失明，皮肤皲揭，手足爪甲干枯，自啮自剥，血出不知痛苦。此中外上下皆燥，热极风生，势如燎原，与抚宜吴眼科商进当归承气汤加天麦门冬、生熟地

---

[1] 温温液液：即泛恶心。

黄、桃仁、红花之类，润燥生血，滋液救焚，服数剂看转机何如再商。

当归、大黄、芒硝、甘草、天冬、麦冬、生地、熟地、桃仁。

此方服三四剂，大便润滑，燥气略除，则去硝黄，加黄芩、瓜蒌仁、五味子，专为清金润燥之法。

此是火烁金伤，血液将亡之候，倘任意将药妄投，必致偾事[1]，立法斟酌尽善。（寿山）

火

魏某，年二十四，盛夏炎熇，自觉身热有火，辄服瓜果生冷，阻遏阳气，火伏于土中，以致四肢发热如火，扪之烙手。医投柴、芍、芩、连、知母、花粉不应，更医数手，非参麦、银胡、金钗斛、地皮之类，即是地黄滋阴降火之属，卒无一效。余诊得脉沉紧似数，实非数脉，此明是火郁之症，宗先圣火郁发之，用升阳散火汤。

升麻、葛根、白芍、羌活、独活、防风、柴胡、洋参、甘草。

散则火泄，此为的治。（寿山）

丹溪曰，气有余便是火。

羊某氏，年三十，旬日昼热夜静，热在气分，脉浮数，非疟证也。小柴胡加黄连、栀子、知母、地骨皮，六

---

[1] 偾事：败事。偾（fèn 奋）：败坏，破坏。

剂而愈。凡病，昼病在气，夜病在血，此为定论也。

邬氏妇，年二十余，因食辛热煎炙之物，肺脘咽嗝有气如烟，抢上则咳呛。此热在上焦，最防咳久而成肺痿也，宜泻肺清心。

南沙参、天冬、桑皮、泉地皮、炒芩、雅连（炒）、竹叶（心）、栀子、连翘、甘草。

傅某，年四旬，肌热形瘦，倦息嗜卧，四肢无力，动则气乏，饮食无味，脉虚数。此脾经虚热也，议补中益气汤加石斛。

又，进补中益气法，精神饮食稍旺，足征是虚，但热在肌肉，非外邪实热可清可泻易于除也，仿人参黄芪汤意。

文党、黄芪、白芍、地黄、柴胡、泉地皮、怀山、茯苓、法夏、石斛、炙草，姜枣同煎。

又，补中益气加鳖甲、地骨皮。

虚火由于劳损，进甲参芪者，正以补为泄也。（寿山）

李，两颊赤，舌心干，口疮咽痛，小便淋浊，此心肺两经积热所致。

泽泻、栀子、黄芩、黄连、生地、麦冬、木通、甘草。

刘，三十，两耳气闭，前后痛，面颊赤，身热呕逆，脘不爽不欲食，胸胁隐痛，多怒不寐，便难，左关脉实数，明是肝火炽盛。议柴胡饮子吞左金丸一钱。

柴胡（水炒）、沙参、赤芍、当归、青皮、大黄、甘草，水煎服，四剂。

又，当归龙荟丸，早午晚各二钱，开水送下。

此症服龙荟丸三两，诸症十愈六七，后服泻清丸四两余而全瘳。

肝木为生火之本，肝木盛则诸经之火相因而起，为病不止一端，故以泄肝为要。（寿山）

城上胡氏妇，王敏达别驾之侄女也，午后发热，轻按不觉，重按至骨，其热蒸手如火，睡中盗汗，咳痰带红，饮食少思，肌肉消瘦，骨痿不起于床，脉沉数。此真是肾水枯竭，阴火发热，病经百日已成劳瘵，欲斯疾之有瘳也，难哉！勉拟补阴泻火汤及坎离膏二法以应之。

熟地、当归、白芍、龟板、黄柏、知母、天冬、陈皮、干姜、甘草，不拘剂数。

每晨随量食燕窝粥一顿，晚服坎离膏二三匙，淡盐汤调下。

东垣曰：五行各一，其性惟火有二，曰君火，人火也；相火，天火也。火内阴而外阳，王乎动者也。以名而言，形质相生，配于五行，故谓之君；以位而言，生于虚无，守位禀命，因其动而可见，故谓之相。天主生物，故恒于动，人有此生，亦恒于动，其所以恒于动者，皆相火之所为也。又曰：火者元气、谷气、真气之贼也。又曰：五脏身热有五，而其状各异。又曰：相火易起，五志厥阳之火相煽，则妄动矣。火起于妄，变化无测，无时不有，煎熬真阴，阴虚则病，阴绝则死。

丹溪曰：君火者，乃真心小肠之气所为也，相火者，乃心包络三焦之气所为也。又曰：火能消物，凡烁金、亏土、旺木、涸水者，皆火相也。又曰：制火有方，儒者立教，曰正心、收心、养心，皆所以防此火之妄动也。又医者立教曰：恬静无为，精神内守，亦所以遏此火之妄动也。

河间曰：火之为病，其害甚大，其变甚速，其势甚彰，其死甚暴。人身有二火，曰君火犹人火也，相火犹龙火也，在气交之中，多动少静，凡动皆属火，化动之极也，则死矣。又曰：又有脏腑厥阳之火，根于五志之内，六欲七情激之，其火随起，大怒则火起于肝，醉饱则火起于胃，房劳则火起于肾，悲哀则火起于肺，心为君主，自焚则死矣。

医案偶存初编卷六

琴城李铎省斋甫著

霍 乱

吴，二八，暑邪从口鼻而入，阻塞肺道，必先伤气，以致气不升降，遂成霍乱。霍乱者，挥霍扰乱也。诊脉躁乱不适，心烦气促，显属暍邪内伏之象。议宣通肺气，以祛暑邪，使肺气一通，呕逆自除，烦躁自静矣。

白蔻、杏仁、川朴、香薷、川连、枇叶、藿香、通草。

大学陈华斌之妻，年五十，脉沉迟，头目昏痛，上吐下泄，腹痛肢冷，医用藿香正气散，是不明体质虚实，混行施治，服后头益晕眩，不能起坐。余用附子理中汤加丁、蔻、吴萸，一剂诸病如失。

按：夏月吐泻，多是伏阴在内，理中汤本为的方，时医以藿香正气散有霍乱吐泻之例，竟以为夏月通剂，实可痛恨。有一服少顷元气脱散、大喘大汗而死者。（陈修园）

病在上下，治当在中，原本此意，时医不察，欲妄投取效。（寿山）

高某，年二十余，患干霍乱，欲吐不吐，欲泻不泻，心腹绞痛，汤药不能入，挥霍扰乱，胀闷欲死，脉沉伏，急令炒盐煎汤，探吐宿食痰涎碗许，遂泻。旋即进姜盐汤缓缓饮之，胃可纳受，病稍定，续以理中汤加藿香、陈皮，一剂而安。

制姜盐汤法，以盐半两，生姜一大块切开，以盐夹入，纸裹麻扎，火煨极熟，去纸，切片煎汤，缓缓与服，为治干霍乱之神方也。但总宜先以盐汤探吐，后进此汤方能受纳。（**医者要切记**）

干霍乱与湿霍乱之症不同，治能疏活中州则病愈矣。（*寿山*）

癸亥，治三公巷线栈陈某妻舅李某，年四十余，七月间得霍乱症，腹痛吐泻，只一昼夜形神顿改，手足厥逆，两脚转筋，渐将入腹，须人重手擦捋，若不急治，则遍身转筋入腹，其危甚风烛矣。急取食盐填脐中，以艾炷灼之，随即煎大剂附子理中汤加木瓜、吴萸，一剂而愈。后旬日内连治吴向东工人、上市湾卖菜人，数人皆应手而痊，以前之案无存，此补遗也。

按：霍乱有干霍乱、湿霍乱、转筋霍乱。干霍乱死者多，湿霍乱死者少，盖吐利则所伤之物得以泄出，虽甚重，胃中水谷泄尽则止矣，所以死者少也。干霍乱死者多，以其上不得吐下不得利，则所伤之物不得出泄，壅闭正气，隔绝阴阳，烦扰闷躁喘胀而死矣。转筋霍乱死尤速，阳明属胃与大肠，以养宗筋，暴吐暴泻，津液骤亡，宗筋失其所养，故轻者两脚转筋而已，重者遍体转筋入腹，手足厥冷，危甚风烛矣。（《宝鉴》）

霍乱之由，《内经》曰：三郁之发，民病呕吐，霍乱注下，又太阴所致，为中满霍乱吐下。又曰：岁土不及，风乃大行，民病飧[1]泄霍乱，体重，筋骨繇复[2]。霍乱之病，由风、湿、暍三气之合成也。风者，肝木也；湿者，脾土也；暍者，心火也。肝主筋，故风急甚则转筋也；吐者，暍也，心火炎上则呕吐也；泻者，脾土也，脾热下流故泄泻也。（子和）

内有所积，外有所感，阳不升，阴不降，乖[3]隔而成，非因鬼邪，皆饮食所致，此先哲确论也。（《丹溪心法》）

禁忌法，霍乱吐泻之时切勿与谷食，虽米汤一呷下咽立死，必待吐泻止，过半日仪甚方可以稀粥，以渐而将息。（《正传》）

霍乱时大忌饮食，入腹则死，只食米饮不妨，不可食热汤，切不可饮热酒烧酒。（《山居》）

不治证，霍乱转筋，腹痛四肢厥冷，气欲绝，其脉洪大，可治；如脉微而囊缩舌卷者，不治。（《纲目》）

霍乱喘胀烦躁者不治。（《得效》）

干霍乱吐泻不得，胸腹胀硬而唇青黑，手足冷过腕膝，六脉伏绝，气喘急，舌短囊缩者死。（《回春》）

脉微迟，气少不语为难治。（《得效》）

---

[1] 飧：原为"餐"，据《内经》原文改。

[2] 繇复：原为"摇重"，据《内经》原文改。

[3] 乖：原作"垂"，据《丹溪心法》原文改。

大渴，大躁，大汗，遗尿者死。(《入门》)

霍乱一症，所因甚多，治亦不一，篇中将诸名家书论，逐一揭出，能使愚者梦醒。(寿山)

绞肠痧

癸亥夏月，车过七里亭，见一人患绞肠痧，腹痛甚，手足厥冷，以佩带陈痧药点眼吹鼻不应。急迫之际，幸亭中施有温茶，以手蘸温茶于病者委中穴、膝腕上拍打，有紫黑点，拾磁锋刺去恶血即愈，即随余车下湾，真快事也。又常治多人，患诸痧证捷法，手足厥冷，腹痛不可忍，用嫩清磁盏一个，以热汤泡热盏口，蘸香油乘热刮胸背，行其血气，应手而愈，屡试屡验。

此捷法人多不识，尽可寿世。(寿山)

泄　泻

陈某，年三十九，溏泄经年，食减神倦，据述近来食后逾时必有痛泻，服补脾药不应。此正经言食至小肠，变化屈曲，肠间有阻，治宜疏补。

焦术、益智、茯苓、肉桂、广皮、木香、谷芽、神曲。

食停肠胃，故食后必痛泻，此谷芽、神曲之功居多。(寿山)

邹某，年六十，体丰气衰，湿伤脾阳，腹满泄泻，小水不利，四肢冷痹，病在足太阴脾。治宜温中，佐以分利，仿叶氏法。

苍术、干姜、厚朴、桂枝、茯苓、泽泻、猪苓、砂仁、广皮，水煎服，四剂。

又，前方颇效，近日晨泄，腰足酸痛，法当脾肾两补。

白术、附子、茯苓、干姜、炒芍、益智，晚间进四神丸三钱。

李，三十，平日餐少便溏，近日全不思食，服补脾暖胃不应。日前吃湿粉一次，随觉腹痛，此肾中真阳衰败，不能上蒸脾土，当补火以生土。二神丸，每服五钱，肉桂、木香研汁冲水下。又服二神丸六两，甚效，胃纳思食，足见鼎釜之下无火物，终不熟也。

按：二神丸者，火乃土之母也，固脂补肾阳，为癸火，肉蔻厚肠胃，为戊土，戊癸化火，同为补土之母，是以桴鼓相应也。拟仍从此旨，勿杂他歧。

附子、白术、姜炭、益智、肉桂、固脂、蔻霜。

朱，五三，脉濡畏寒，胸满腹痛，泄泻是水，用香砂平胃散加防风、泽泻二剂而愈。

香附、砂仁、苍术、广皮、川朴、防风、泽泻、甘草。

何，三十，旬日飧泄，口淡溺清，神困脚软，脉虚缓。按：缓脉为风，《内经》云：春伤于风，夏生飧泄。又云：清气在下，则生飧泄。服利湿补脾止泻药，宜乎无效，当用升清法。

文党、酒芪、白术、陈皮、升麻、柴胡、防风、干葛、木香、炙草。

临症不昧，自拟治不差。（寿山）

陈，九岁，胸满气紧，嗳腐吞酸，腹痛泻下糟粕臭秽，此明系食积，平胃合保和主之。

苍术、厚朴、陈皮、法夏、茯苓、神曲、麦芽、山楂、甘草。

李，二八，病后遭家难，悲哀过甚，痛泻交作，不饥不食，此木克土也。用痛泻要方加肉桂、木瓜，一剂痛泄减半，二剂全愈。

白术、防风、白芍、广皮、肉桂、木瓜。

陈修园曰：《难经》有五泄之分，曰胃泄、脾泄、大肠泄、小肠泄、大瘕泄（即痢疾）。其实不必泥也，总以虚实久暂为辨。

疟

吴太君，文庠[1]候补盐大使子益之母也，年六旬，青年守节，操劳茹苦，情志多郁。患心经热疟，经月不已，因初起杂投温补，热聚心胸，不饥不食，疟发于亥退于午，古人谓邪深则疟来日迟，气结必胸中蒙混，是以发时神昏谵语，腹内烧甚，但病经匝月，人事虽沉困已极，而脉象仍弦而有力，以病因再四谛思，其为热痰乘心，实属无疑；且口甜，《内经》称为脾瘅，乃脾胃伏热，中焦困不转运可知，岂可复投血分腻滞之属。昨宗仲圣半夏泻心法，加胆星以助半夏治顽痰胶固，又加郁金凉心热、散肝

---

[1] 文庠：学校。

郁，已获小效。兹以原方再加枳实六分，破其蕴结，必臻其效，勿以衰年久疟总宜补剂。据理而推，此不治疟，而专清其源，疟必自除矣。

又疟止复作，因遽进荤腻，据述胸中痞塞，饮食下咽入胃，阻格不化，是以不敢进食，此为食疟也。用平胃散加柴芩二剂，疟竟又止，复投一剂，去柴芩加白蔻仁、茯苓，则胸中旷然，加餐纳谷矣。以业经五十余天之病，中多反复，时发虚汗，昏冒肢痹，非审证的当，焉敢进平胃、柴芩克削清邪之药？若纯进补剂，则不但其疟不能遽止，定然邪留正伤，为患不浅矣。

时医不知病源何在，见其年老疟发已久，即用补剂。案内前非治疟而疟止，复因其茹荤太早，疟复发，放胆进平胃柴芩等药二剂，亦止是得力于四诊法要者。（寿山）

宗竺香孝廉令室，太阴脾疟，发时胸满气塞，脉沉微，寒多热少，沉困之极，医谓败脉不治。余用柴胡桂姜汤合清脾饮，去甘草加砂仁、草果，二剂轻，四剂已。后得竺香手札云："承赐良方，服四剂，向来本系双日发疟极重，忽于十九日一更时发而轻，昨廿日未发，若自此遂止，则拜赐多矣。"

江，二五，疟疾三番反复，延至半载不已，近旬日来变成夜疟，戌亥时发，昏蒙汗出，至卯正方退，退清亦不能起坐，气喘神衰，食不知味，诊脉沉微附骨。此不惟脾胃之阳惫极，而肾之真阴亦伤，议大剂近效白术汤加黄芪，兼进附桂八味丸专固脾肾。

白术、附子、黄芪、炙草、煨姜、南枣。

专用一派芪、术、附、姜以温脾肾，治本不治标，何等神勇。（寿山）

车子五龄，久疟不已，腹膨，左胁下痞块有形，是为疟母重病，幸无轻视，若再失治，必伤脾胃而成痎疟，难治也。

鳖甲（炙）、甲珠、归须、柴胡、半夏、炒芩、川朴、青皮、草果、神曲。

此方服四剂，加黄芪去黄芩，疟即止。后用消癖丸而痞块渐消，继以黄芪六君调理而痊。

王，四六，疟久面黄，唇舌皆白，肌肉微浮，腹满泄泻，脉沉濡，神衰。此太阴脾伤无疑，宜补脾却邪，忌却截消克。

人参、于术、草果、茯苓、陈皮、白芍、川姜、炙草。

熊挥谦，年四旬，疟来洒洒然，手足寒热甚轻，惟腰脊痛，大便难，头昏目眩，间日一发，此为一日疟，尤阳虚也，岂柴胡症？议近效白术汤，加桂枝、当归、枸杞、杜仲，必有效也。

此方服十剂，果疟止，诸病皆愈。世人治疟概以少阳经小柴胡汤为主治，余治疟多从《内经》，辨别三阴三阳，分经施治，故多奏奇绩也。

徐明经，五三，疟已兼旬，脉沉细无力，舌苔滑白，口不渴，腹满不饥，是太阴脾疟也。平素阳虚，加以军书勤劳，愈损其阳，阳气一虚，则邪气乘虚深入阴分，故疟来日晏，且腹满不食，又足见脾胃之阳虚，不能热腐水谷。今年岁运太阴湿土司天，长夏雨水过多，寒湿凝聚于中，阻抑运动之阳，防变浮肿胀满，为患虑匪轻，仆以病因脉息，体贴审究，知先生之疟，实兼内伤居多。诸医谓疟是轻恙，概举通套常法混治，缘不究病之所在，药与病两不相值，是以为其所苦也。鄙见宜用辛甘温以理中焦之阳，仿张心在三阴之疟治脾，拟呈明眼鉴政。

人参、干姜、白术、茯苓、青皮、陈皮、蔻仁、果仁。

按：《内经·刺疟篇》曰：足太阴之疟，令人不乐，好太息（脾不运而气不舒），不嗜食，多寒热汗出，病至则善呕，呕已乃衰。

按：太阴经也，脾脏也，经脉布胃中，络于嗌，邪入阴分，经藏齐病，此阳邪入阴，尺寸皆沉，腹满不食，是以辨论如此不惑也。

宗竺香孝廉之母，病疟，一日轻一日重，缠绵月余，渐至危笃，此人所不经见之症，家人将治木，无他望矣，适余返寓，延诊，许以可救。思喻氏治陆中尊案中引《内经》"阳明脉解篇"曰阳明之病恶人与火，闻木声则惕然而惊；刺疟论又曰阳明之症喜见日月光火气。何经之自言悖谬如此？不知此正更实更虚之妙义，而与日轻日重之理相通者也。又曰：若是，则时日干支之衰旺，其与人身相关之故，可类推矣。盖甲丙戊庚壬，天时之阳也，乙丁己辛癸，天时之阴也，疟久不食，胃中之正气已败，是以值阳日助正而邪不能胜则轻，值阴日助邪而正不能胜则重。夫人身之气与天地相召，一定至理，使当日稍知分轻重用药，何至延绵若是哉！仆参此二义议治，全以培养中气为主，勿杂他歧，可保无虞耳。（人身小天地）

论治参以天时人事，尤见不同凡响。（寿山）

陈，三二，久疟反复，遂致太阴之虚浮胀满，议开腑一法，五苓加果仁、木瓜，转手用通补理中法，继以金匮肾气汤，三十剂，而肿消身健矣。

高氏妇，三阴疟，乃邪深留入三阴，三日始有疟发，其疟来必神昏谵妄，是邪扰心营所致，非治疟常法可疗，但循经图治。议未发两日进牛黄清心丸，日二枚，看后期疟来何如再拟方。

又两日，进牛黄清心丸，疟来甚轻，虽神昏而不妄言，是为大效，足征邪扰心营也。议清心安营驱邪法。

洋参、麦冬、菖蒲、黄连、竹叶心、当归、茯神、志肉、甘草、白薇，水煎。

服三剂而神气清，六剂而霍然也。

治三阳之疟易，治三阴之疟难，治非循经施治，必致偾事。（寿山）

族弟某，年二十，疟止复作愈甚，一日疟来，先寒战后热，人事昏蒙，举家惊惶。余曰："此肝疟也。"《内经》素疟[1]论肝疟者令人色苍苍然，太息，其状若死者，乃木气不舒，生气不荣也。用八味逍遥散四剂而疟遂绝。于此知疟形变多端，而法亦不一律，故药不仅止小柴胡汤能治疟也。

舒肝所以和营，此逍遥散之所由用也。（寿山）

秀才吴绚清，患久疟，间一日，连发二夜，热多寒

---

[1] 素疟：疑脱"问刺"，当为"素问刺疟"。

少，每发于申，至亥时始稍能安神，面色黄，胃减，尤不纳荤腥。此喻氏所谓气血俱病也，宜二术柴胡汤，加参、芪、茯苓以补气，芎、归、地、芍以补血，俾气血一旺则疟自除矣，但宜多服勿速求效也。

此方服至十余剂，诸款日见安善，而疟发亦轻，令再服十余剂，果疟止身健矣。

久疟气弱血虚，不用参芪归地以补气血，何能奏效？然粗心人见不到此。（寿山）

甲子治一人，年二十余，患肝疟，与族弟国旺前案之症相似，但其人素有痫疾，无方不投，皆不中病。今夏因疟寒热皆重，发时目见犬类异物，即昏冒不省人事。余诊之脉缓弱带弦，此木火乘土之病，二症可以兼治，理宜实胃泄肝，宗《本草》泻其肝者缓其中，遂以参、芪、归、术、陈皮、茯苓、柴、芩、麦冬、神曲、姜、枣，煎服十余剂，疟已，再服月余，痫亦止矣。

介宾高伟卿，年逾七旬，冬月患疟，由馆步行归里，途中风雨，殆不可耐，至家神昏不支，家人辄投参附二两许，入暮昏蒙尤甚，二便自遗，肢厥不语，将备以后事。余诊得两寸脉略见，关尺全无，视其舌苔两边老黄，中心带黑，兼有芒刺，头面肢体悉皆温和，大便滑泄不禁，小水短赤如油。论脉象是大虚寒之证，论舌色与小便又是伏热无疑，此脉与症大相左也。问其家人，昨晚未服参附之前舌苔何似？据云原是白滑而厚，服过参附，至半夜始见黄燥，今早渐变黑，时索水饮而饮亦不多。余曰："得之矣。"斯病全在舌上推求，因思疟邪将作，冒风雨步行十里之遥，形神俱困，加以新受寒湿之邪，与现成之疟邪皆陷入阴分，不能成疟，分出作止之界限，焉得不加剧也？且湿胜则濡泄，足为明验。议通膀胱开支河、导湿下行、升提陷邪之法以进，并告以服此药必能提转少阳成疟，可无他虑。是夜果发疟而泄亦止，舌亦稍润，效验大著。廿七日，改用柴苓汤，而疟竟止，夜卧颇安。廿八日复诊脉，略有弦象，咳嗽少痰，溺短而红，仍是湿阻气分，余热未清，拟一开气分清上焦之方，二服诸病如失。此望色审证如缋，不从脉治，自谓中工。

加味五苓散

白术、茯苓、猪苓、木瓜、泽泻、桂枝、防风、柴胡。

柴苓汤

文党、柴胡、黄芩、法夏、茯苓、桂枝、猪苓、泽泻、白术、炙草。

自拟开气分清上焦方

杏仁、通草、厚朴、半夏、茯苓、洋参、麦冬、甘草、竹叶心。

此病若不从舌苔上推求，莫不拟作虚治，谁知尚有湿热之邪乎？（寿山）

附录，《医镜》云：望闻问切，四事本不可缺一，而唯望与问为最要，何也？盖闻声一道，不过审其音之低响以定虚实，嗽之闷爽以定升降，余则无以闻也；切脉一道，不过辨其浮沉以定表里，迟数以定寒热，强弱以定虚实，其他则胸中了了指下难明，且时大时小、忽浮忽沉，六脉亦难定准，故医家谓据脉定症，是欺人之论也。惟细问情由，则先知病之来历，细问近状，则又知病之浅深，而望其部位之色，望其唇舌之色，望其大小便之色，病情已得八九矣，而再切其脉，合诸所问所望，果相符否，稍有疑义，则默思其故，两两相形，虚与实、寒与热相形，表与里相形，其中自有把握之处，即可定断。慎思、述也以往，其无所失矣。此论极精，余治斯病全从此法，是以效如影响。（设遇病者昏闭口噤不能言，则更无以闻也）

陈茗如太守之女，年十一岁，时疟两月不已，医不分经混治，以致邪留正伤，延成疟母，左胁下痞块有形，按之则痛，面色萎黄浮肿，肚腹膨胀，足跗皆肿，肢体困倦，头顶痛，疟一日一发，热多寒少，此少阳、厥阴、太阴三经皆受病，邪气滋蔓难图，非泛泛轻恙，所喜胃纳尚佳。宗先圣缓攻法，无欲速也，严氏鳖甲饮加减。

鳖甲、山甲、白术、枳实、川芎、白芍、草果、槟榔、厚朴、陈皮、生姜。

又，十三日诊，进鳖甲饮甚效，疟止复作甚轻，痞块略软，按之不痛，面浮亦渐消，寝食颇安逸。夫疟疾原无大害，因初误混指伤寒，乱投表散，再谬于骤进参、术、黄芪守补，以致邪无出路，盘踞厥阴肝络，与气血扭结一团，若不拔邪留正，变幻莫测。仿叶氏通气血攻坚垒，搜剔络中之邪，驱除疟母之癖。

鳖甲、金铃、桃仁、归须、甲珠、夏枯、牡蛎、丹皮、白术、附子。

或曰："案中既言参术守补，何以此二方中俱用白术，岂不自相矛盾耶？"曰："配法不同也。白术配枳实为消补互用，配附子走而不走，通阳驱邪，消痞除积，实有天壤之隔。不似若辈，套用补中益气、四君、六君以为疟门必用之方，看似应当，其实养虎遗患，贻祸匪轻耳。"

又，疟止肿消，专治其痞，消痞丸，每早晚各服五钱。

六经皆能病疟，非独少阴经有，然施治当审在何经或兼何经，用药自如响斯应，疟止肿消，痞何能留。（寿山）

傅，三十，头痛胸闷，骨节烦疼，微呕而渴，但热无寒，病名温疟，宗仲景白虎桂枝汤主之。

石膏、知母、桂枝、柴胡、甘草、粳米。

周，年逾四旬，久疟，三日一发，不饥不纳，恶心唾涎，喜热饮，脉沉细，四肢无力，是脾阳困顿，不能送邪外出，议四兽饮，加干姜、白蔻，去草菓。

周，三二，疟发间日，寒多热少，头痛自汗，胸满胁痛，渴而不呕，脉浮紧而中弦，乃太阳传经邪变之疟也，非暑湿例治。

柴胡、桂枝、泡姜、牡蛎、瓜蒌根、川朴、炙草、大枣。

艾，三六，暑湿内伏，变而为疟，脉弦数，目皆黄，舌心干白边赤，口中黏腻，脘中痞闷不思谷食，显是暑邪内侵、营卫不和所致。书曰：疟必由暑，暑必兼湿。湿乃化热，清浊交混，升降自阻，古谓湿遏，必热自生也。宗苦降辛通，佐以利湿之法，切忌风寒表散。

杏仁、香薷、川连、川朴、白蔻、炒芩、橘红、泽泻、六一散。

又，两进苦降辛通，脘闷稍宽，略思饮食，疟势差善，已属获效，是苦降能驱湿除热，辛通能开气宣浊也，仍仿前法加减必臻效矣。

白蔻、川连、苍术、厚朴、广皮、猪苓、赤苓、泽泻、西茵陈、通草，水煎服，四剂。

又，疟止神困，胃纳不旺，是湿伤脾阳，大凡疟疾，亦无不伤脾，议与补脾胃之阳。

文党、白术、半夏、茯苓、广皮、木香、白蔻、干姜、炙草、大枣。

中州脾胃之阳被湿内阻，自必先利湿而后补脾，乃为正着。（寿山）

高某，年四旬，疟疾兼旬，热多寒少，口苦嗌干，小便短赤，食后饱闷，诊脉弦数，此足少阳太阴疟也。疟为肝胆之邪，多因脾胃受伤而起，脾属湿土，重感于湿，湿生热，热生痰，故见诸症也。且热多阳胜也，口苦嗌干，肝胆火也，热胜则溺赤，脾伤则饱闷，宗严氏清脾饮法。

青皮、川朴、柴胡、炒芩、半夏、茯苓、白术、草果、知母、炙草，加姜枣引。

陈茗如太守，人肥中阳最薄，寒湿痰食最易凝滞生病。岁戊申七月初旬患伤寒病，初起憎寒壮热证，似潮热温疟，表邪未清，医遽下之，致成胸痞呕恶，热退四肢逆冷作痹，额上大汗，呻吟甚苦。夜半肩舆[1]相召，十一日辰刻就诊，左脉不浮不沉，略见迟缓，右关浮大而滑，视舌苔润滑、两边白、中心略见灰黑，知是寒湿之邪大犯脾胃，盘踞胸中，热为寒伏无疑，进果仁、川朴、陈、半、杏仁、防风、桂枝、生姜，辛温疏表散邪，稍佐芩、芍和血清热。是日寒略久热亦稍轻，热退四肢清和，不作厥矣，则是成疟之象。十二日寒热略重，作止有时，已成疟矣。但退后必心手尤热，及心下痞结不通，犹觉闷痛，不饥不食，时有呕痰恶心，夜寐不适。十三日详问一切，据述病未发前二三日，过食大荤肉腻之滞湿，凝寒生痰，又因误用承气下早，以致中焦痞阻，气机不运。以芩、半、陈皮、白蔻、木香、杏仁、厚朴之属宣畅中焦，祛湿除痰，少佐栀子、连翘以清膈间之热邪，再加山楂以消肉食之积滞。是夜疟发甚轻，稍能安神。十四日午诊，左脉略近平和，知病退。十六，惟右脉尚滑数，中焦痞结，噫气不除，心烦坐卧不安，古人谓：胃不和则卧不安。又腹内时有一阵烧气上冲，则心烦微痛，乃心经伏热无疑，但热邪宜清，中阳更宜扶护。宗仲圣半夏泻心合温胆法，以进服后，觉心内发烧，停时自退，而胸中豁然舒展，胃纳思食，疟竟不发，夜寐神安，诸病如失。以兼旬误治之重病，寒热错杂之伏邪，颇为所虑，讵以泻心汤一剂，霍然而愈，为之跃然色喜也。

半夏、干姜、真人参、黄芩、川连（姜汁炒）、枳实、

---

[1] 肩舆：轿子。

广皮、竹茹、茯苓、甘草，大枣引水煎服。

此方原从理中除痰立法，故推半夏、干姜为君，分阴阳而散痞；黄连、黄芩，泄心降阳而和阴；人参、大枣，补脾而和中；茯苓渗湿，合甘草又能泄满，陈皮调中理气，枳实破滞利膈，竹茹开胃土之郁，盖泻心汤治胸痞不开，温胆汤治痰热不眠，用方合宜，便见神奇。

痢

吴，十二，痢经七日，两手脉息沉数而涩，口干唇燥，舌黄而干，里急后重，下痢脓血，腹痛身痛，身热内烦，口噤神夺，乃湿热内蓄气血都伤。书云：湿热伤气，气滞为痢。是滞着气血，不惟食滞一因也。且滞下之症，脉兼细涩而数，帝曰：肠澼便脓血，脉见小涩者何如？岐伯曰：身热则死，寒则生，脉宜滑大。今身热，脉小，噤口，为痢门逆候，实为可虑。勉宗古人调气则后重自除，行血则脓血自愈之旨，但得痛缓胃开，则是生机矣。

丽参、川连、吴萸（炒）、木香、生芍、石连肉、槐花炭、甘草、黄芩。

又连进调气行血法，腹痛少缓，后重少减，虽获小效，而口噤、呕恶、不纳饮食，总在险途。盖噤口痢乃暑湿热邪，深入着腑，热气自下上冲，壅于胃口也。致口中干燥，小水全无，泉源已竭，阴液无以上承也。而下午至子，病则增剧，乃阴气消亡之征，然尚未敢全投阴柔，恐生生不至，更碍于胃。仍祖丹溪参连戊已法，补虚清热，且清热即能存阴也。

丽参、川连、吴萸（制）、生芍、木香、石斛、侧柏炭、槐花炭、银花（炒）、黄芩、乌梅。

又连进调气行瘀、清热解毒，痛缓痢减，似有转机。讵[1]昨夜半陡然心腹阵痛，下痢纯血，四肢厥逆，况乎噤口已是危险之境，今复有此逆变，势无挽救之机，辗转无可借箸，勉拟脾肾双投，温补真阳，俟高明参服。

文党、焦术、姜炭、安桂、当归（土炒）、炙草、黄连炭、吴萸（制）。

又，晨早进脾肾双补法，厥逆已回，颇属投洽，但阴气消亡，唇亦燥烈，此方未敢再进，今晚姑议救阴养胃一法，务亟另请高手图治，余力不胜任也。

人参、乌梅肉、白芍、山药、熟地、麦冬（炒）、粳米（炒）。伏龙肝一大块煎水，澄清炊药。

下痢噤口症已危矣，此是寒在胃热在肠，寒热久伏而发，迫至逆变多端，救阴则亡阳，扶阳则消阴，虽偏虚亦难措手。（寿山）

黄瑛琳上舍次子，年四岁，夏末患泄泻，延至八月初旬变为虚痢，时而下白如鸭溏，时而带红，间或又泄淡白及糟粕，但无纯红，微有气坠里急之状，而腹不甚痛，口能知味纳谷。诊面色㿠白，唇亦淡白，舌润无苔，形质衰瘦，脉见虚迟，此非实积成痢之症，乃饮食过度，久泄伤脾所致，名为水谷痢。议进七味白术散数剂，又连进补

---

[1] 讵：不料。

中益气汤四剂，病如原，惟神气略见清爽，嬉戏饮食一如平日。中秋日，进洋烟止痢丸二次，甚效，夜间只得二三次，次晨忽然神昏，四肢冷痹，默默不欲食，举室惊惶，专舆召余复诊。见其形状若斯，诸虚悉具，即投附桂理中丸一钱，旋即进参附理中汤调四神丸，为脾肾双补，服后神气稍振，并能进食，是为投机。而午后连泄数次，痢见五色并完谷不化，所食莲子各物皆原物直出，颇为一惊。申刻复进补中益气，去当归，加姜桂、益智，以其脾胃气虚，火衰腐化不及，以致糟粕食物杂下。次早仍进桂附理中加益智，痢减其半，但仍完谷不化，进升阳益胃、调中益气二方，间服见效。后以理中加蔻霜、诃子，尤效，再以六神散十余剂，半月乃复原也。

此症余一入门认定是虚，立见不惑，用药井井有法，是以厥效彰彰可纪，然非瑛琳相信有素，听余一手调治，亦不克收厥功也。倘不明虚实，混用痢门呆方，如芍药汤、东风丸之类，治不得法，必致偾事矣。

症虽认真，亦要主宾相投，方能信任布治。（寿山）

徐，五旬，热病愈后津液已伤，加以泄泻不止，脾肾之伤已甚。据述病后不慎食物，清阳既微，健运失司，肠胃气窒，遂成滞下。且舌绛而干，脉象偏燥，明是阴津内乏、虚阳上灼之征，姑议先扶胃气，再商救液滋肾之法。

文党、焦术、乌梅、茯苓、木香、谷芽、蔻霜、木瓜、炙草。

李，四五，痢后津液已经枯竭，再加泄泻不止，脾肾之伤已甚，且舌形光滑而干，是津液下陷，不能灌布于上，所以任进汤水，莫止其渴，滋当扶胃气、滋肾液，无为他歧之惑也。

丽参、熟地炭、冬术、怀山、五味、蔻霜、乌梅、南枣。

又，昨进理胃救液之剂，各款差见少缓，足征扶胃气、滋肾液之验，然足面浮肿，形神衰夺，胃不纳食，不惟脾肾受伤之极，且胃阳已惫，颇为可虑，宗古人脾肾双补法。

文党、焦术、怀山、芡实、白蔻、固脂、五味、蔻霜、菟丝、建连。

又进脾肾双补法，精神稍可而洞泻不止，燥渴不休，脉息犹是衰微，总是棘手重病，姑再议固摄下焦，倘再不应，别请高明。

潞党（土炒）、菟丝子（酒浸炒）、赤石脂（煅）、余粮石（煅）、五味、蔻霜、粟谷（炙）、柯子肉（煨）。

又两进固摄下焦，燥渴略减，洞泻稍疏，而足跗愈肿，面目愈浮，饮食不进，头垂而俯，皆肾脏无根，脾阳不用，前论已详，未敢稳许愈期也。异功散煎汤，吞八味丸五钱。

痢症脾肾两败，总难救药，虽拟汤下不差，其奈之何。（寿山）

高某，年逾三十，长夏湿热熏蒸，冒暑戒途[1]，加以不慎食物，遂致下痢红白，积滞腹痛，里急后重，日夜无

---

[1] 戒途：出发，准备上路。

度，初起宜分消其邪，宜导其滞。

槟榔、厚朴、青皮、木香、山楂炭、山连、黄芩、白芍、神曲。

熊，二六，腹满自利，小便清长，呕恶不欲食，面白肌柔，脉息濡小，此病在太阴，并腑病湿热实积之比，法当温之。

生术、干姜、厚朴、附子、茯苓、砂仁，照方服四剂，不须引。

又前论病在太阴，进温理法甚效，足见痢门呆方不可概施也。视其面白肌柔，脉见濡小无力，则知脾肾之阳素虚，阴邪从中而下者，先伤太阴，继伤少阴，关闸大开，痛泻无度，戊癸少化火之机，命阳无蒸变之力，是以不饥不食，为呕为胀，理宜然矣。与邪多积热之候相比绝然不同，参此以治故效如桴鼓。兹拟早进理中汤，加益智仁、炒粳米一剂，午夜吞四神丸，红枣汤下，必收全功也。

谢氏妇，年六旬，脉缓细，畏风，下痢气坠，数至圊而欲出无所出，无所出而似有出，此气虚下陷，三奇汤加升麻，四剂而愈。

生芪、防风、枳壳、升麻。

胡姓子，五龄，肌瘦面白，唇紫脉沉小，胃不纳谷，痢后泄泻，世俗多以痢变泻为吉，殊不知幼稚气血未充，痢后气血皆伤，津液已乏，加以久泻不止，脾肾之伤尤甚，且胃为水谷之海，脾为之使。今三经受伤，津液何能灌溉于上？是任进汤水，莫能止泻，此非实火也，若再投寒凉，是扬汤止沸，愈损脾胃矣，拟俟高明参服。

文党、冬术、怀山、五味、蔻霜、乌梅肉、木瓜。

按：痢症总以能食为贵，不能食为重，故书谓之噤口。其噤口非是热冲胃口，即是寒伤脾胃，以及胃虚逆气上冲而吐也，不得概谓不食为热冲胃口，宜察其兼症，辨其寒热虚实，稍不审究，必致偾事矣。

案内议论俱有根柢，非苟为炳炳烺烺[1]者。（寿山）

颜惕初上舍长女孙，年十二岁，初秋患痢，原是夏伏暑邪。夫暑与湿，乃熏蒸黏滞之邪，注腑而下痢。痢者古称滞下，此滞字是滞着气血之谓，非专指食滞而言，自当分别论治。斯病腹无胀痛之苦，则无食滞实积可知，是以攻消徒损胃气，以致不纳饮食，势成噤口重症。诊脉左沉细，右则浮大带数，潮热往来，唇红舌绛，饮食不易下咽，辄拘格不纳而呕，显属湿热壅于胃口，法主苦寒以泻热，苦辛以开拘格，依理极是，谨拟二方于下：

先服喻氏仓廪汤二剂，次进苦辛开拘格法。

丽参、云连、川姜、炒芩、木香、厚朴、泽泻。

痢之一症，在《内经》则谓肠澼，在诸书则谓滞下，其间湿热居多，商治合法，自无不验。（寿山）

宗竺香孝廉令室，腹痛肠鸣，泄泻是水，寒热往来，里急后重，疟将变痢之势，诊脉两关部俱弦，肺脉浮急，《灵枢经》曰：诸急为寒。此必由新冒之寒凝于中，兼夹水谷内因之湿，停阻中下二焦，是以腹中汩汩声达于外，古人谓：湿胜则泄。气滞为痢，主以分消佐以调气。但其

---

[1] 炳炳烺烺：光亮鲜明，形容文章辞采声韵之美。

体质本虚，议分消兼疏补，温通中下，不敢以治痢常法施治，方呈诸竺香兄，善自裁之。

苍术、云苓、川朴、姜炭、安桂、木香、吴萸、泽泻。

又口渴喜热饮，原属寒湿作渴，非实热也，小水短烧，是膀胱之气不化也，此方似属合法。

又十七日，痢症已成，是为险途，两寸浮数，又属一逆。凡痢症脉忌浮数，今见此脉，乃正气先拨，邪气反胜，大病之后安能当之，颇为棘手，且干呕，胃不纳食，胃气之败可知。据述喜饮烧酒，每呷一二口，腹中则有一刻爽快，此辛热通气之验。

按：痢症古称滞下，又名肠澼，以滞字是滞着气血之谓，非为食滞一端也，但潮不退，小溲短赤作烧，其辛燥大热之味，一切又宜远之。爰议辛苦甘缓调气之例，古参连戊己法是也。

丽参、吴萸连（制）、木香、川朴、白芍、蔻仁、丹皮（炒）、银花（炒）、炙草（黑）。

又十七八两日，进辛苦甘缓法。昨夜只登圊[1]三四次，则痢已减十之七矣，且潮热已退，寸脉稍平，则是吉征。前法乃《内经》二虚一实，先治其实，开其一面之旨，服之果获大效，当仿此意加减再进，原方去厚朴，加炒黑黄芩。

又廿二日，仍去黄芩，用厚朴，则不腹痛，更为合宜，连服四剂，下痢全愈，大为可喜。

---

[1] 圊：应为"圊"之误。

又廿四日，痢已全愈，逆候悉除，诸欵向安，洵可喜也，惟调理元气。

丽参、焦术、附片、茯苓、白蔻、木香、广皮、炙草。

附吴惠翁乃孙痢症不治书

顷接翰教及谢先生方案，深悉文孙之恙反复逆变，铎下午细为诊视，已为扼腕。见其唇燥深红，脉象偏亢，形神顿夺，四肢厥逆，胃不能开，痢下死虫，逆象悉具，且预知必有燥扰之变，其阴气消亡之状，脉先见矣，故与老翁面言。此症一由脾气之败，一由肾气之竭，古人谓阳气溃败、四肢厥逆、阴液涸竭、躁烦不宁皆痢门最忌之候。谢先生救脾扶阳之法颇善，无如真阴已竭，势不能复，必须兼固肾阴，今阅其转手用八味丸兼进，亦是从阳救阴一法。鄙意椒梅附桂理中丸今夜似宜暂停，只服其丸为安，候至天明再请高明参酌调治。斯症全无生气，铎不敢再参末议，亦自知力不胜任也，勿罪不宜。凡痢疾不治证，痢见五色，五脏俱败；痢如烟尘水，如屋漏水，下痢久肛门如竹筒、如鱼腥；久痢唇红舌苔，气促心烦，坐卧不安，大渴饮水，面容似朱者，皆有死证也。

便血脱肛

江，七旬老人，脱肛便血，本属气血两衰，岂芩、连、槐花、地榆清热止血之属可疗，法宜升举中气，固摄下焦。

酒芪、焦术、升麻（炒）、防风、蔻霜、诃子（煨）、粟壳（炙）、当归（土炒）、炙草。

同治甲子，余避乱赤面山寨，自春徂[1]秋凡八阅月[2]矣。其山高峻而新辟之基地多湿，抑且久困于此，郁郁无聊，尝自痛饮，至秋末患便血脱肛，或在粪前粪后，或纯红，或黯淡，食少体倦亦无他苦，在他医必以湿热肠风为治，余自拟此必脾气虚弱不能统血，以补中益气加吴茱萸、炒黄连五分、神曲炒焦一钱，四剂而血止。减去神曲、吴茱萸、黄连，服十剂精神顿健，不复发矣。此薛立斋法也，用之良验。

按：脱肛一症，其因不一，有因久痢久泻，脾肾气陷而脱者；有因中气虚寒，不能收摄而脱者；有因酒湿伤脾，色恣伤肾而脱者；有因湿热下坠而脱者。又肛门为大肠之使，受寒受热皆能脱肛。老人气血已衰，小儿血气未旺，皆易脱肛。经曰：下者举之。徐之才曰：涩可固脱。皆治脱肛之法。

寨居患便血脱肛，谁不谓因湿热而来？兄则自以脾虚气弱而致，于此见用方之良、认症之确，而不为世俗所拘。（寿山）

黄某，年四旬，诊得两手脉见弦滑带数，据述素有咳血之患，遇烦劳动气即发。发时五心烦热，头目眩晕，胸闷气喘，眠卧不能倚左，是肝阳勃升，木火灼金之候。盖

---

[1] 徂：到，去，往。

[2] 八阅月：经过了八个月。

肝木为生火之源，肺金乃清肃之藏，故一经劳动，肝阳乘肺则咳血也。兹则咳血虽止，又复下血，是为肺家之病显然也。盖肺与大肠相表里，肺移热于大肠，则肠红下血，至面目萎黄脱色，眼胞带浮，又是肝所生病。书云：目病不能生荣也。种种见症，都是肝肺两经受伤，治宜平肝救肺，清燥止血，并宜节劳减性，静养心神。

黄连、吴萸（制）、白芍、沙参、麦冬、菊花炭、侧柏炭、阿胶、地榆、石斛、甘草。

又下血已愈，诸症渐减，足征平肝清肺之验。兹诊脉细而弦数，是为阴虚之象，且屡经失血，本属伤阴，今形色衰惫，食减神倦，乃积劳内损见端。当宗先圣"劳者温之，损者益之"之法，但温非燥热，乃温养之称，甘淡平温之品最为合宜。

沙参、黄芪、冬术、怀山、茯苓、熟地、枸杞、沙苑、石斛、甘草，不拘剂数。

怒则伤肝，劳则伤肺，肝失职而燥，则血不藏，肺失职而燥与热，则血不宣布。经曰：阳络伤则血上溢，阴络伤则血下渗。其人始咳血、继下血，显是肝肺受病，一临症即知，故治之即效。（寿山）

戴，二六，频年先便后血，乃远血也，服脏连丸及治肠风下血药，卒无一效。近日尾间痛连脊骨，头常昏晕，兼之纳谷甚少，究病原，是脾不统血，则中下交损，岂苦寒之症，议理中固下。

文党、白术、炮姜、炒芍、木瓜、固脂、益智、甘草（炙）。晚间服斑龙丸五钱。

车积程广文，年六五，经几年宿病，小便浑浊，诸医谓中气不足溲溺为之变，亦出自经训，但诸药俱不中病。观老人形色声音、饮食起居皆健旺，则非中气不足可知矣。今细推病情在肾，下焦病也，古人谓下消者小便黄赤，为淋为浊，如膏如脂。盖由真阴不足，偏阳之火熬煎而致也，譬如釜中之水，得火煎熬如色变，非若源泉之清，此理易明。又近两月来，肠风下血，而无腹痛后重之苦，显非痢症，且每便滑利不禁，明是肾关不固之征，按肾开窍于二阴，二便之开合皆肾司其权也，诊脉左甚和，惟右关大而带芤，芤本主失血，大则为虚，当参此理，拟脾肾双补固摄下焦法，呈政高明。

潞党、白术、熟地、五味、当归、白芍、蔻霜、木香、石脂，兼吞玉关丸。

又，诊得两寸不弱、关尺皆虚，肠红数月不已，更医杂进方药皆罔效。据脉而论，脾为统血之藏，肾主摄纳之权，到底是下元亏损，议归脾暖肾法。

丽参、白术、熟地、当归、枣仁、炒芍、茰肉、固脂、粟壳、地榆、炙草。

脾失统则血渗，肾失纳则血漏，审得关尺脉虚，补中固下理所固然。（寿山）

车，便血脉数，此大肠积热所致，非温补涩肠之症，是以服归脾汤不应，当清脏热。

生地、炒芩、白芍、槐花（炒）、炒连、银花、樗根皮（炒黑）。

医案偶存初编卷七

琴城李铎省斋甫著

瘟　疫

陈茗如太守黎恭人，贤而多能，操理家政，不自逸豫。甲寅之岁，除夕夜半，倦而瞌睡，觉有人击其背，醒则项背几几，服热汤稍止。其乡风俗元旦天未亮，男妇偕向吉方出行，旋即回房，头痛神昏，憎寒发热。谢医作直中阴寒治，进姜、附、桂枝、苓、半、蔻、陈温散之味，继投二术、附桂、故纸温热之属，又进参附回阳之剂。迨至初三夜，昏蒙不知人事，目翻气塞，前医束手无策，家人哀号无措，茗时连番人来速予。予至则危矣，气喘脉洪，目呆口张，舌苔满布，两颧赤，身热无汗，据脉察色，明是时疫非伤寒也。迩时医士先后至者盈座，有拟进高参、麦冬、五味、归、芍、柴、芩、知母养阴退热者，有拟仍进参附者，有议尚须温散者，茗如无所适从。予曰："事急矣，一误岂可再误。参附固不可投，而柔阴杂以腻滞更不可进。现在温邪闭其肺窍，邪伏膜原，再加阴柔滞膈，则填塞隧道，邪无出路矣。此际非开闭宣窍、破戾气、逐伏邪之法莫救。”为拟一方：苦杏仁八钱，通草一钱五分，石菖蒲八分，厚朴一钱五分，槟榔一钱五分，半夏二钱，茯苓三钱，新竹茹一大丸，生姜同煎，令速进。灌下片刻，气息略平，复投一剂，至二漏时，人事稍苏，始能言，周身如被杖，痛不可耐，喜人捶击，口渴烦躁，呼吸不利，咳嗽牵引左乳下痛（**此系期门穴，正肺俞也**），足见肺气不通非臆说也。初五辰刻，改进金沸草散，仍加杏仁、通草、青葱管，下咽未久，自觉胸中呱呱作声，结气顿开，旷若大空，则左乳下气痛亦减，病者自言实在好药，竟思粥食。午间层进一剂，咳则不痛，潮亦退清，唯夜不卧，尚不安神，时呕痰水。初六日进温胆加姜汁炒黄连二剂，呕止神安，后以清肺养胃法，十服而全愈。此病非胸有成竹，断难侥幸成功，人谓起九死于一生矣。

（**舌苔满布，于此辨疫矣**）

此疫症也，群医殆于吴又可《瘟疫论》及《普度》[1]诸书，素未考求，只任意猜疑，故一误再误。吾兄独于色脉上究辨是时疫，自谓原胸有成竹，信然。（寿山）

州别驾王敏达之女，年十五岁，旬日潮热蒸蒸，温毒发癍，周身臂腕走注疼痛，喜按摩，竟夜不寐。此邪留血分，伏邪不得外越而为癍，仿消癍青黛饮意。

青黛、黄连、元参、栀子、知母、马勃粉、石膏、生地、牛子、甘草。

---

[1] 普度：疑指《医门普度》，刊于清道光十二年，作者佚名。

　　唐某，年二五，疫邪陷入阴分，弥漫三焦，不得外越，是以入夜更甚，大渴引饮，烦躁不寐，内潮甚而外不发热，此一逆也。据述昨夜躁扰不宁，登圊里急努挣，所下尽是血水，则热邪已传入腑，有变痢之势，又小水短赤，移热下焦可知。晨诊脉沉数，显属里热，视其舌苔，两边白滑中心红而干，非伤寒表症无疑，若再投羌防表散，愈劫其津液，损其真气。邪气深伏，何能得解，依理当急下存津，乃为上策。姑议先进达元饮减去辛温，佐以苦降导下之法，晚间再进下法为妥，方具后。

　　生白芍、黄芩、槟榔、苦杏仁、枳实、花粉、知母、木通、石膏、甘草，引加竹叶心，水煎服。

　　临川车春生，同治甲子初夏贩麻来甘，避乱于赤面寨，病瘟疫。初起恶寒发热，阅二日，但热而无寒，医作伤寒治，先失于表，辄用小柴胡加元参、石斛、黄连、山栀，更医又投黄连解毒，连请数医，俱是类聚寒凉，专务清热。旬日来，不惟潮热不退，而病日见加重，以致耳聋谵语，烦躁不眠，入暮尤甚。延余诊视，脉沉紧，面赤，舌上白苔粉积满布无隙，询其病候，昏无所知，惟同伴言口渴溺清便溏。余知瘟邪尚在表而未入里，用达元饮去知母、白芍，加苍术、防风，合神术散意，又加杏仁解表降气，此驱邪兼发表之法，连服二帖，夜卧颇安静。次早复诊，视其舌苔未变，两手微厥，人亦模糊，未敢议下，改进温胆加黄芩、瓜蒌根、菖蒲、杏仁、连翘，入络以清邪热，无效，午间躁剧，呻吟不绝。复诊脉数七至，舌苔变黄，以大承气下之，先下燥矢，继下垢秽血水，不次则安神熟睡不谵语矣。十九日下后厥回，脉仍实，舌上黄苔差退，见白砂苔如刺，是伏邪未溃，应再下，用瓜蒌实三钱，枳实一钱五分，生大黄三钱，元明粉二钱，人中黄二钱，甘草八分，连下血水数行，始知胸满，腹内难过，头如裹扎，周身酸痛，喜人擦胸捶背。此病原是邪伏膜原故胸膈痞满，邪热浮越于经故头裹身痛，所喜下后人事稍清，能知病状并能进粥食，惟肢体尚有微热未退，脉沉数口渴，常发躁烦，以竹叶石膏汤合人参白虎汤二帖，脉静身凉。后用清燥养荣法、参芪养荣法而全愈。此亦一生九死之症，若治不得法，必致偾事，可见医者辨证不可不明，而用药不可不慎也。

邪尚在表，竟类聚寒凉专清其热，则邪愈固结络膜而不可解，自必下之，诸症方能暂除。（寿山）

疫邪结于募原，与卫气并，尽夜发热五更稍退，日晡益甚，此与瘅疟相类，但瘅疟热短，过时而失，明日至期复热，今瘟疫热长，十二时中首尾相接，寅卯之间乃其热之首尾也。其始也，邪结募原，气并为热，胃本无病，误用寒凉，妄伐生气，此其误者一也；邪传胃，烦渴口燥，舌干苔刺，气喷如火，心腹满痞，午后潮热，此应下之证。若用大剂芩、连、栀、柏专务清热，殊不知热之不清，皆由邪在胃家，阻碍正气，郁而不通，火亦留止，积火成热也，此其误者二也。智者必投承气逐去其邪，气行火泄而热自已，若概用寒凉，何异扬汤止沸乎？每见今医好用黄连解毒、泻心等汤，盖本《素问》"热淫所胜，治以寒凉"之说，即遇热甚，反指大黄能泄而损元气，黄连清热且不伤元气，更无下泄之患。由是凡遇热证，大剂与之，热又不已，尽夜连进，其病转剧。又有一等传胃诸证，应用调胃承气，因无痞满，益不敢议承气，惟类聚寒凉，专务清热。又思寒凉之最者莫如黄连，因而再倍之，日近危笃，有邪不除，耽误至死，犹言黄连用至几两而热不能清，非药之不到，或言不治之症，或言病者之数也。他日凡遇此症，每每如是，虽父母妻子，感瘟不过以此法毒之，不知黄连苦而性滞，寒而气燥，与大黄虽均为寒药，但大黄走而不守，黄连守而不走，一燥一润，一通一塞，相去甚远，且瘟疫首尾以通为治，若用黄连反招闭塞之害，邪毒何由泄？病根何由拔耶？（附录吴又可妄投寒剂论）

铎按：此论中误用黄连为害如此，余深信之，今以治春生之病证之而益信，又可卓越超迈，发前人之未发也，且论中有痛切之言，唤醒世人，遇瘟邪传胃，不可妄投黄连、栀、柏，类聚寒凉，闭邪为害，其功德无量矣。

武庠傅某，年五七，潮热兼旬，舌生芒刺，中心焦黄，渴喜冷饮，便闭溺赤，面赤耳聋，时清时慒，皆属实热之象。惟脉息偏虚，脉与证两不相符，为不治也。勉宗吴氏舍脉从症法，急下存津，凉膈散加人中黄。（舍脉从症，古原有是法）

吴步云之子，年十一，神昏谵语，撮空理线，颇为一惊。细为审究，伤寒传经，即变为热，二三日间不应见此逆候，惟有疫邪内伏，应下失下，火毒壅闭，大便不通，方有此候。然亦应烦躁不宁，口渴，舌苔燥黄，何以舌苔反见灰色带滑，又兼手足微厥，诊脉不洪数，兼有虚象，显属赋禀不厚，元气亏损，不能胜邪。今大便虽数日不解，亦无实热可征，似宜大剂补之，又恐邪毒愈甚，攻补两难，实为棘手重恙。勉宗陶氏黄龙汤一法，补泻兼施。

大黄、芒硝、枳实、厚朴、人参、熟地黄、当归，一剂大效。

熊树滋，年四十，患大头天行症。初起憎寒壮热，医以桂、麻、羌、防发表不效，继以大小承气加郁李、桃仁攻下不通，以致头面渐加肿盛，目不能闭，气喘不食，渐至危笃，始延余诊。一医在座，询余曰："此何症也？何以叠进承气终莫能愈也？"余曰："君误治矣。东垣曰：夫身半以上，天之气也；身半以下，地之气也。此邪热客于心肺之间，上攻头面为肿，以承气汤泻胃中之实热，是为诛伐无过，以致如此。"医者哑然。余用普济消毒饮子二剂，两目能开，面肿亦略消，稍能纳粥，令再服四剂，肿消热退，惟模糊不寐，后以育阴清邪而痊。

此病治之不速与治不得法，十死八九。（寿山）

高文林之妻，年逾五十，患葡萄疫，周身发出，形如葡萄，三五攒簇，四六相连，颈项皆肿，咽喉闭塞，憎寒发热。医者不识何病，谓是梅疮外毒，幸其所用荆防败毒散二剂无碍。此症本属凶恶，所喜形色红活，若再迟一二日，形色变紫黑，则不治矣。余用芩连消毒饮加元参、漏芦、僵蚕、蓝靛叶数帖，兼进姜黄丸数颗而愈。

黄连、黄芩、柴胡、桔梗、牛子、射干、防风、荆芥、僵蚕、枳壳、连翘、元参。

姜黄丸（**原方无人中黄，余制加之**）

白僵蚕一两，人中黄一两，锦纹大黄二两为末，姜汁和丸弹子大，每服一丸，井水化服。

观此案增一见识可谓得未曾有戒！

歌曰：人间治疫有仙方，一两僵蚕二大黄，姜汁和丸弹子大，井华水调便清凉。（易老）

是症学问未到，识见未到，何能晓此宜乎？时医不识。（寿山）

丁某，年十九，病头面项喉俱肿大，恶寒，胸痞不食，二便俱闭，医作风痰治罔效。余诊之，脉浮数，按之弦数，忆《名医类案》翁橘井治一人时毒似伤寒者，此症似之。丹溪曰：五日不治杀人急。以败毒散加连翘、牛子、人中黄、大黄下之，三日果愈。

王某，三二，春月病瘟，误治旬余，酿成危症。壮热不退，谵语无伦，烦躁不寐，舌干唇紫，二便略通，半渴不渴，头面疙瘩肿盛。阅从前诸医所用之药，皆是表散、攻下、和解之法。余曰：此大头瘟症，诸医何昧昧至此？喻嘉言曰：此症宜从头上躯壳分表里，要知脑之自为一脏而专力攻之，思过半矣。余前治熊树滋诸案效验素着，经用前法数剂而愈。

徐氏，经水适来，疫邪不入于胃，乘势入于血室，故夜来发热，谵语脉数，舌苔满布，口微干不渴，并不结胸，足见胸膈并胃无邪。医以谵语为胃实而妄攻之，有犯胃气及上二焦之戒，恐其邪陷日久致成痉厥之累，议宗吴氏法，使热随血下兼救阴为要。

当归尾，小生地，白芍，丹皮，泽兰，竹叶心，石膏，红柴胡，知母，甘草。

（从头上分表里，脑自为一脏极是）

吴又可曰：经水适来，乃诸经血满归注于血室，下泄为月水。血室者，一名血海，即冲任之总任也。错认邪入血室为邪入胃府，贻害不浅。（寿山）

某子，三龄，咳嗽日久，囟陷色夺，肌肉消瘦，气喘，喉中介介有声，腹满而实，明是乳食不慎，壅塞肺道，阻遏脾气，以致脾失输化之职，肺之治节不行而作喘也。

按：囟陷本由真元不足，色夺肉消，显然脾肺已伤，不及早为计将有久嗽成疳之累。依理当固本培元，今标症又急，不得不急治其标，是以前进杏仁、厚朴、苏子、陈、半、枳、桔、茯苓宣理肺队，降气行痰，已获小效。旋停药，怠于调理，近又复感时气，不节油腻，遂致潮热神昏，气喘愈甚，昨投人参败毒散疏散表邪，侵晨复诊，脉洪，舌苔厚白而滑，中心微黄，口渴引饮，胸腹膨胀，但热无寒，此为时气之明征矣。盖瘟邪之气原由口鼻吸受而入，邪伏募原，加以食积滞于中焦，焉得不加剧也？又细审斯病，根本已损，治虚碍实，治实碍虚，颇为棘手，姑宗吴又可达元饮以驱疫邪，仍加杏仁，少佐楂肉，苦降消滞，试服何如。然必须另请明眼调治，非管见所能胜任也。

又，昨进达元饮，所下之物皆垢腻痰沫，足见疫邪夹积滞凝痰为患非臆说矣，且下后气亦稍平，潮亦差退，无如夜半喘鸣如原，胸满气逆。晨诊脉不静，视其神气萧索，面色㿠白如昏，嗜卧不食，舌苔光滑，已见虚象。依理而论，疫邪因从下解，宜脉静身凉，胸中自应开旷，乃为吉兆，其不得舒展旷达者，缘久嗽损及中州运化，失司令之权，是为虚痞，非实胀也，本应用枳实理中，加蔻、半温理中阳，以治其本。姑议改进半夏泻心法以伏，有疫邪余热未清，此方原从理中立法，能治胸痞不开，且内有黄连、黄芩泄热降阳而和阴，人参、大枣补脾而和中，半夏、干姜分阴阳而散痞，似属至当，古法有诸，非创论也。据某老医言，只一伤寒轻症，则仆所论皆谬矣，然仆非愤愤之流，不肯因循误事，谬承相信之笃，不得不稍尽一得之愚，以备参末。

拟治老当，非好手不辨。（寿山）

吴秋官，年十二，夏初患疫症，医作伤寒治。更医又用升、葛、羌、防、秦艽升散之剂，以致壮热不退，言语昏蒙，渐至循衣摸床，撮空理线，协热自利，小便短赤，危症悉具。议导赤各半法二剂，大效。

陈辛陔先生曰：阅此案，则吾妇之亡不能不自咎而咎于医也，思之怃然[1]，噬脐何及[2]。

刘寿，十八，疫症经旬，大热烦渴，头痛而重，诸医作太阳伤寒表症，用附子、独活、蔓荆、羌、防辛散不效，又以柴、芩、连、薄之属，头愈痛，潮愈大，汗出心烦，呕吐不纳，诊脉沉，右浮大。余用竹叶、石膏重

---

[1] 怃然：失意的样子，惊愕的样子。

[2] 噬脐何及：出自《左传·庄公六年》，意为像咬自己肚脐似的，够不着。比喻后悔也来不及。

剂，一服热退，畏风头痛如裂，极苦难忍，耳中响如雷鸣。余曰：此雷头风也，与清震汤加马勃、牛子，一剂痛减六七，而热痰黏滞，仍用原方，加川贝、蒌霜而瘳。

雷头风症，不可过用寒药，清震汤宜之。（寿山）

温　热

张，二一，郁热伏于经络，专攻阳明，是徒攻肠胃，与经络无涉，宜乎药过病存。今病愈剧脉愈伏，舌苔虽退而舌心愈涸，热邪未除而阴已先伤，所幸年力强壮，病尚可疗，议甘寒育阴清邪法。

大生地、玉竹、洋参、麦冬、犀角汁、石斛、炙草、竹叶心。

文庠王某，年四十，体肥素有风痰疾，冬月患温疟，一友略知医，辄用参、术、姜、附、陈、半、归、芪温补，作虚疟治，连进数剂，以致瘟邪内闭，神昏如醉。更医进温胆加丽参、菖蒲、姜汁，神识略清复憒，已经六七日，单潮不退，小水全无，身如泥塑，似寐非寐。重症之尤，勿得忽视，议苦降辛凉佐以芳香开闭。

杏仁、厚朴、法夏、通草、枳实、赤苓、石蒲、连翘、竹叶心。

又，昨方无效，病势险笃，与某先生同议通膀胱一法，使温热之邪从小便而出也，五苓散加栀子。

又，进五苓利水法，小水仍不通，昏蒙尤甚，委属险途，今年秋冬天时不正之气，患温疟者误服补剂，鲜不偾事，加以肥人痰湿最盛，再与湿热之邪结聚心包络，蒙闭清窍，苟非芳香，何以开其蒙闭之秽邪？拟牛黄丸，若再不对症，扁卢[1]莫如之何，质之同道中，以为然否？

叶氏曰：按牛黄产自牛腹，原从气血而成，混处气血之邪，藉以破其蕴结，清心解热除痰。又得麝香通关利窍，欲望其少效，言之未免过激。旋又更一医，谓是肝风虚火，进参连轻清退热平肝之属，不效，复投参附补剂，混治旬日而殂。但此症本属不治，余与谢先生具有同心，固辞再三，始免怨尤耳。

温疟症，前已误服参附补剂，致热邪内闭，后复有拟进参附者于斯，可见良医之未易得。（寿山）

文庠宗闾然之妻，原配黄氏，阅谢先生昨进救阴退阳法，固是正理，鄙见似觉轻缓，故未见效。此病在手经，热邪传入心包络，蒙闭清窍，神气如迷，谓之内闭。潮热谵语，昨上午已有发狂之势，视其舌苔燥裂起刺，小水不利，其为积热内闭显然，大便虽一日有一二次，水泻不多，亦属夹热自利也。前议甘寒苦降以清上中之热，亦有救阴生津之意，非为专泻阳明胃实而设，服之既无变动，则是实热无疑。兹诊脉仍寸大而数，右关沉实，再究斯病，初起是因湿邪凝遏阳气，着于经络，身痛自利，不饥不食，经旬失治。仆曾为拟一升阳除湿方，两服如故。更医辄投辛刚大热，纯阳峻补，夫湿乃化热之机，得此峻补，安得不致于剧，此为病之根原。仆所深悉者如此，法

---

[1] 扁卢：扁鹊，战国时名医，又称卢医。亦泛指名医。

当清络，以除积热，利窍破其蕴结，庶几近理，谨陈大意，以备参末。

犀角、生地、连翘、菖蒲、郁金、元参、花粉、熟军、青蒿、竹沥，晚进凉膈散。

又，昨与谢先生商进凉膈散，以治上焦蕴结，本属一定至理。晨诊潮热略退，脉亦略静，微有转机，但两寸尚大而数，以及神识不苏，总属危症。其舌苔芒刺虽除，而舌本强不能言，是阴气已绝，不能上荣舌本也。又口中白痰胶黏，牵丝不断，则膻中必有热痰盘踞，心神为之蒙蔽，若专救其阴，又不能宣络、利窍、祛痰以除固结之邪，且救阴无速功，展转无可借箸，勉拟牛黄清心丸以进，清热即能存阴，舍此更无他策。质之谢先生以为何如？牛黄丸下咽片刻，又更一医，进参麦六君，复更数手，温凉杂投，竟至不起。每叹阚然平日相信之笃，当效药笼之用，而妇人一病竟不能自主，任外戚求医误治，青年贤妇遽遭惨弃，此可为不慎于医者鉴。

许，十一，热病已经汗下，热退而脉仍躁疾不衰，是为大忌，且烦躁不寐，唇紫燥裂，鼻干，舌苔焦黄，大渴引饮，腹满不食，小便短赤，大便溏黄，病尚在阳明胃府，热极见症。但两进攻下而头额汗出，未敢再投，恐阴气下竭、阳虚上脱之虑，法宜清里泻热，议与白虎法，以质高明。

煅石膏、知母、洋参、麦冬、甘草、晚粳米，雪水煎。

又，进白虎法，燥热逆候已缓，脉亦略平，已属捷效，足见前诊不谬。据述腹中烦苦莫能言状，口尚燥渴，乃余热未清津液已乏之象，拟方仍从甘寒佐以苦辛。

洋参、麦冬、生地、知母、竹叶、石膏、甘草、粳米。

热病汗下后宜脉静躁减，而脉症仍躁，急治，稍差错恐防不测。（寿山）

熊，三九，脉弦数而坚，面目色黄，舌绛唇紫，渴不欲饮，心中悸忽，神识昏迷，汗多不寐，二便闭结。病因伏暑，受湿成疟，寒热未曾分清，遽尔截止，遂致湿郁变热，热邪传里，蒙闭清窍，是以神昏谵语，邪热在阴，故口不渴也，法宜清络宣窍，怕变昏痉搐搦之累。

川连、犀角、洋参、炒芩、连翘、栀子、石蒲、竹沥。

又，前进清络宣窍，继投凉膈散，大便已通，脉不衰减，神呆不清，仍是棘手之症。前论病是热结于里，三焦弥漫，怕有昏厥之累，昨下午及夜半，已得两番手足厥逆，足见前案非诬。书曰：阳邪入里。热结于里则手足逆而不温，此热结显然也。但阳邪传里而成厥逆，虽舌苔焦黄，唇裂口干，小水不通，通下之剂未敢再投，恐愈损其阳耳。宗仲景四逆合泻心法，方候高明参服。

柴胡、生芍、枳实、甘草、半夏、黄连、黄芩、淡干姜、纹党参、大枣。

又连进四逆泻心法，昏厥差缓，神识稍清，惟小水不解，显是心经病，心与小肠相表里也，议四逆合导赤加芩、连、半夏以进。

柴胡、白芍、枳实、生地、木通、竹叶心、黄连、黄芩、半夏、甘草。

又，神识清明，微有潮热，心烦口渴，胃能纳粥，小水短涩，议和解佐以清心。

洋参、柴胡、炒芩、竹叶、瓜蒌根、麦冬、生地、木通、甘草梢。

此是阳邪成厥逆，降阳和阴法不可易。（寿山）

孝廉唐际盛之三弟，病初起时，曾为一诊，脉见躁疾无伦，壮热昏蒙，掀衣露体，赤涩征于面部，知是温热重病，非感冒寒暑轻恙。今已经半月，医以伤寒混治，因循贻误，以致热邪流入三阴，遂传心包络中，震动君主，扰乱神明，是以时清时愦，语言謇涩，诊脉左寸数疾、右偏细数，实属温邪久伏，阴液已伤之象。

按：温邪郁蒸灼阴，乃无形无质之邪，非大苦大寒攻下可解，法当宣络利窍，佐以芳香逐秽驱邪，宗喻氏法。

元参、九转黑胆星、玉竹、生地汁、真犀角屑、连翘、人中黄、竹叶心。

杨某，年四十三，热病已经大汗不解，狂言不能食，而脉仍躁疾不衰，是为逆候。《热论篇》曰：汗出而脉尚躁盛者死。今脉不与汗出相应，此不胜其病也。狂言者失其志，失志者死。今见三死不见一生，纵有良工，亦难为力，勉拟人参白虎汤一法救之，看有转机否。

秧人参、石膏、知母、甘草、粳米。

又经言：汗出而辄复热，而脉躁疾不为汗衰，狂言不能食，病名阴阳交，交者死也。

封氏妇，五旬，昨进竹叶石膏法，大热稍退，已属投机，夜间寒战发热，是病传少阳变疟之象，尤为吉征，且邪在半表半里则呕，今脉息弦数，舌苔带黄而干，唇紫而燥，呕逆不纳，热病显然也，切忌温补之药，议加味小柴胡汤，因病者自欲强进补剂，故书此以告之。

生潞党、柴胡、黄芩、法夏、广皮、竹茹、甘草、生姜、大枣。

世之喜温补惧清凉者，非惟妇人有，然而妇人尤甚，医既相病的确，勿为游移。（寿山）

周，三七，两手脉浮大而躁，发热谵语，头身尽痛，目痛鼻干，舌赤黄苔，口燥而渴，乃温热之症。因冬感寒气郁积于内，至春变而为温，是自内达外，非伤寒之由表传里也，是以当从里治，若误发其表，变不可言矣。达元饮加柴、葛、瓜蒌根。

槟榔、草果仁、川朴、白芍、知母、炒芩、柴胡、干葛、瓜蒌根、甘草。

某，四十，温病误投补剂，遂致阳邪愈炽，热势愈燔，实须斟酌，方保无虞。盖温病自内达外，非伤寒由表传里之例可治。古人所谓治温热病，误攻其里亦无大害，误发其表变不可言，此足明其热之自内达外也。今脉息沉实而数，证见壮热、自汗发狂、谵语目赤，鼻干口燥而渴，舌绛芒刺，二便闭结，胸满气喘，为热剧之候，当急攻其里以泻阳救阴也。

瓜蒌仁、川朴、枳壳、大黄、元明粉、黄芩、甘草。

张渭老幼子，年十七，自中秋后得温疟，但热无寒，已经半月，延至月之三日，下午发热自汗，神昏谵语。前医辄用参附理阴，继以附桂八味重剂叠进，迨至昨夜，昏蒙谵妄，潮热尤甚。今晨初诊左脉沉、右洪大。男子以左脉为主，此一逆也。又自来发热，总是入暮而剧，《金匮大要论》曰：夜发热者逆。此二逆也。细审此证温疟，虽是阴气先伤，阳气独发，其中必有夹伏热邪，深入阴分，蕴结使然。诊面色浮而神瘁，舌绛而燥微有芒刺，鼻干耳聋，溺赤便溏，此胃之阴液已涸，阳邪内燔，扰乱神明，蒙闭清窍显然，目闭神昏。早间投人参竹叶石膏汤，甘寒平缓，补虚生津，热势稍减。酉刻复诊，仍然谵妄，神识不苏，颇为棘手。大凡热退则宜神清，方是吉兆，再四筹思，以脉证合论参之圣训。仲景云：元气已伤而病不除者，当与甘药，以甘寒能固阴液而除大热也。疏方以质高明鉴政。

高丽参、生地汁、杭麦冬、青蔗汁、甜梨汁、金钗斛、生白芍、竹叶心、生甘草。

又，昨夜服甘寒药，诸燥象略平，左脉亦见沉实，似有转机，惟神识总不清明以及呓语不休，当是阳明胃有燥屎未下，其便溏是夹热自利显然。思前方虽当，而有清无泻，难图捷效，兹议改用白虎合调胃承气法，依理则放胆投也。

煨石膏、知母、熟大黄、元明粉、甘草、粳米。

陈，三十，壮热怯寒，耳中响如雷鸣，头面肿痛，殊苦难忍，脉息浮大。此雷头风也，病在三阳，非伤寒表症，清震汤主之。

升麻、苍术、荷叶、马勃粉、僵蚕、连翘。

风　温

丁船户，二二，风温入肺，肺气不通，形寒内热，头胀身痛，咳嗽音嘶，舌绛苔黄，口渴不嗜汤饮，胸膈痞满，神识昏蒙，脉左盛，显然是瘟邪化热，热渐内郁之象。连进辛凉轻剂二帖，遍身发疹，风邪外越，是为佳兆，但瘟邪忌汗，原方去荆防加郁金、黄芩，仿辛凉佐以微苦法。

栀子皮、香豉、杏仁、薄荷、瓜蒌皮、郁金、桑叶、牛子、黄芩、甘草。

又，两进辛凉微苦，寒热稍退，头胀已解，各款亦见差缓，惟神识昏迷不清，日轻夜重，是邪入心包络中，心神为蒙，谓之内闭。前案已经论及瘟邪内郁，果非臆说，议用清络宣窍之法，恐有窍闭昏痉之累。

犀角尖、生地汁、连翘、川郁金、石蒲、元参、黄连、焦栀子、竹叶心。

又，进清络宣窍法，昏闭已开，神识稍清，已属吉征，惟心中懊憹，烦扰不安，夜不成寐，午后发热，犹是心火内燔，仿导赤各半汤意。

犀角、羚角、黄连、栀子、洋参、麦冬、知母、花粉、化石、甘草，灯心水煎。

伏邪踞络不出，用疏通苦降药极是。（寿山）

黎某，年三十余，形瘠，素禀阴亏，加以风温热灼更却其阴。此病初起头胀身热，咳嗽胸满，骨酸背痛，医以六经伤寒法叠进羌、独、苍、防、陈、半、厚朴辛温发散消伐，愈却烁津液，以致舌赤干光如镜，潮热咳呛，日轻夜重，烦扰不宁。盖风为天之阳气，温乃化热之邪，两阳熏灼，上焦先伤，又因误治，所伤不尤甚乎。昨进清上滋燥之法，二剂已获小效，兹议复脉汤加减，以救阴为急务，若再失治，变幻莫测也。

生大地、玉竹、阿胶、麦冬、桑叶、炙草、蔗浆。

风温治略医多不究，临症时未有补误。（寿山）

羊氏妇，年二九，头胀目眶痛，耳后结核，咳嗽牵引左乳下痛，脉弦数，此少阳风火上郁。

夏枯草、薄荷、赤芍、牛蒡子、尖川贝、连翘、前胡、黑山栀。

脚　气

邹六十，右脚跗指、跗阳、两踝浮肿，筋脉痛不可忍，憎寒发热。此寒湿流注于下，阅前医进二妙散、拈痛等方无效，爰议鸡鸣散主之。

槟榔、橘红、木瓜、苏叶、吴萸、桔梗、防己、生姜。水二大碗煎至一碗，取渣再煎一碗，两汁相和，安置床头，次日五更，分三四次冷服。

服之，天明果下黑粪水，痛减肿消大半，照方再进一剂，令迟吃饭，使药力下行，竟痛住肿消，效如影响。

脚气，古谓之缓风，又谓之厥，又谓之壅疾，是古今之异名也。有干湿之分，其脚肿者名湿脚气，不肿者名干脚气。渐而至于脚胫肿大，如瓜瓢者有之。（《医鉴》）

又凡治壅疾，须分寒湿、热湿、风湿三症，不可混治。（自记）

寒湿下注此法稳称。（寿山）

黄廷凤之妻，年二旬，患脚气症，初起恶寒发热，足胫肿痛，状类伤寒。其家以为外毒中邪，延法师符治，并请疡科作毒治，服托补之剂增剧，日夜痛苦不寐。始延余诊，脉见濡弱，尺脉尤见细弱。经曰：起于湿者脉濡弱。但宜分内外受湿之因而治，盖得之外感者，久履湿热之地，得之内伤者，是过服生冷茶酒、瓜果油面。湿热之毒，妇人患此，必由脾胃有伤，不能运化，湿从中而下流，故注于足。湿热分争，则有寒热头痛，但其胫肿掣痛为异耳。古称壅疾不宜骤补，议以防杞饮清热利湿，内有二术，又能运动中枢，四服寒热皆除，头痛胫痛亦渐缓。复为诊视，寸关反见沉数，舌干口燥，现出实热，仍以前方去白术，加茵陈以利湿，知母、黄芩以清热，至痛由肝实，重用犀角凉心而清肝，连进数剂颇效。复因下榻强力踏地，致伤其筋，又加外感，寒热复作，头痛、心烦不眠，筋挛掣痛，夜不交睫，寸关脉仍是细数，总是湿热难除之故，两尺脉愈见细迟，又属真阴不足之象，是以至夜发热尤甚，议日进当归拈痛散以消湿热，晚服黄柏、知母、生地、麦冬益阴以清蕴隆之热，淮通、防风、牛膝、木瓜下行以疏闭塞之经，又加归、芍以调血，木香而行气，各服二剂，热缓痛减六七。除拈痛散，单投此方加甘草，日进二剂，热退痛止，但肿未全消，足难举步，即停药旬日，旋服草药以期速愈，而卒无效，复求余调治。余知为下注之湿浸淫筋骨，久则致令血不荣筋、不充骨，并因日久服苦寒草药致虚，且肿消痛止，湿热已除，自应转手改投桂、附、归、芎、乳香、加皮、木瓜、牛膝、豨莶草、贯草、苡仁、炙草之类，温经活血、强筋健骨。十余帖，渐次步履如常，人事如旧。

东垣曰：脚气之疾，自古皆尚疏下，为疾壅故也。然不可太过，太过则损伤脾胃，又不可不及，不及则使壅气不能消散。

按：诸痛忌补，脚气痛尤甚，名曰壅疾。壅者湿气堵截经络之谓，顾其名可以思其义也。

湿热流注于下，若不先利湿清热，继而温经活血，莫收全功。（寿山）

汤某，年三十，患脚气苦痛，不可着手，痛处烧热之极，不红不肿，诊脉弦数七八至，询其饮食如故，夜则烦躁不宁，溺赤涩痛，大便不通。此正干脚气症，乃内火发动，外夹风邪而致，宜大泻肝胆之火及肠胃内闭之热，用龙胆泻肝汤二大帖，二便通利，竟痛止热退，诸病皆除。随用知柏八味滋补真阴，使其火不复生为患也。

此种脚气乃燥热之极，若不急用泻火清热、滋阴润燥，何以救焚？若作风寒湿袭于筋骨，用辛燥追风逐湿之药，必益其燥，致成废疾，医之罪也。（自记）

（此即治法大要，疏导大便，使毒气泄，故易愈）

《千金方》云：脚气之疾，皆由气实而死，终无一人以服药致虚而死，故其病皆不得大补，亦不可大泻，纵甚虚羸，亦须微微通泄，亦宜时取汗也。

医案偶存初编卷八

疸

高彦卿上舍，年五旬，两手关尺脉俱沉细濡无神，右关尤甚，证见疸黄，舌苔白滑，口淡时呕清水，溺黄如油。以脉证合论，脾虚肾寒，胃阳衰冷，火土两败，谓之阴黄，然必夹湿而致。阅治湿利水之剂已投不少，何无一效？是不明内外因也。

按：此病是水谷内因之湿，由脾阳衰惫不能运化，停于中焦，渐侵于肌肉、溢于皮肤而发黄矣。黄而甚者变黑，黑为阴象，阴主晦也。五苓加姜、附、花椒。

又，近年得胸满气胀病，盖由平素多郁，郁久伤脾，脾失输化之职，以致中州之气不得舒展旷达，则胀满生矣。此又为脾之先伤，昭然已著。据述，日前小水不利，登圊努挣，而大便同泻秽水，此又为肾关不固之明征也。

按：肾开窍于二阴，二便之开合皆肾司其权也，治法当健中阳以暖土、补命火以强脾，庶几近理，凡一切疏散清利之剂皆不宜也。

附片、炒姜、安桂、川椒、片夏、云苓、白蔻、川膝、车前、丁香。

此方以一派辛刚大热补火为君，苓、半泄满祛湿为臣，少加车前、牛膝利水而不走气，借以下行也。

又，十八日复诊，脾脉较前颇有起色，余如原，连进辛热补火之法，已获小效，足征纯阴无阳之证。视其目黄稍退，面色黑赤略开，身黄尤见淡，小溲赤更清，斯病已得其大概矣。古人谓：阴黄一症，外不因于六淫，内不伤于饮食，惟寒惟湿，譬以卑监之土，须暴风日之阳，当推此义施治，必臻其效也。

阳附、焦术、干姜、安桂、白蔻、洋澄茄、茯苓、木瓜、川膝、车前、茵陈（引）。

又，廿四日诊，叠进理阳化阴之法，面黑已退十六，足见阳回寒谷之象，为之一喜，但食一下咽必呕酸冷水数口，嚼砂炒黑大豆香爽之味则止，是黑豆能入肾，炒黑香能舒脾益胃，此为胃阳衰极，戊癸少化火之机，命门无蒸变之权。爰议早进温胃强中丸，午夜服汤剂理阳导湿，二方具后。

温胃丸方

附片、白椒、半夏、安桂、姜炭、茅术、广皮、蔻仁，水剂。原方去车前、木瓜、牛膝，加川椒，重用米仁一两二钱。

又，自廿四日，进补火导湿方，病减十七，益增其效，惟两腿足膝骨骱[1]至夜发热作痛，是下元衰弱，肾阴亦亏，然总由夹湿而致。兹改议早进八味丸两和阴阳，午夜仍从前案加减以进，从此再加以调摄，可无虑也。

阳附、焦术、安桂、炒姜、川膝、生米仁、木瓜。

又，八味丸改用金匮肾气丸。

又，进前法及八味肾气丸，大效可征，惟痛着右腿髀骨，肌肉麻木，不红不肿，抚摩至烧，尤痛着骨，入夜势笃。此邪留于阴，阻其流行之隧，是病在筋骨，古人湿风之流经入络，治宜辛香苦温，入络搜邪。

附子、安桂、归须、毛狗、牛膝、虎骨、羊藿、杜仲、生米仁、煅龙骨。

再论，阳明虚不能束筋骨则两腿股骨皆痛。

按：阳明主润宗筋，宗筋主束骨而利机关也。又阳明脉下循腹里，下至气街中，以下髀关、伏兔，下膝膑中也。

又，黑疸愈而复作，因大怒气郁，饮食过饱并饵冷物，阻其隧道，前已论及，此盖由营卫之气郁则不能升布，乃至索然不运于周身，而周身之血亦瘀黯而变黑色，是必先调其营卫之气，营卫之气一运，其瘀黯黑气自运也。

附录谢案：身面俱黄，面目尤甚，视色黦晦，据述先有胸胀，淹缠致疾，必由郁怒伤脾、饮食紊乱所致。诊脉沉濡，右关尤弱，此脾肾阳衰，火土之败也。且欲小便而大便自遗，是肾关不固，舍益火生土之法其何以治斯病？

---

[1] 骱（jiè 介）：骨节与骨节相衔接的地方。

疸病有阴有阳，此是阴疸，治初理阳导湿，继兼和阴宣络，其法备矣，若专治湿利水，宜乎不效。（寿山）

广昌廪生魏礼宝，年五十余，患阴黄症，服利湿之剂数月不效。诣赤面寨求余医治。诊脉沉细无力，以椒、附、桂、苓、术、泽五帖而全愈。

杨某，年四十，右脉缓细，腹满食减，发黄，证属阴疸，药宜温通。但舌腻口麻，是湿热壅于胃口之象。议先以辛平甘淡，调中分利，胃苓汤加茵陈主之。

又，调中分利，黄疸如原，脉仍缓细，饮食亦未见加，但胸膈稍宽，亟宜温通胃阳以祛其湿。

附子、川干姜、白术、茯苓、猪苓、泽泻、肉桂、砂仁。

又，理脾阳俾中焦健运，通膀胱而湿邪自除，依理必黄退餐加矣，原方加丁香、白蔻、陈皮、木瓜。

又，十六日之方连进十剂，果见饮食渐旺，身面疸黄亦退十七，是为大效，惟口略干，此湿去之征，本方去丁、桂、砂仁、猪苓，再服十剂遂愈。

又，附治高成章上舍之妻，阳黄症，前医用五苓加附子无效。余诊得脉数有力，小溲短涩，以五苓用桂枝加栀子、茵陈，六剂而退。可见同一证也，不能辨别阴阳，虽有成方，此效彼不效也。

阳症阴症迥然各别，医者分别究治。（寿山）

肿　胀

李某，年二十九，两手脉见沉细而迟，目面浮肿，皮色苍黄，喘急气促，肚腹胀大如鼓，玉茎肿硬，通身皆肿。按之窅[1]而不起，显然脾肾大虚之症。据述服攻下利湿通窍之剂，愈泻愈胀，是非实症无疑矣。盖土为万物之母，脾虚则土不能制水而洋溢；水为万物之源，肾虚则水不安其位而妄行，以致泛滥皮肤肢体之间。倘再投攻下峻利，虚虚之祸，不旋踵矣。且现在已经棘手，非温补脾肾真元，必无挽救之法，宗金匮肾气汤意。

又，连进金匮肾气法，精神稍可，胃纳思食，气胀差缓，足见是虚，虽肿未见消，此等大症，得二三善状便有端的。况气虚之胀非水湿实肿可攻可下、易于消除者比，所喜脾脉较前诊差旺，足征温补脾肾之验。仍宗严氏所谓阴水发肿治宜先实脾土法，议早进实脾饮加减晚服肾气丸，合为肝脾肾同治之法。

又，早服肾气丸，冬葵子汤下，晚服补中益气汤加果仁，仿阴药阳进、阳药阴进之义。

水肿忌用攻利，即此可见。（寿山）

上舍车恭以翁，年逾六十，久病气喘不得卧，面浮足肿，小便不利，金匮肾气汤主之。

熟地、云苓、淮山、萸肉、丹皮、泽泻、淮牛膝、车前、附子、肉桂。

照方服三十剂，服至十剂，喘定能卧，肿消十六，水道通利，恭翁来寓称谢，欲转手求速效。予谓此等久病，得如是效验，可云速矣。嘱其将原方服满三十剂，不但肿

[1] 窅（yǎo 咬）：深远貌。

消喘止，精神并可爽健，后果然矣。

上舍双泽承庚兄，久客滇黔烟瘴之地，平日嗜酒无度，患痔血病十余年，自今长夏以来，血下如注，肌肉痿黄，面目唇爪皆无华色，乃血脱气馁。渐加浮肿喘促，下午尤甚，晨起略轻，是阴损及阳致气不化水谷，内因之湿得以泛滥肢体而为肿矣。诊脉尺寸俱虚，两尺反大，中阳衰微，浊阴沍[1]结，足为明验。据述参、茸、术、附，一派大补，服至无算，而厥疾不瘳，要知病有变候，法宜斡旋，执一方而可以统治百病，则余未敢信也。兹拟温理中阳、化阴驱湿一法，俟肿消喘定，再治夙疴为宜。

附片（制）、茅山术、姜炭、茯苓、蜀椒（带目，炒出汗）、川牛膝、木瓜。

依方十剂，清晨金匮肾气丸五钱，白汤下。

又，前进通阳化阴法，浮肿渐消，已属投洽，然亦时肿时消耳。复诊脉，两关浮大而滑，右更鼓指，足征阳微阴结不谬。《内经》曰：三阴结，谓之水。三阴结者，脾、肺、肾寒结化水也。

按：人身一小天地，阴阳和则健运不息，所以成云行雨施之用。今阴阳乖逆，则气机不运，身中之阴气尽化为水。又诸书载阴水发黄，湿胜则肿，又水气格阳则为喘，水寒乘肺亦为喘，肺主气肾纳气，肾虚则水不安其位，故治以肾气丸，即此义也。又据述腹中常痛则下血，明是浊

---

[1] 沍：同冱。凝结，冻结。

阴锢结[1]，肾关不固，是以任进归脾无效，此后当别开生面以治，目前仍照前议，冀其肿退喘止，为一着也。另纸具方，小春五日案。

附子、于潜术、炒川姜、炒蜀椒、云苓、茄南沉、炒泽泻、小茴香（炒）、安桂、木瓜，兼吞黑锡丸。

又，十六日诊，初五方叠进十剂，肿消十七，大效已著。本拟加减再进，因日来下血过多，昏冒不能起坐，动则大汗淋漓，胃纳亦减，议专扶元阳以固脱，云南鹿茸酒酥为末早米饭为丸，人参汤下，每服五钱。

肿自内因，主治不可损伤元气。（寿山）

官姓妇，年二旬，叠进消补互用之法，两足膝腕肿虽已消十七，而腹胀全未见消，总非佳境。然自患肿以来，两足冷痹上至膝腿，口中亦冷。据述日来手足掌心灼灼，口中燥渴，然不嗜汤饮，则是术、附、姜、桂温理脾肾真阳之验，始得如此温暖也。又每自进禹功丸，开关逐水，必大下一二行，仍复不通，腹胀如故，则非自然通利，其法亦不可再攻，以成虚虚之祸。再思筹划，斯证本属脾肾阳衰阴胜，脏寒而生胀满。经谓：诸肿满，皆属于脾。又曰：肾为胃关。关门不利，故聚水而从其类也。又曰：膀胱者，州都之官也，津液藏焉，气化则能出矣。夫所谓气化者即肾中之气也，阴中之火也，阴中无阳则气不能化，是以水道不通，溢而为肿，故凡治肿者必先治水，治水者必先治气。参诸古法，惟金匮加味肾气丸变为汤剂以进，

---

[1] 锢结：凝结。

为对证之方，且此方补而不滞，消而不伐，冀其水道通利，小水频多，其肿自消，此为救本之法，但无欲速并不须逼迫就诊可也。

大学高彩卿翁，年六旬，腹大如箕已经年矣，胸中亦觉不舒，素服纯阳温中得宜。盖腹为至阴之处，其为浊阴沍[1]结积聚而成显然，名曰单腹胀，治之非易，宜缓缓图成可也。近则两腿足膝不支，行则如停空飘毛，此下元衰惫见端。经言：上虚则眩，下虚则厥。此之谓也。又心下动悸则肢体宗筋皆悚然而动，一似散漫无主，是宗气已动，根本已摇，最防暴脱，亟宜固本培元，补阳温肾，收拾宗气，使根本巩固，元气方能充满也。

黄氏妇，年五十，连进温暖肾脏法，腹胀渐消，知饥纳谷，大便滑利，是姜附回阳，蒸动肾气，肾之关门自开，盖肾司开合，肾气从阳而开，此一定至理，但小水总不利，肺肾之真阴俱衰，足见前医清利分消之误。鄙意议主分调阴阳之法，一以原方，蒸动肾阳；一以肾气丸，宣理肾阴，令二便通利，肿当自消，而虚虚之祸庶无可免矣，拟以质诸高明。

宗伦翁明经治吴元丰参军之许安人案，初谓有孕，月信不时频下，杂进医方，延至三月之久，渐由足肿至头面、胸腹日增浮胀。然亦轻重消长不常，询知平日食少，手掌心常热，则是虚象也。诊面色黄，舌无苔，脉沉略坚，是中阳亏，而内寒气凝涩而不流，以致壅于经而生肿

---

[1] 沍：凝结，冻结。

胀。间或吐白沫清涎，又或隐隐欲呕，有时嗳腐吞酸，每觉心下震跃，此胃寒上逆，肝木乘之而上，月水由任脉而下，任脉实隶于胃之阳明，是亦胃阳不固，乃非时妄泄，小腹坚实，实厥阴肝木之气抑郁，宜其犯土益急。木性升则夹胃气上逆，胃本主下降，今既逆则气不顺降，所以大便不通畅，平日厌近荤腥，则脾阳已先亏矣。现在食下胀闷，当责之脾，经所谓"诸肿满，皆属于脾"，则脾脏之病又为胃之本里矣。诊右尺独沉而微，肾元之阳亦乏，则又为本中之本也。治法虚则补其母，此当合脾胃土之子母同治而佐以制肝，倘稍杂阴柔则于理为背，别纸拟方，三月二十四日案。

白术、附子、片夏、吴萸、母丁、广皮、茯苓。

此方服三剂，平平罔效，承伦丈属其家召余复诊，读其案论，精切详明，深为佩服，何敢妄参末议。惟是既承长者之命，不得不抒刍荛之见，拟呈一方，并述用方之意。以腹为至阴之处，宜从阳独治，阴气包裹阴血，阴气不散，阴血且不露，何能驱其血？非刚燥通阳单刀取胜之法不能散其阴结、破其坚垒。伦翁深服余言曰善，以原方去陈皮、半夏、丁香，加姜、桂、固脂，重用附子一两。午后服药至一更时，大下血块痰水秽浊半桶，下后昏晕，叉手冒心，危殆之状悉具，举室惊惶，急赶余诊视。脉虽沉微，尚无败象，乃血气上窜于心所致，此与产后血昏变搐等症相似，乌足为惧。但精神散越，言微息低，气怯怕动，是血脱伤气，当急固元气，收摄真阳，大进参、附，少加肉桂，频服数瓯，竟得熟睡至五鼓，神气稍振，方能言动。侵晨诊得两寸浮大，余细微无神，与伦翁商进血脱益气法，参、术、附、姜、桂，一剂仍效。惟漾漾欲呕，是胃阳大败，以原方加丁香、智仁，再进一剂呕止，而少腹尚觉有血块作痛，腹皮亦痛。二十八日，改用人参、黑荆芥、姜炭、安桂、归、芎、元胡、灵脂去其郁莝，块痛皆除，旋以扶元之剂，渐次而瘳矣。

按：二十六日与宗伦丈商进纯刚大热通阳之法，以三月之积瘀秽浊，一剂而得大下，可见阴结之症非温阳不能散也。然此症，余虽偶效一得之愚，而非伦丈识见超卓，何能同心协治以成厥功。

附录：宗伦丈后案，肿胀病后，胸腹两足余肿尚未消清，饮食纳少，食下停闷，心自动跃，红下不断，色多黯黑，种种脾胃亏损之征，诊面黄舌苔淡白，脉虚软，两尺微，右尤甚，与病相符，拟温中下，俾阳复气旺而诸症自除。按：但须多服久服，庶有成功。

党参、白术、附片、姜炭。小解短少，可加肉桂、茯苓，去姜炭。

又，宗伦丈前进温补中下法，固是肿胀病后脾肾亏损至善之法，而久服胃纳仍少，食下仍复不运，似乎固守中下不能调和营气。盖脾病必损及于心，心为脾之母也，心跳不宁，夜寐不适，营气不足也。营主血，血虚则无以养心，心虚则神不守舍，故有诸端。推此而论，当用脾胃营气分调之法，议早进东垣和中丸温理脾胃，俾其加餐纳谷，晚用人参养营汤调和营气，令其心神安宁。若能就此调治，不但宿疾可除，而且能培复元气以收全功，法以候裁。

东垣和中丸方

纹党、白术、干姜、甜肉桂、陈皮、白蔻、木瓜、半夏，枣汤泛丸。

人参养营汤去五味子。

人参、黄芪、白术、枣仁、志肉、陈皮、当归、云神、炙草、煨姜、大枣。

阳微阴结，非通阳大剂不能消其肿胀，案内议论俱有根柢，其中是非，玩之自见。（寿山）

彭某，年四四，经年腹大如箕，两胁作胀，但胸中空旷，食气尚可从旁辘转腹中而不致减食，惟食下难化耳，审其大小肠膀胱，遍处是浊阴占据，日积月累，于左边水道穴结聚一团，按之有形，势成单腹鼓胀，难治之症，不似水气散于皮肤头面易治也。正月抄所议通阳补火、温中消痞之法，原为正阳衰微、浊阴冱结而设。盖深明乎腹乃至阴之地，而可不从阳独治之乎？无如不识医理，视硫、附、姜、桂如鸩砒，置之不敢尝，更医不明虚实，遂敢全用破气峻攻、利水消胀猛药，以致病日进、食日减，神气日消，腹益胀，足征前言不谬矣。读喻氏书谓：胀病乃气散而不收。更散其气，岂欲直裂其腹乎？观此则气不可散明矣。此为千古定论，拟方仍不外前法，放胆进之，庶或可治矣。

附子、干姜、炒蜀椒、丁香、安桂、白术、枳实、砂仁、炒陈皮，每日用硫附丸五钱，早晚服。

喻氏论：每患虫胀，不论气血水痰，总必自辟一宇，如寇贼蟠踞，必依山傍险方可久聚。《内经》论：五脏之积皆有宅所。何独于六腑之聚久为患，如鼓胀等类者，遂谓漫无根柢区界乎？

陈修园曰：若单腹胀，初服劫夺之药少效，久用增胀，硬如铁石，昧者见之，方谓何物邪气若此之盛。自明者观之，不过为猛药所攻，即以此身之元气，转与此身为难，有如驱良民为寇之比。喻嘉言治有三法：一曰培养，宜术附汤加干姜、陈皮；一曰招纳，宜补中益气汤；一曰攻散，桂甘姜枣麻辛附子汤、金匮枳实汤。三法分用、互用，可以救十中之三四。

陈氏妇，年三十，两足红肿作痛，名为血分肿，又名血肤胀，宜调营凉血。

当归、赤芍、莪术、丹皮、桑皮、红花、大腹皮、官桂、生地、熟大黄、甘草。引加姜枣水煎服，服四剂，去大黄。

杨耐轩孝廉，肠鸣两年，间或腹胀溏泄，此脾虚脏寒停有水气，盖脏寒由于命门火衰不能生土，土虚则不能制水，以致水停肠中，似有癖囊，汩汩有声，又饮食稍近黏滞油腻之物，食后必腹痛而胀，得更衣乃止，此又足见脾阳衰乏而运化失职也。口气重、舌苔淡黄是胃中虚热。按经言：胃中热肠中寒，则肠鸣飧泄。此与经文正合符矣，当宗是义立法，补命火以生土，强中阳以健脾，使火土旺实则水不停，胀满不生，诸症自愈。诊脉右关弦，弦本为中虚，而右尺尤有虚象，余皆中和，无足虑也。八月十二日诊。

白术、附片、固脂、吴萸、泡川姜、净蔻霜、益智、上安桂、云苓、木瓜。

再跋，北地高旷，水寒冰冽，故生病多脏寒，脏寒则生满病也。又诸病有声，按之如鼓，为鼓胀，此病失治则有鼓胀之累。

丁阃府绍里之媳，年三十余，腹满而实如有孕状，已逾年矣，服理气宽胀、消导克伐皆无效。延余诊脉，寸关大而虚，两尺不应，明是火衰阳微之象。按：腹为之至阴之地，此浊阴凝冱而为虚满，非实症也，且日食不能夜食，夜食则作胀而痛，及平日不能进肉食，一食豚肉，不但加胀痛而且泄，其为火土两败，显然可知。此病失治有单腹胀之忧，为拟一方，用附子、干姜、官桂、丁香、砂仁、益智、茯苓、白术、枳实、陈皮兼硫附丸，一派补火暖土之药，少佐枳实，合枳术丸为消补兼施，令服三十剂，腹内微烧而大泄数行，自觉腹消其半，转方去茯苓、白术、枳实、砂仁，加蜀椒、白蔻纯阳之品，仍令服三十剂，晚间服丁桂硫附丸五钱，益见效验，后议方服四十剂，兼服黑锡丸二两，硫附丸服至二斤许，方奏全绩也。

此病非其家相信之笃，虽有确见，难收全功，余治此等症，独开生面，效验常著，如治杨耐轩孝廉、高彩卿上舍及宋某老许安人，诸案可考。

肿满诸治生面独开，大都从兼症上讨出消息，学者其细参之。（寿山）

附杨耐轩孝廉论腹满病书：

昨日晡由乡返寓，得阅惠函，具悉尊恙服铎方腹膨已减十七，既有效矣，则药不可停，可将原方除苍术一味，重加术、附，仍用官桂，再服十剂，必愈增效也。官桂必须用者，以之治左胁蓬蓬有声，抑肝扶土，通膀胱而化气行水，乃能消膨耳。尊论有天气大热三伏火克土之说，鄙见以为不尽然。尝考五行生克，火克土，而又能生土，如星卜家论身弱者喜其生扶，得其要也。尊恙原属火衰以致寒湿内生，是以椒、附、官桂、二术、五苓有效，往者常以补火暖土之法，屡奏其绩。且足下每由北上南还，必发旧疴，尝论北地高旷，水寒冰冽，故生病多脏寒，脏寒则生满病也。足下以为然乎？否乎？斯时若不力除病根，将来酿成鼓胀，为虑非轻。所有旧制丸药，内有鹿胶、枸杞、当归、高参等味，非夏季不宜，实于腹胀不宜，此时断不可服矣。腹内安然，秋深及冬再服为妥。尊慈拟进参麦散一二剂，暑候亦可服，如夫人之方略为改易，都宜多服久服为佳。暑气逼人，万勿频行，喝道更冀顺时珍重，挥汗率复，不备不庄。

七月初二日灯下草

积聚癥瘕

许上舍某令正[1]，年三十余，叠进补火温中、通阳化阴兼理冲任法，足肿已消，新病已除，颇属投治，至于血积成癥已经六年之久，本不易治。

---

[1] 令正：尊称对方的嫡妻。

　　按：此病由于阳气衰微，水裹气结，血凝成蛊，日积月累，由渐而剧，以致腹大如孕，胀极则冲上心胸，面色萎黄，有鳞爪纹路，脉关尺虚极，平素多怒善忘，经来淋漓不断。论胸中本属阳位，腹为至阴之地，其阴气结于心下，故不时心悸，寒气客于下焦，血气闭塞，为癥为瘕，久不能消，渐至坚大，势如寇贼蟠踞，必依山傍险，方可久聚。《内经》论：五脏之积，皆有定所，可类推也。喻氏治金陵一血蛊，服药至百日，大腹全消，左胁始露病根一长条如小枕状，以法激之，始克成功，此法可宗。昔贤论治斯症尚且难冀速效，何况今之医者，不识病源，漫图弋获，岂能疗斯疾耶？余于斯病，借箸而筹，尚论病源于前，治法于后，大意非用峻猛毒烈，单刀直入，捣其巢穴、攻其坚垒，漫无平期。然毒烈峻猛之药，从喉入胃，由胃而直达病所，倘不得其法，旧病未除，新病又起矣。兹师其法，不泥其方，先以毒烈悍猛之味为小丸，曝令其坚干，然后以参、术、茸、附厚为外廓，俾喉间知有甘温醇厚味，不知其毒烈之性，令其递送达于积块之所，猛烈始露，庶几坚者削而积块除，元气又无伤矣。质之杏园，以为何如？但服药必须有恒，并无欲速，若果能依法调治，仆胸有成竹，当竭绵力以效药笼之用，即稍有变候，自有节次矩矱[1]。今冬必暂轻安，来春定奏全绩也。

　　再论斯病，有三善可治，病成后犹能受孕，此一善也；虽血聚成蛊，血海尚未窒塞，月事依然如期，此二善

──────────

[1] 矩矱（jǔ yuè 举月）：规矩法度。

也；蛊成尚有痛，痛则血气犹能周流，若不痛则血凝而不流，此三善也。喻氏尝论病有六失六不治。今病者雅能审、能慎、能择医、能知药，惟失于过时，有此三善五不失，何虑病不能治？故敢稳许愈期耳。

吴氏妇，年四十一，两手脉细附骨，独肝脉小急，此肝之积也，名曰肥气。左胁下形如覆杯，横直六寸，时作水声，病经八月矣，恶食呕水，痛楚难忍。诸医概用破气攻下消伐，以致正气先伤而病日进，实如驱良民为寇之比也。

按：积之成也，原由正气不足而后邪气踞之，日积月累，匪朝伊夕，去之亦当由渐攻之，太急则伤正气，正气伤则运化失职而邪反结聚，横冲逆撞，势如寇仇为祸，岂可胜言哉。为今之计，急宜先调脾胃，使能进饮食，俟正气稍旺，积邪渐溃，譬诸行兵必粮饷足备，然后发直入之兵讨之，何患其不平耶？

党参（米炒）五钱，白术五钱，白豆蔻一钱，附子三钱，炒川姜钱半，安桂六分，吴萸钱半，川楝子（醋炒）一钱，元胡（醋炒）一钱，青皮（醋炒）六分，半夏二钱，茯苓三钱。

李氏五旬，病成伏梁已经半载，着而不移，是为阴邪聚络，议气血分消，兼入心包络，此病宜徐图治，无欲速也。

附片、官桂、川连、元胡、归须、莪术、茯神、川朴、两头尖、石菖蒲、佩兰叶、干姜。

再按：坚而不移者名积，为脏病；推而能移者名聚，为腑病。

又伏梁丸常服

菖蒲、茯神、丹参、老山参、红豆蔻、黄连、制川乌、肉桂、巴豆霜、莪术、厚朴、干姜，蜜为丸，梧桐子大，每服四五钱。

余姓妇，年三二，证成伏梁，心之积也，病经日久，图之不易，连进养正磨积法颇验，古人谓养正积自除也。兹议攻补兼施法缓缓治之，无欲速耳，伏梁丸合真人化铁汤，为丸钜。

人参五钱，古通黄连（吴萸水拌炒）一两，真川朴五钱，茄南沉三钱，茯神五钱，跤趾桂心二钱，川乌（制）一钱五分，真九节菖蒲二钱五分，莪术三钱，红豆蔻二钱半，丹参（炒）五钱，干姜钱半，巴豆霜一钱五分，蜜丸梧桐子大。

初服五丸，日加一丸，至大便溏渐减，痞块减半勿服，听其自消。《内经》云：大积大聚，衰其大半而止。此治积聚之大法也。

按：积者有常所，有形之血也；聚者无定位，无形之气也。积块者，痰与食积，死血也。又五积者，五脏之所积也，肝积曰肥气，心积曰伏梁，肺积曰息贲，脾积曰痞气，肾积曰奔豚是也。六聚者，六腑所成，聚散无常，非若积之有常处也。癥者征也，因物而成质，有块可征，不能移易也；瘕者假也，假物而成形，惟移能动也。古乃治此多用耗气削坚之剂，又佐辛香之物，若轻者用以消化，如根深气虚者宁不损其正气。正气既伤，其积愈甚，故当养正则积自除。譬如满座皆君子，小人自无容地。洁古斯言，真良法也。凡治此者，当量人强弱而施治。

积聚癥瘕案论，一一揭出何为积？何为聚？何为癥？何为瘕？症虽多，源委轻重，难易得失，治疗大法，无不毕具，可谓深于斯道。（弟寿山）

医案偶存初编卷九

目

杨某，年三十二，目珠刺痛，入夜昏蒙，白睛带赤，羞光畏日，胸闷气胀，脉左弦涩，是由肝胆气郁，郁则变热所致。目者肝之窍也，肝液胆汁充足，目则清明无故，究其原，总是肝阴内亏，木火上炎。但肝虽亏而内热未除，必当先以清降为治，再商滋水涵木之法。此内因之症，病非暴赤风火，纯用辛凉苦寒可治也。

羚角、白芍、桑叶、夏枯、香附、石决、山栀、丹皮、甘草。

又拟丸方滋肾明目：

熟地、枸杞、菊花、谷精、沙苑、桑椹、石决、五味、黑芝麻，冬蜜为丸。

一老妇，年七十，忽目失明，内外无障，目珠如常，脉见沉微无神。余用黄芪一斤，附子一两，熬浓汁频服二日，视物稍能分辨，再服一料，两目渐明。盖由阳光不振，肾中之阳不足，肾中之阴有余，医者以纯阴药滋之，阳愈虚而阴愈盛，是以昏黑无光也。后服真武汤加鹿茸数十剂，目明复旧。

按：东垣、丹溪专用参芪补气血而明目，盖目主气血，盛则玄府得利，出入升降而明，虚则玄府无以升降出入而昏。余师其意，审知此症阳虚无火，精气无收藏，以致两目无光，加以误服补水滋阴之药，埋减阳光，是以失明。余偏治其阳而化其阴，故获捷效。凡病偏之至极，不得不从偏治，但治病用偏用平，要在审症与脉明确，若脉症果应偏投，则药虽偏而不偏矣。节录陈修园《眼目论》曰：眼目一症，古有五轮八廓及七十二症之辨，其实不足凭也。盖此症除风火、赤肿、外障等症外，而一切目视无光及昏黑倦视等症皆为阳虚。心肺为上焦之阳，心属火，火能烛物；肺属金，金能鉴物。二脏之阳不宣则火不能烛、金不能鉴矣。医者不知，以补血之药滋肝，以补水之药滋肾，下焦之阴愈盛，则上焦之阳愈虚，故目视无光。此等症无不因医而致瞽[1]者，诚为千古定论也。

只用芪附二味，以补气升阳，不杂一眼科药，足征致效之神。（寿山）

周，年十八，两目赤肿，痛不能开，眵泪红丝，努肉外障，此属风火实症。《内经》曰：热胜则肿。当用辛凉法，并宜点药。

荆芥、薄荷、蔓荆、连翘、柴胡、黄芩、黄连、山栀、生地、石决、枳实、菊花。

---

[1] 瞽（gǔ 鼓）：瞎；没有见识。

按李时珍曰：肝开窍于目，胆汁减则目暗，目者肝之外候，胆之精华也，故诸胆皆治目疾。《点服说》云：病有内外治各不同，内疾既发非服不除，外疾既成非点不退。内疾始盛，浚源不如塞流，伐枝不如去根，不服药而除者未之有也；外障既成，如物污须濯，镜垢须磨，不点而去者未之见也。若内障不服药而外点，反激其火，动其血气，无益反损；若外障虽服药而不点，则所结不除。当内外夹攻，方尽其妙。

江姓妇，年五旬，目珠夜痛，服辛散清凉药不应，点苦寒药更甚，近日加胀，常如突出。按：黑珠属阴，为风轮，夜痛亦属阴虚，点苦寒药反剧，夜与寒皆阴也。娄全善曰：目珠连目本，即目系也。胀如突出，乃厥阴肝虚气结也，理宜通阳化阴兼调肝气。

夏枯草禀纯阳之气，有补养厥阴之功，能治之者，阳胜阴也；香附通行十二经八脉，分利三焦，解六郁止诸痛，合夏枯草为补肝散；白芍治厥阴肝血不足，退火益阴则肝血自足；羚角入足厥阴，明目去障；木贼草入足厥阴、少阳血分，益肝胆而去障明目；益母子益精明目、行中有补，为血滞病目者要药；花椒辛热纯阳，能散阴寒，并能下行，导火归元，亦能明目；桂心气味辛温，为诸药先聘通使，木得桂而枯，故能抑肝明目。陈氏曰：凡阴邪盛与药相拒者，非此不能入也；甘草调和诸药。水煎服，十帖而愈。

耳

周某，年四十余，因夜行闻风声，疑为鬼祟，心中忐忑，疾走而回，此夜憎寒发热，天明寒热退而耳鸣失聪。越三日求治于医，医以益气聪明汤，重用黄芪，嘱服数帖，耳愈声闭，转求于余。余细绎[1]其故，猝然因惊恐而耳失聪，盖惊则伤心，恐则伤肾，明是心肾交病，宜乎益气升阳，所不中窾[2]矣。况疾走而回，气逆不下者乎？又闻风声而惊疑致病，势必风邪入耳，与气相搏，故是夜寒热互作，医者早知用疏风散邪、下气通窍之法，继以补心肾而镇逆，何致耳愈聋闭也！余用三因方，以全蝎四十九个去梢洗净，生姜切厚片，如数铺砂锅内，置蝎于姜片上，慢火烙姜片至黄色，蝎干研为细末，菖蒲酒调，夜间徐徐尽量饮醉，五更睡醒，觉耳中閧閧[3]，划然一声而听聪矣。然亦时闭时聪，随以磁石、龟甲、沉香、远志、菖蒲、牛膝、琐阳、辰砂、熟地、苁蓉之类服二十剂，耳聪如旧。

聪因夜行受惊恐而顿失，此亦一奇，不用奇方以治，乌乎能？（寿山）

丁某，年卅二，因大怒气闭，耳鸣作呃，咳嗽口苦，

---

[1] 绎：本义抽丝，引申为推寻、思索、探究。

[2] 窾（kuǎn 款）：空隙，法则。

[3] 閧閧（hòng hòng 讧讧）：哄哄，喧闹。

明是肝胆风火上乘，治宜苦降辛通。

杏仁、厚朴、夏枯、薄荷、半夏、菖蒲、连翘、木通、青皮、桑叶。

又龙胆泻肝汤四剂，大效。

杨应春令堂，年六十二，右耳掣痛，极楚难忍，诊脉弦数，显属肝胆风火上郁，非肾虚也，治宜辛凉宣窍。

菖蒲、夏枯、僵蚕、薄荷、苦丁茶、山栀、芦荟、青菊叶、荷叶蒂。

又，昨进辛凉法，止而复痛，是少阳风火未熄之征，按肝脉络于耳，胆脉亦附于耳，仍从肝胆主治。

羚角、柴胡、胆草、苦丁茶、鲜菊叶、节蒲、连翘、山栀、泽泻、黄芩。

又，肝火炽盛，服前二方痛犹不止，以当归龙荟丸早晚各服二钱，计服至二两而愈。

人但知肾开窍于耳，不知肝胆脉络亦附于耳，诊得弦脉，即从肝胆二经施治极是，可谓读书得间。（寿山）

孙，秋月感冒发热咳嗽胁痛，继则寒热往来，渐致耳闭，医以小柴胡汤二帖，寒热虽除而耳旬日胀闭不聪，更医用补肾滋阴药愈聋。余诊得脉弦而劲，是病总不外少阳一经，足少阳胆脉绕耳轮，手少阳三焦脉入于耳，邪气壅实，加以误进滋阴药，听宫为其所掩故暴聋，议仍从肝胆二经主治。

柴胡、白芍、黄芩、山栀、羚羊角、丹皮、牡蛎、薄荷、甘草。

鼻

余妪，年七十，患鼻渊病，数年来至夜鼻流清涕益甚，鼻中窒塞，香臭不闻，频频头痛昏晕，服参、芪、术、附补剂则痛稍缓，一进疏风通窍则头痛愈甚，近又牙关松颓。

按：鼻渊由风热烁脑，而液不下渗为病。经曰：脑渗为涕。又曰：胆移热于脑。辛颊鼻渊，肺热甚则出涕，鼻为肺窍，肺气清则通，肺气热则塞。论此当必以疏风通窍清热之剂，乃为正治。今服辛凉药增剧，又非实症，且老人头痛昏眩多属阳虚而致，盖头为诸阳之首也，牙关为诸气之司，下颏松颓固由肺肾气虚不能收束也。诊脉细软无力，治宜理阳、益气、固肾，议补中益气加附子、枸杞、沙苑、苁蓉之类，且方中有升、柴，能升清降浊，与老人鼻渊合宜。若少年体壮患此，当从实治，此乃从治之义。服至十余剂而诸款皆善，令其多服久服，必臻其效，惟鼻渊老恙，难望向愈，仅堪带病延年耳。

凡症有实即有虚，不必泥定鼻渊尽是阳明火动，读此可见。（寿山）

何某，患鼻塞不闻香臭已经半载，服辛散通窍之剂不少，卒不能开，求治于余。诊得肺脉浮数，是火郁清道，宜清金降火，用凉膈散加杏仁、白芷、菖蒲数剂，火降气通，渐次而愈。又治一人鼻塞，气不通利，浊涕稠黏，屡药不效，已经年余，脉两寸浮数，亦属火郁之证。忆《类案》江氏引越人云：肺热甚则出涕。故热结郁滞壅塞而气不通也。投以升阳散火汤十余剂果验，后以清肺药调理而瘳。

江某，年五十，近年来鼻流清涕如水，感冒风寒尤甚，此属肺寒，名曰鼻鼽，法当温散川椒散主之。

花椒（炒）、柯子、干姜（生）、桂心、细辛、川芎、白术，各等分，为细末，每二钱，温酒调下。

戴某，年二十六，患鼻息窒塞疼痛不闻香臭，此因过食厚味，积热于肺，日久凝浊结成息肉，滞塞鼻窍，如雨雾之地突生芝茵也。先以防风通圣散加三棱、海藻，研末调服数剂，继投泻白散加黄芩、杏仁、天麦冬十余剂，又仿韩氏以白矾末加硇砂少许吹其上，果渐消化，后以此法，治数人悉验。

鼻生息肉症不多见，此治甚善。（寿山）

牙　齿

许子，八龄，左边牙痛龈肿，咽痛嗌干，舌绛唇紫，发热恶寒脉浮数，乃肺胃火热上壅。牙者骨之余，牙痛多由阳明胃热所致，咽喉乃诸经之道路，咽痛亦多由痰火上壅，当用辛凉轻清法。

薄荷、前胡、防风、七厘、连翘、牛子、桔梗、僵蚕、生地、甘草。

又，进辛凉轻清法以清上焦壅热，咽痛瘥缓，颇属投机，但宜慎口，无恣所欲，拟方仍从前法加减，兼治牙痛。

甘草、桔梗、牛子、薄荷、豆根、生地、丹皮、蒺藜。

又，清胃汤专治牙龈肿痛。

石膏、生地、丹皮、黄连、甘草、升麻、黄芩。二剂肿消痛止。

吴启顺之内，年三十余，患牙痛，医治半月不已，一日痛极难忍，欲自缢。延余脉之，沉弱无力，曰："此虚火也。"用六味加细辛、荜拔、甘杞、青盐，二剂而痊。

东垣曰：牙齿是手足阳明脉之所过，上龈隶于坤土，乃足阳明胃之所贯络也，止而不动，下龈嚼物，动而不止，手阳明大肠之脉所贯络也。

又，胃有实热，上齿痛尤甚，宜凉膈散，大黄酒蒸为君，加知母、石膏、升麻为佐，煎水频频含咽即愈。

热牙痛怕冷水，冷牙痛怕热水，不怕冷热，乃风牙痛。

肾虚牙痛，齿龈宣露动摇，宜六味、八味，滋阴补肾。

虫牙痛，乃人饮食不能洁齿，腐臭之气淹渍日久，齿龈有孔，虫蚀其间，食一齿尽，又度其余，至于痦蟹皆种类，必杀其虫而后痛止。（《直指》）

牙痛一症，不外乎风、火、虫、虚，此但言其痛也，其他如牙宣、牙擂[1]、牙疳、牙痈、穿牙毒、骨槽风、走马牙疳之类，皆由于湿火热毒蕴结牙床，须分上下二齿，辨手足阳明及少阴之异，又当察其专科而任之。（《指南》）

附录擦牙神效方：

---

[1] 牙擂：指牙龈肿痛。

胡桃壳一个，另用食盐、食椒各半捣烂，筑入壳内，湿纸包裹，火煅成灰，擦入患处，此治虚寒牙痛神效，屡试屡验。若实火牙痛则用食盐、煅石膏研末擦之效。

又方生石膏、生明矾各等分研细末，用指蘸擦牙甚妙。

擦牙固齿散（《冯氏锦囊》）

生软石膏五钱，骨碎补（去毛，蜜水拌，晒干微火焙）、青盐各六钱，寒水石、没石子（酒煮火焙）、槐花（晒干）各五钱，共为细末，每早擦牙固齿最佳。

牙痛一案，必辨之至详，无有剩义，洵属学识兼到。（寿山）

咽　喉

刘某，年三十六，咽喉痛痹，口臭项肿，乃少阴症也。《内经》曰：一阴一阳结，谓之喉痹。一阴者，手少阴君火；一阳者，手少阳相火，二经火与气结则痹而为痛也。宗仲景甘桔汤之旨。

甘草、桔梗、射干、薄荷、牛子、川贝、炒芩、豆根。

某子，年十八，脉搏大，久嗽频频，暮夜尤甚，喉痹咽痛，心烦不寐，非甘、桔利膈，射干、豆根症，乃阳不下伏，阴火上炎，法当先从上治。

沙参、麦冬、玉竹、石斛、女贞、地骨皮、龟板、川贝、鸡子白、甘草。

又，六味地黄汤加龟板。

徐某，年五十，喉痹咽痛，妨食拒纳，如有物碍阻，服寒凉清咽，反加泄泻，而咽痛愈甚，显属龙相上腾，非泛泛客热，最不易治。姑拟壮水以制阳光一法，试服之何如。

熟地、云苓、淮山、萸肉、丹皮、泽泻、龟板、牛膝。

又，昨据来札所述喉痹病状，拟进之方，因未临诊视，不敢遽投，兹诊脉沉小无力，视喉内淡白，痛而拒纳，气喘声微，小便清长，大便滑泻。此火虚于下，格阳于上，乃无根之火，即肾中之真寒也，非温补命门不可，议景岳镇阴煎引火归元也。

大熟地、川膝、甘草、泽泻、熟附子、肉桂。水煎，冷服一帖痛减，三帖全愈。

虚火上炽必引火归元方效，即此见仓卒向医素治，而不将脉细诊，亦难药与病符。（寿山）

乙卯，余侧室费氏患喉痛，余因在荷岭陈宅诊病，淹留数日，店伙不明寒热，谓喉痛总属于热，开手即用元参、甘、桔、牛子、芩、连之类二帖，及吹清凉药末，其痛益甚。迨余回寓，见其形寒面青，气喘溏泄，视其咽喉不红，右边微肿，诊脉微弱，知为肾伤寒症，误服凉药以致身寒异常，加以桔梗载气上浮，致令气喘急迫，且少阴伤寒喉痛乃久伏寒气而发，故先发头痛，次必下利。余用姜制半夏二钱，桂枝二钱，甘草一钱，生姜五片同煎，候略温徐徐呷之，一剂寒除痛缓，再剂霍然。姑记之，以为捡方治病者戒。

按：诸病皆有寒热，何止喉痛一节有热无寒？苟能临症细审，病真处悉见，自然药与病合，不致枘凿[1]。譬如此症，只服半夏散及汤二剂，而使其病悉除，其妙何可胜言哉？

《内经》曰：寒湿所胜，平以辛热，佐以甘苦。半夏、桂枝之辛以散经寒，甘草之甘以缓正气。

吴，年四十，咽喉之患日久，而呼吸饮食仍不觉甚苦，惟下咽时如有物碍阻，第近来形神渐见衰夺，头常昏晕，是真阴亏损，肝脏厥阳化火上越，将来必有喉痹之虑，何暇以痰嗽为理法。宜镇肝潜阳，引火归元，景岳镇阴煎加龟板、牡蛎。

熟地、川膝、泽泻、附子、肉桂、甘草、龟甲、牡蛎、黑铅重一两一块，水煎，药冷服。

附录：《纲目》论咽痛云：嗌痛者谓咽喉不能纳唾与食，而地气闭塞也。云：喉痹咽嗌痛者，谓咽喉俱病，天地之气并闭塞也。盖病喉痹者，必兼咽嗌痛，病咽嗌痛者，不能兼喉痹也。

丁孀妇，前患喉痹，用甘缓调气兼宣达消风法获愈。近则一因怒气即发，但觉喉间紧痹之状，亦无甚红肿大痛，此气为病之本，然必夹风火上壅，故发作迅速也。

按：肺主气，怒则气上，凡咽喉之患，未有不由肺胃二经为病也。考之经训曰：形苦、志苦，病生于咽嗌，正此之谓也。又再参平素体虚，更兼忧郁太过，尝患肩胛手臂难举，麻痹作痛，乃属肝伤气郁，筋缓络虚，总而论

---

[1] 枘（ruì 瑞）凿：比喻两不相容。

之，用药大意当仍从经旨，甘以缓之为主，再合甘露饮及五物汤治之。方用沙参、地黄、天冬、石斛、甘草之甘，以治肺胃之虚热，泄而兼补也。贝母入肺经气分散肺郁，功能专治喉痹火热上行之患，又以枳壳、枇杷叶、香附、橘红治诸气，抑而降之也。白芍舒肝散郁，和当归以入络补虚，少加桂枝荣筋，姜、枣调和营卫以治手臂痛风，引用桑枝为丸，桑乃箕星之士，其木利关节、养津液，行水祛风。此方药虽平淡无奇，然辛不致燥，凉不致寒，滋不致滞，最为是病对症之方，若能服之有恒，当拟永杜其患而却诸疾，然不戒恼怒忧劳，亦难免愈发愈甚，并恐有闭塞咽喉之虑，戒之戒之！幸毋视为老生常谈也。

用药能于病之源委面面俱到，先称好手。（寿山）

梅核气

王泰瞻上舍，年富形伟，素服茸、附、姜、桂阳药相宜。癸亥冬夜，偕友观剧万寿宫，食毛栗一握，忽然喉咙间如有物梗阻之状，即至药肆问药。医者作寒痰阻气，进附桂理中丸一枚，旋服附、姜、丁蔻、参、术药一瓯，未尽剂而气愈急，阻塞咽喉，呼吸语言甚艰，茶水都不能入，三鼓急召余诊。余曰："此梅核症也，窒碍于咽喉之间，咯不出咽不下，如梅核气之状是也。进是药，恶得不加剧也。"且书云：缓治杀人。余急以甜梨捣汁半杯啜之，下咽觉其气略开，稍可谈病，旋即又塞，急煎加味四七汤服之，气渐下，是夜至天明连服二剂，次晨仍照原方加减以进，调理旬日，其气全消。

厚朴、半夏、苏子、茯苓、杏仁、沉香。

按：此症始则喜怒太过，继则过食辛热炙煿之物，及大热纯阳之药，积蕴日久而成郁热，厉痰结气，故致斯疾耳。

又方：橘红、厚朴、苏子、半夏、云苓、缩砂、神曲。

凡遇此等症，医者不识何病，若但以其人服何剂，不知变通，不辨虚实，妄进补药，真杀人之事也。

许氏妇，孕五月，患腹痛，服当归芍药汤瘥愈，右边胁肋气痛，牵引肩髃，复渐痛入心窝，呕痰不已。余诊之，脉弦滑，此病由七情郁结而成，加以归、术、芎、芍、甘草柔和保胎之味，阻遏其气，痰涎结聚在心腹间，随气上下作痛。今痛减而气不通，塞于咽膈，咯不出，咽不下，每发欲绝，逆害饮食，势甚危迫，方书称为梅核症也。《金匮》有：妇人咽中如有炙脔，半夏厚朴汤主之。仿以为法，遂用半夏、厚朴、苏叶、茯苓、香附、陈皮、生姜，一剂病减，数剂而安，胎亦无恙。

手臂腰腿足膝痛

卢妪，年五旬，脉弦滑，胸满喘急，气逆痰鸣，胸腹间攻冲作痛，日夜倚坐不能偃卧，乃七情气郁、痰涎结聚所致，是以常有肩臂酸痛之患。法宜顺气舒郁为先，与五磨饮子，兼服四七汤。

又，连进顺气开郁之法，喘急气逆已舒，惟右肩臂痛，手不能举，时或四肢酸痛，显然伏痰在内，中脘停饮，脾气不行，与痰血相搏而作痛也。书云：四肢属脾，痰涎流入四肢，令人肩臂酸痛，两手罢软，误认为风，则非其治。此症似之，是以常服归、芩、芪、桂、羌、防，治风治血皆罔效。议《指迷》茯苓丸合三子养亲汤，专治其痰。

茯苓、半夏、枳壳、风化硝、片姜黄、芥子、莱菔子、苏子、姜汁。

上方仅服六剂，痛已减半，再以原方去莱菔子、苏子加桑枝梢，服十剂尤效，转方以黄芪异功散加桑枝（酒炒）、片姜黄、利关节、入手臂，通补脉络，而全不用祛风活血药，竟奏全绩。

某母，年六十五，右手脉迟细而微，左三部尤沉微无神，右手鱼际至膊常时肿痛不举，头常眩晕，眼多眵泪不明，目珠痛涩，暮夜尤甚，上下眼胞肿痛，胃纳少而运化迟，是脾阴亏损之候。盖四肢属脾，右手肿痛不举，系血不荣筋，脾气不舒运也。目者五脏六腑皆系属焉，而老人目病总由气血不足。书云：目得血而能视也。法宜气血两补，仿归脾饮加减法。

黄芪、当归、熟地、鹿胶、白芍、茯神、枣仁、志肉、于术、木香、柴胡、炙草，引加嫩桑枝，水煎服，不拘剂数。

赵安书上舍内人，左手掌背微肿，中指胀痛，屈伸不利，右肢肩胛手臂皆酸痛，此血虚风动，病在肝与心包络所循之经，女人右属血虚也，诊脉缓细。

按：细为虚，缓则为风之明征矣，但体肥必兼痰湿，补血熄风，佐以祛痰除湿。

黄芪、当归、乌附尖（炮）、安桂、防风、炮南星、桑寄生、乳香（去油）、大活血、姜汁，晚间吞服活络丹二钱。

此方服四帖，右手稍能升举，服至十余帖，肿消痛减，后用十全大补汤加鹿茸而全愈。

即所见之症与所诊之脉，审究得清，用药自无不合。

饶，其年四十，尾闾脊骨酸痛，腰腿皆痛，屈曲不伸，头胀形寒，是少阴肾衰湿着为病，法宜暖肾祛寒除湿。

附子、细辛、独活、秦艽、杜仲、桑寄生、安桂、狗脊、牛膝、蚕沙。

某，三十余，大病后劳动，兼犯房事，小腹绞痛，腰痛如折，服杜仲、固脂补肾药不已。余用人参三白散，一剂痛减，四剂全愈。

党参、白术、白茯苓、白芍、附子、生姜、大枣。

腰痛本属肾虚，为因房劳而致，三白汤虽治内伤，实耐人思索。（寿山）

汪良翁，年逾六旬，诊脉濡弱，乃气血两虚之象，惟右寸独见滑大，是肺有停痰之状，故时有气逆喘嗽咯痰诸端，此属老年人常态，非易治也。据述素患头痛目眩，实为阳虚夹痰为患，盖头为诸阳之首也，腰足酸痛是肾元虚损也，法宜理阳除痰兼益肝肾。

文党、白术、茯苓、半夏、五味、干姜、附子、沉香、杜仲、故纸、胡桃肉，黑铅一块同煎。

又进理阳温肾法，逆气瘥舒，停痰已减，显属虚征。今脉见缓细，腰腿足膝酸痛而重，步履维艰，乃肝肾两亏，必兼停湿也，议补肝肾兼祛湿法。

附子、白术、杜仲、故纸、安桂、茯苓、羊藿、苡仁、牛膝、胡桃肉，细辛少许（服四五帖，减去不用）。

腰痛补肝暖肾，人所共知，而素祛湿除痰用药之灵通，人所不及。（寿山）

张某，年四十六，痛引环跳穴，下至委中穴，此足太阳部位，卧定不痛，起则作痛，行久则渐减，显属湿停经络，偏左宜兼风治，勿专理筋骨，诊脉寸浮、关脉独沉、尺弱，宜健中祛湿，祖五苓散法，加秦艽、防风、桑枝。

行久痛则渐减，湿停经络，于此可辨。（寿山）

张裁缝，年四旬，湿痰死血凝聚尾闾，脉络牵引髀骨、腿、膝皆痛，屈伸不利，坐定不痛，举步则痛，证起逾年，诸药罔效。据述十年前失足闪挫尾闾，痛旋至。近两年来是穴常有一二点痛，此聚瘀停痰已显然矣。议宣络行瘀法，兼服活络丹。

川乌（制）、安桂、芥子、当归须、元胡、乳没（去油）、牛膝、续断、桑枝梢。

此方连进六帖，痛虽未除，而有酸痛走移之效，足见宣通脉络之功。原方加酒炒蚕沙、木瓜以祛湿气利腿膝，服数帖，足能屈伸，诸痛亦减十六。随以鹿角、虎骨、附子、肉桂、当归、杜仲、牛膝、仙灵脾、五加皮、金毛狗等味为丸饵，不两月而全愈。此先通后补之法，故能奏效如此。

一妇，年三十余，足跗发热而痛，不能任地，喜手拊摩，牵痛足跟，殊苦难忍，显属肝肾不足，真阴亏损。用大剂六味地黄汤重加龟板、黄柏、牛膝，少佐肉桂，二剂热退，四剂痛减，十服而全愈。

此病的是阴虚火动，方用地黄汤。一加龟板以壮水之主；一加肉桂以益火之源，主治甚善。（寿山）

徐澄，年逾五十，两足心常如烙，乃涌泉涸竭，虚火灼阴。八味地黄汤主之，又间服左归丸改为汤剂，方具下。

熟地、山药、枸杞、萸肉、淮牛膝、龟板、鹿胶、菟丝、石斛。

心脾胃气痛

熊树滋之妻，年三十余，心气痛，自巳初至未末昏厥七八次，头汗，四肢厥逆，脉沉小，此心包络寒厥痛也。盖因外邪干犯心之包络，厥阴气逆上冲，故痛极而发厥也。若真心痛，手足青至节，为不治之症，可预决耳。议附子理中加吴萸、鸡舌香温之，二剂神效。

汤某，患热厥心痛，身热足冷，痛甚烦躁，口干面赤，脉洪大，用金铃子散加栀子仁，三服而愈。

金铃子、元胡（俱醋炒）、栀子仁（略炒），等分研末，每服三钱。

心痛发厥有寒有热，审其脉与症合，用药亦与病符。（寿山）

吴，年三十六，心痛，或作或止，久而不瘥，是为去来痛，此心包络为风邪冷热所乘，仿神仙九气七气合法。

香附、片姜黄、肉桂、半夏、东洋参、山栀、甘草。

此方肉桂、山栀并用者，因其病久成郁，郁久成热，若全行温散，岂不助火添油，故又以山栀为热药之向导耳。

《丹溪心法》云：凡心胃气疼，须分新久，寒热血虫诸条，寒则温之，热则清之，血则散之，虫则杀之。庶乎不忒[1]也。

宋氏妇，年三十二，患心腹痛，上下攻刺，呕吐涎沫或吐清水，食后尤痛，时作时止，面色青黄，凡治气痛药皆不效。

余曰：此虫痛也。其姑丈曰：若辈亦有虫乎？余曰：常有之，治之靡不应手而愈。与化虫丸二十粒，乌梅、花椒汤空心吞下，二服果下虫一裹，痛遂瘥，继以椒梅理中汤数剂，永不复发。

不于时作时止、面色青黄、呕哕涎沫辨是虫痛，何能奏效？（寿山）

丁某，年四十六，心痛，甚而牵引至于胁下，如刀劙[2]之痛，坐卧不敢转侧，此为脾心痛，古方手拈散主之。

草果仁、元胡、灵脂、没药，各等分为末，每服二三钱，酒调下。

宗竺香孝廉之母，年六旬，夙有气痛，不时频发，此

---

[1] 忒：差错，错误。

[2] 劙（lí 梨）：割，劈。

番当心之部位而痛，乍痛乍止，手不可近，胸中气窒，胃喜辛辣，每食甘肥痛必复作，进辛温大热颇受。诊脉如平人，虚则是其本质。论火衰，投辛热应效；论拒按，眠卧不能依左侧，又宜远温辛，且痛时喉中觉有虫动而呕酸水，此是蛔虫不安其位。李时珍曰：心痛吐水者，虫痛也。又每夜半必作寒，乃外侧寒气凝于皮毛，内有垢浊停于中脘，致内外不和，法当通内达外兼制肝伏虫，使内外通、蛔虫伏则痛止矣。

香附、苏旁梗（取旁生者掐寸许长，入络通气）、青皮、厚朴、金铃子、元胡、黄连、吴萸（水炒）、乌梅、川椒、雷丸（去皮苍术同煮，去术），水煎服甚效。

高彦卿上舍，夙有气痛，近日复发，发时胸膈气胀，觉心如上升状，并牵引背脊骨节痛，是肾心痛也，其胸膈气胀，必由膻中气不舒展。膻中者，臣使之官，又为气海。其大气之搏而不行，积于胸中而不散，则室塞之状已若增矣。又胸中本属阳位，诸阳脉咸附于背。肾俞穴在背脊，肾气由背脊而升，上则与心系通而为一，所谓坎北离南、水火相感者也。

按：此足见肾中阳虚而中阳尤乏，浊阴上干为胀为痛，决非心胀而痛也。心者，君主之官，一痛则手足青至节，为不治，此为明辨耳。据述，每胀痛时必须尽力努挣，其痛则差缓，是挣则搏聚之气稍舒，故痛亦稍缓矣。诊脉沉迟，《脉诀》云：沉迟冷结。法当温理中阳，兼通肾气，仿辛通温散之义以进。又细审面色沉黯带黄，每饭必呕清水数口，腹中汩汩有声，小水黄浑，是阴痹兼发，与三年前病候相似，此方亦可兼治也。

附子、干姜、肉桂、智仁、澄茄、吴萸、金铃子、丁香。

此方服四剂痛渐止，去金铃子加茯苓、白豆蔻，令其多服，兼吞丁桂硫附丸十余两，而诸病皆痊。

宿病复发，非草率定方所能绝其根株，必如此方尽善尽美。吾兄凡遇气痛一症，煞费苦心，余眼见的确。（寿山）

范年，四十八，心气疼，久服诸辛香苦降药不效。询知平日喜食热物，拟必死血留于胃口，议活血汤散之。

归发、赤芍、肉桂、红花、桃仁、乌药、香附、延胡、抚芎、甘草。

又血痛宜散，尊古制也，果获小效，但厥疾不瘳，是药不瞑眩，桃仁承气汤下之。

车子，年廿一，心气痛，脉伏，平素体质孱弱，医者辄用参术补气，痛愈甚，是不明诸痛不可补气，沉术壅气，气不通故痛必增剧，宜以附、姜、桂、蔻辛温之属治之。

附子、干姜、肉桂、白蔻、吴萸、陈皮、白芍（炒）、甘草（炙）。

气痛补气是犹抱薪救火，安得不增剧乎？学者慎之！（寿山）

吴妪，年六旬，患胃气痛，手不可近，僵卧不能转移，极苦难名，脉弦涩，口燥唇紫，舌苔微黄，热痰稠黏，便闭，此是肝木乘胃，热厥而痛。据述昨晚发厥，头昏大汗，辄自服附桂理中丸三枚，汗虽止而痛愈剧，且常患胃痛甚轻，服肉桂磨汁则渐止，此番因食鸡酒肉腻而发，显然肝实作痛，兼食滞停于中脘，断非寒痛也。法宜泄木清胃为主，佐以导滞。方用吴萸、黄连、白芍、川楝、甘草、山楂、厚朴、荔枝核煎水，吞百顺丸三钱，食顷先下燥矢，复下垢滞不少，痛减六七，二剂去百顺丸，加元胡、枳壳，痛止如失。

桂附理中寒痛则可，若系肝实食滞，则大相左矣，后治合宜。（寿山）

周氏妇，年三十，常患心腹痛，痛时腹膨肠鸣，周身骨节酸痛，手足麻痹，医率用破气行血药反甚。余与丹参饮，一剂痛减，二剂良愈，后以此方治妇人心腹诸痛，屡验。

丹参一两，砂仁一钱，白檀香一钱。

上舍黄创宇，年五旬，多恼怒，两关脉弦坚搏指，胃痛兼旬，前医顺气温中不应，是厥阴肝木犯胃之痛，唇紫舌微黄，得食更痛，乃痛久多郁，郁久无火变火，火痛无疑，议与泄木清胃一法。

吴萸、黄连（水制）、白芍、川楝子、元胡、两头尖、山栀、甘草。

又连进泄木清胃法，痛缓，昨又复炽，据述努力举重，加以气恼，乃激动肝气，且每痛必过午至申亥而加重，此至阴肝旺之候，肝郁为病又昭然矣，但初病在经，久痛入络，仿叶天士活络平肝法。

归须、吴萸、黄连、川楝、元胡、降真香、干姜、炒芍、牡蛎、桂心、甘草。

又，进理阴法，痛减十八。近两夜来，戌亥时仍痛一阵，亦甚轻，足见阴虚不能养肝，肝脉较前诊略平，右关坚滑搏指未减，必自凝痰聚瘀在胃脘中作痛，以致缠绵不已，姑从豁痰宣络法，痛止再商善后，以杜其根。

半夏、茯苓、北芥子、淡姜汁、当归须、元胡、安桂心。

一肝木犯胃痛症，辨出络郁阴虚，议治匝密。（寿山）

上舍吴老十内人，患胃脘痛牵引左胁，半载不已，医方杂投，愈治愈剧。一医作脾虚肝木侮土，进参术六君，辄痛楚异常。每痛时呕吐痰水，味多酸苦，不能进食，大便六七日不解，诊两关弦实坚劲不和。论病本属肝木侵犯胃土，但久病入络必有凝痰聚瘀，是以每投参术补气，壅塞隧道而痛增剧。且便闭、脉实、吞酸、吐酸，皆属于火，又年仅四七，形非大衰而天癸不通，是未及时而先止，必无是理，乃经闭也，此为病之根本。余拟一方，用金铃子、元胡、灵脂、归须、桃仁、生蒲黄、苓、半、香附、青皮、桂枝心入络行瘀平肝除痰之剂，及进神香散二钱，痛缓进食，捷效已著，次日复投一剂，痛又作，询知因私进娣姒[1]单方，欲图速愈，以致前方不效。第三日复诊脉如原，改行瘀通下之法，莪术、田七、元胡、灵脂、红花、归尾、梧桐子水煎，吞百顺丸二钱，先下燥粪，再

---

[1] 娣姒：出自《尔雅·释亲》，古代同夫诸妾之间的称呼，年长者为姒，年幼者为娣。又指妯娌，兄妻称为姒，弟妻称为娣。

下溏粪，痛始克止，人事困顿，令其停药两日再商调理，以痛初止不可骤药，后服调营养肝渐次复原，经水果通。

肝木犯胃入络，兼之痰凝瘀聚，不为宣络行瘀、平肝除痰，反用壅补诸药，医不明误人实甚。（寿山）

赵氏妇，年二十，左脉沉弦而滑，右寸浮滑，右关濡弱，脘痛胸胀，漉漉有声，饮食下咽阻膈不纳，汗出形寒，唇红舌黄，口渴喜饮热汤，证属厥阴乘阳明而致。盖因胃土久虚，肝木愈横也。据述素有胃痛，因饮冷酒而起，又足见胃阳已虚。《内经》谓：胃为之市，容受百物，脾为之使，运行水谷。今者胃痛，遇饮冷即发，不惟胃虚而脾已乏运行之力。兹议先服景岳神香散二两，每服二钱，淡姜汤调；俾胸膈舒展，脘痛必已，并拟小建中加吴萸一法，建立中气而平肝木，继以补土泄木法而愈。

熊某，年四十，气痛于左，牵引肩臂，俛则少缓伸则愈痛，兼之左边牙痛，嚼冷则缓饮热则剧，显然肝气不和，木乘胃土所致，都是火也。仿左金清胃法。

吴萸、黄连、生芍、丹皮、生地、当归、石膏。

此方服二帖，痛减七八，加川楝子、生龙牡、元胡数帖，诸痛如失。

某纸客，年三旬，胃痛，纳食稍安，病在脾络，又称因劳倦饥饿而得，当养中焦之营，甘以缓之，是其法也。但近来饮食下咽，少停片刻，常带涎沫呕出，此又属噎膈之渐。姑议先进代赭旋覆汤加陈皮，以理虚逆而安胃气，令其呕逆不作，再商前法施治可也。

代赭石、旋覆花、真高丽参、干姜、半夏、陈皮、甘草。

　　用药之先后缓急，视病之轻重顺逆，斯为万全之策。（寿山）

腹　痛

　　徐某，年四旬，体质素弱，惯服温补。旧冬得阴阳两格之症，饮食不进，二便不通，呕逆气喘，凛凛恶寒，四肢战栗，左胁作痛，丹田厥冷上至于心，呻吟不已。诸医作关格症治，进回阳温胃之剂，心胸愈加胀满，痛苦难忍，病者亦略知医，自谓服诸热药罔效，多不能起，置椸[1]待毙，延余一决。余诊得两手脉沉细而数，惟左关洪而有力，显是热伏于内、寒停于外，热极生寒，伏热无疑，而气痛于左，又明是肝实火痛之标，议百顺丸五钱，吴萸、白芍煎汤下。病者初不服丸，止服二味汤药，觉气痛稍缓。次日又延余，诊脉证如原，仍与原方，果下燥粪，腹内渐觉微热。复投五钱，丹田愈热，始自悟是热结在里，继以桃仁承气下之而愈。

　　桃仁、肉桂（去皮）、大黄、芒硝、甘草。

　　仲景原方以桂枝轻扬治上。王宇泰云宜用桂厚重治下。兹宗之果验。

　　前医用回阳温胃之剂，此用百顺丸药，宜病者之不服，卒以桃仁承气收效，灼见如斯，谁不佩服。（寿山）

---

[1] 椸（chèn 衬）：棺材；又，梧桐的别称。

　　张氏，年二十六岁，患腹痛气坠便闭，登圊里急似痢，又无红白，实非痢也，已经一月，初服调气导滞不应，继而进补中益气升提及润肠通幽之剂皆罔效，延至七月十八日夜半痛甚，昏不知人，牙关紧急，良久方苏，举室惊惶，天将曙飞与相召。诊脉沉数有力，似属积热闭痛之症，而面色㿠白，唇亦淡白，形体衰羸，又见虚象，脉证悬殊颇难遽[1]决，因细为谛审，必极热似寒，且痛久变热入络及热结膀胱，痛时有形，如蓄血状，以致小腹胀痛、二便闭结，当用桃仁承气汤加归须，一服而二便皆通，痛已减半，再服则痛胀如失。此症全在一问字上推求，再与脉证合参，了然无疑，若以形色及所见闭厥虚寒之象，投姜附四逆、理中热药，祸不旋踵矣。

　　曾香未客，患积热腹痛，医以疏寒消滞药叠进无效，痛极时大汗如雨，十指微冷，神昏懒言。更请一医，见其形状，不究虚实，作阴寒治，拟投附桂理中，病者未敢遽服，延予诊视。脉沉而弦数，两颧赤，舌苔黄，口不渴，二便闭，胸腹胀痛手不可按，以脉证细为推究，显属实热之象，但何得指冷大汗？因思内有实热，阳明痛极，必汗出指冷，其神昏懒言，乃痛难支持之故。若三阴虚寒之痛，必面青、背曲、喜重按、下利，此为明辨耳。遂以大承气加槟榔攻之，一服二便通利，痛随利减，再剂胀痛如失，此正古人所谓通则不痛之义也。

　　某，胸满气胀，腹痛肠鸣，泄泻是水，面目浮黄，

[1] 遽（jù 聚）：立即。

是气滞湿郁为病。先哲云：气滞为胀，湿郁为泻，主以分消。

苍术、厚朴、炒果仁、陈皮、木香、益智、泽泻、赤苓、猪苓、桂枝。

刘某，年四十六，胸膈痞满，心下硬痛，气逆喘促，呕吐痰涎，寒热往来，头痛身痛，自汗，面垢目黄，烦躁口渴，唇紫绉裂，舌上黄苔，大便闭结，小便赤涩，夜不能寐，脉息弦数。据病原由于长夏戒途，冒暑受湿，不慎口腹而起，近日加剧，显是湿热内蕴三焦受之。盖邪在上焦则满，中焦则胀，下焦则少腹胀痛，至自汗者，三阳热甚也。古人谓胃实则潮热自汗，信可征矣。议与凉膈合白虎法。

又两进凉膈、白虎，通利泻热，寒热稍退，脉亦差见衰减，惟胸中胀满，小腹胀急而痛，大便黑、小水清长，燥渴谵语，显然邪自太阳不解，传入膀胱，与血相搏而作痛也。

按：大便黑者，血瘀也；小水利者，血病而气不病也。书云：小水自利而小腹仍急痛者，是为蓄血也。宗仲景桃仁承气法。

又进桃仁承气法，小腹胀痛已除，诸症亦减六七，惟寒热往来，心烦呕恶，不饥不食，胸痞胁痛，脉见沉数，是病入少阳，已属吉征，拟小柴胡合小陷胸汤加减。

沙参、柴胡、半夏、炒苓、枳实、黄连、瓜蒌仁、甘草。

少腹胀痛是阳明胃实而三阳腑症兼见，主治井井有

法。（寿山）

涂某，年二十六，腹痛溏泄，小水短赤，胸满肠鸣，呕吐恶食，舌苔微黄，脉右微弦左缓弱，势水谷内因之湿郁蒸肠胃致清浊不分，遂谓痛泄。究其原，总由脾气不和，健运失司。仲景云：弦为胃减，缓是阳虚。法宜和胃升阳为主，佐以分消，时值夏末，预防滞下也。

白术、党参、云苓、干姜、茯苓、广皮、桂枝、泽泻、甘草。

又前方和胃升阳去湿，痛泄已止，小水清长，寒热已退，已属捷效，惟精神困倦，不思饮食，头目昏眩，实为脾肾阳虚，议益脾温肾法。

白术、党参、云苓、干姜、半夏、陈皮、智仁、甘草（炙）。

杨子，年十八，脉沉细而无力，头目昏重，舌苔滑白，手足冷痹，身痛腹痛无休止，大便溏泄，显是阴寒内伏，法宜温中祛寒，附子理中汤加桂枝、白芍，二帖而愈。

附子、白芍（炒）、干姜、桂枝、甘草（炙）、大枣、白术（炒）、生姜。

腹痛，脉见沉细无力，兼有溏泄等症，必是太阴寒结，非气滞湿郁、食积热结之比，误则防变莫救。（寿山）

吴某，年二十，小腹急痛，四肢冷痹，头目眩晕，冷汗淋漓，呕吐清水，口中气冷，脉见沉微，此少阴寒中腹痛，误服寸金丸，是以加剧也，急以真武合吴茱萸汤救之，一剂愈。

-210-

附子、茯苓、白术、白芍、吴萸、干姜、肉桂、党参、甘草、大枣。

吴赍臣明经，脐腹绞结，胀痛非常，头晕形寒，手足冷痹，诊左脉沉细，右洪滑而弦，禀质素弱，食停肠胃，冷热不调，服行气、导滞、止痛诸方无效，法宜寒热并行，宗千金温脾汤以进。

附子、干姜、大黄、芒硝、文党、当归、甘草。

服此方后，形寒肢厥已除，痛亦稍缓，似属投洽，而口燥渴，唇紫舌苔黄，现出热象，改用苦辛清降轻剂，痛复如故，二便仍闭，腹胀肠鸣，心悸呕恶，渴喜热饮，竟夜不寐，上下牙齿时自相交击，得食愈痛，痛时须重按抚摩，右脉坚滑搏指。仍进温脾法二剂大下溏粪，并用蘸醋炒麦麸乘热频熨，痛渐止，后以厚朴温中合五苓以温中而通膀胱，诸病悉除矣。

此症寒热互见，药亦寒热并投。（寿山）

上舍车鹏龄长女，年四龄，腹痛兼旬，面色萎黄，唇舌皆白，时痛时止，痛时面色乍赤乍青，唇口战动，咬牙叫喊不绝，二便闭涩。阅诸医有作火痛者，进栀、连、苦参大寒之味；有作食积者，投青皮、厚朴、曲麦、山楂之属；有作寒痛者，进香苏饮，愈治愈剧，呻吟不已。闻余治文翰乃郎危症捷效，请余诊治。脉得乍大乍小，审是虫痛为患，盖由脾败脏寒所致，虫因寒而动，虫啮则痛，不啮则止，是以时痛时止，宜以温暖脾脏元气，佐以安蛔杀虫之类，使脾脏气强则寒自除、痛自止，虫亦自安耳，宗仲景安蛔乌梅丸加君子、榧子，四剂而愈。

高丽参、附子、蜀椒、川姜、乌梅、细辛、肉桂、黄连、君子、榧子。

辨症清楚。（寿山）

高玉傅长子兆魁，年五岁，腹痛甚，时作时止，医以槟榔丸投之愈痛。幼科某作虫治，服杀虫通利之剂，虽得虫下，而大便总闭结不通。痛至七八日，极危之际，延余诊之。脉沉而迟，眼目露神上视，口出冷气，大渴烦躁，细为审究，据眼神口气，本属脏寒虚痛，而便闭、口渴又似伏热之象。既有伏热，服寒凉通利，何以不应？展转思维，忽悟古人寒极似热之论，此藏寒无疑矣。其便闭显系寒凝泫冻，是以愈下愈急，一定至理。乃用附桂理中丸一大枚，令其连进，外用葱头一大握，捣烂炒热，摩熨腹脐，冷则换之，不逾时，大便下粪如败酱，腹痛顿减，随进附子理中加丁蔻二剂而全瘳。

寒极似热症实难辨，非涉猎不精者所能知其一二。（寿山）

羊某，患腹痛便闭，服三一承气汤愈加胀痛，数日窘甚，延余诊之。脉沉迟，是膀胱气不化也，遂与五苓散加附子、小茴一剂，二便皆通，痛胀悉除。

按：三一承气即大承气汤加甘草二钱，刘河间意在调胃，陈修园曰：实逾仲景矩矱[1]，且仲景三承气汤尽善尽美可加减。

铎曰，若用所当用，功效若神，诚足贵也。

---

[1] 矩矱（yuē 约）：规矩，法度。

又按：仲景三承气汤原治伤寒传变，大热结实者与大承气汤，小热微结者与小承气汤，以热不大甚，故与大承气去芒硝，又以结不至坚满，故减夫厚朴、枳实，加甘草而和缓之，故曰调胃承气。凡用大承气必见痞满、燥实，四证全者方可用之，慎之至也，岂可妄投哉！

医案偶存初编卷十

琴城李铎省斋甫著

淋　浊

建昌府学刘成之广文，初因淋痛渐成血淋、疝气诸端，数月不愈，变成膏淋，溺后茎痛难忍，有时点滴不通，有时清长则顺，每溺时少腹两旁必重坠，以手拍之，自觉水声汩汩如注乃下，然有时亦只数点。此病在三焦，非膀胱也，是以任治膀胱不效。按：三焦者，决渎之官，水道出焉，又水出高源，肺之治节不行则水道不通，参此二义以治，必有效也。

高丽参、天冬、杏仁、贝母、通草、桑皮、地骨皮、牛膝、滑石、甘草梢，长流水煎，早晚吞通关丸各五钱。

又，昨论病在三焦与手太阴肺，用清肺热、滋肾水法小效。

夫人一身之气全关于肺，肺清则气行，肺浊则气壅，甚则水道闭，是以溺时必以两手重拍其腹，良久小水乃出，足为明验。读喻氏书格物之学始悟此旨。余常治水道不利，以清肺之热、润肺之燥治其源，多奏奇绩，非杜撰也。

高丽参、天冬、黄芩、阿胶、杏仁、通草、贝母、防己、甘草梢。

按：三焦鼎峙两肾之间，以应地运之右转，即借诊右尺，是以右尺脉反数，固知病不在膀胱也。

又论淋症有五，气淋者，小便涩，常有余沥也；沙淋者，茎中痛，努力而沙石也，又名石淋；血淋者，尿血结热茎痛也；膏淋者，尿出似膏也；劳淋者，从劳役而得也。古人统而论之五淋，皆膀胱蓄热而成，然亦有肺气不清、水道壅闭而成者。治之者却不宜重在膀胱，宜重在三焦，并宜分别体质强弱，证属何淋，按症施治也。

陈修园曰：三焦包罗脏腑，主气而即主水，水由气化也，故曰决渎之官水道出焉。上焦如雾，气中有水也；下焦如渎，水中有气也；中焦如沤，气水相涵于其中也。凡水道不通，溢于外而为肿，积于中而为胀，凌于肺而为咳呕，流于肠为泄泻，宜专责之三焦，与他脏无涉。时医治他脏而幸效，不可援以为例。

血淋一症，人皆谓是小肠膀胱受病，偏论及为肺气不清所致，故效即立见。（寿山）

黄某，年二十四，精滑三年，服芪术温补稍止。近因长夏冒暑而成痛淋，玉茎强硬，溺窍窒塞，龟头痒疼，右胯兼作便毒，憎寒壮热，唇紫而燥，舌苔带黄，脉息沉数，是心火妄动兼湿热内蒸。少年患此，多因欲心萌动，精离本宫，腐败凝阻所致。不惟便毒已成，怕有妒精疮[1]

---

[1] 妒精疮：即下疳，指发于男女外生殖器部位的疮病。

患之累，兹仿伤科攻消之法，急治其标。勿以三年久病，惧饵峻剂，此正《内经》所谓"有故无殒"之旨也。

甲珠、归须、丑牛、牛膝、大黄、木通、车前、贝母、银花、细甘草。

辛亥治一农人，年二十余，患尿血茎痛，服琥珀散及五淋、血淋诸方无效。余捡古方，以陈石灰炒黄连二两，去灰取连为末，梧桐子大，用竹青、白茅根煎五苓散，吞黄连丸，旬日而愈。

车某，年四旬余，好色，患白浊，医投五苓、八正清利之剂，更加茎痛。更医用固涩药，小水愈加淋滴不通，并加右眼红赤作痛，舌绛心烦，胸腹膨胀，兼之又发疮痍。据自述，病由长夏伤湿兼食炙煿之物而起，今阅月矣。诊得左寸细数，右寸独大，右尺坚而搏指，以脉而论，其为君相二火俱起显然。盖君火一动，相火随之，加以湿热内蕴，故见诸端。按书云：诸疮痛痒，皆属心火。又心移热于肺，则目赤而痛；又心火妄甚，不能下交于肾，则元精失守，故梦遗精滑；且湿热聚于下焦，膀胱之气不化，则腹胀淋秘。故凡病居下焦，虽烦躁而口不渴也。此症头绪甚多，法非易处，思下焦之病，东垣滋肾丸可疗，而上焦之病非清心肺不治。遂以洋参、麦冬、石连子、杏仁、贝母、黄芩、细甘草以清上焦心肺之热；以黄柏、知母之苦寒以泻下焦内蓄之湿热，肉桂之辛热以化膀胱之气。服之腹胀消散，小水遂通，再服而愈。可见药之对病奇验如此。

洁古云：热在下焦，膜塞不便，此症似之。

江某，壮年耽于烟花，得便浊证，诸药不效，久而弗愈，此命门火衰，气不摄精，以致败精为浊。与桂附八味丸料加车前子、菟丝子以导败精，十余帖而愈。

按：浊出精窍，淋出溺窍，二者所出不同。浊者小水不清也，淋者小便淋沥涩痛，欲去不去欲止不止是也，治之者宜固肾，不宜利水。

遗　精

张某，年二十八，梦遗已经数载，近则无梦亦遗，每一用心思索则精滑如注，遍投汤药，卒无一效。夫梦而遗者，相火之炽；无梦而遗者，心肾之虚，此定评也。盖心藏神，肝藏魂，肾藏精，梦中所生之心，即心之神也；梦中所见之形，即肝之魂也；梦中所泄之精，即肾精也。要之心为君主，肝肾为相辅，未有君火动而相火不随之者。治当先究其心而后及其肝肾耳，议二加龙骨汤加人参、远志、莲子，收敛肝魂而补心肾，久服自有功能。

龙齿、牡蛎、白芍、附子、人参、远志、莲子、甘草。

又，叠进心肝肾合治之法，弥月以来，仅遗一次，效验已著，当步原意再投，若能清心寡欲，静养半载，必无患矣。原方加当归、黄芪。

无梦而遗，显是肾虚不藏精之故。然必兼补心肝者，以每一用心思索，即致如此，又是神魂不安其位则然。（寿山）

傅木客，嗜酒好色，得遗精病，自服滋阴降火之剂及清心莲子饮皆罔效，更医用莲须、金樱、龙骨、牡蛎止涩之类遗愈甚，求诊于余。脉得浮濡无力，两尺尤弱，不任寻按。知嗜欲之人，肾气已亏，关元不禁，当补肾中之阳，兼佐固精之类，仅调一月而痊。

老山参、鹿茸、菟丝子、益智、桑螵蛸、茯神、鹿角霜。

酒色伤肾，不越补阳一法。（寿山）

江某，年壮形盛，梦遗，脉洪身热，服涩药而反甚，连遗数夜则茎痛。此明是心火旺甚，盖心火一动而相火随之，兼之身热茎痛，显属心移热于小肠，用导赤散加黄连泻其心火，坎离丸制其相火，连服旬日，遗次颇减，后以黄连清心饮十余剂而瘳。

是即其身热至夜茎痛，辨出心火。（寿山）

黄某，年三十六岁，无梦频频遗精，乃精窍已滑，古人谓：有梦治心，无梦治肾。是肾已久伤，所以精神倦怠，腰脊酸痛，胃纳少而运化迟，议固下佐以健中法。

党参、熟地黄、怀山、芡实、智仁、龙骨、牡蛎、志肉、于淮术、沙苑、金樱膏为丸。

辛亥治一人，病遗精三月，脉虚大无力，饮食无味，神气衰惫，服王荆公妙香散不应，用补中益气汤煎送封髓丹，二十余帖寻愈。

张旺俚，壮盛用力之人，性刚急，数数梦遗，脉坚劲，常眩晕，此肾水亏心火炽也。议三才封髓汤加龟板、牡蛎。

天冬、地黄、人参（以元参代）、黄柏、缩砂、龟板、牡蛎、甘草。

潘某，年逾四十，体虚气怯，面色㿠白，脉细弱，闻五六日必梦泄一次。《灵枢经》曰：厥气客于阴器则梦接内，然必淫邪相感而心气虚也。屡投温补固涩诸方，皆无效，鄙意宜益气养心、安神驱邪以治其本，此隔一隔二之法也。

人参、黄芪、茯神、当归、鹿角屑（酥黄）、龙齿、远志、枣仁、麦冬、朱砂（染）、甘草，姜枣水煎服，三十帖而安。

间必梦泄，似属精随火动，观此治则，《灵》《素》诸书诚不可不读。（寿山）

一男子，三十余，小便日数十次，如稠米泔，色白，神思恍惚，形容憔悴，食减足软，隔一旬二旬必遗精一次。余仿汪石山法，进桑螵蛸散，一月而愈。

桑螵蛸、远志、菖蒲、当归、人参、茯神、龟甲、龙骨，各等分为末，每服二三钱，夜卧参汤调下。

此方能安神魂、补心气、定心志，治健忘、小便数、梦遗精滑，功效若神。

儒者陈某，年二十四岁，患淋浊已经数月，近则痛涩俱无，惟精滑不禁，每一思索烦劳辄精遗更甚。此精道虚滑，心肾气弱不能固摄，法当专补心肾，仿景岳宁心固肾之治。

丽参、熟地黄、山药、枣仁、远志、芡实、菟丝、鹿角霜、五味、建连。

陈某，年二十余，经年梦泄，食减气馁，足软无力，脉关尺细弱。此肾气虚损，兼之下陷，仿升提肾气以归元法。

潞党、冬术、升麻、陈皮、远志、智仁、枸杞、龙骨、云神、飞朱砂、芡实、甘草，建连肉、红枣肉同煎。

此症因过服清心、滋水、寒凉之药，以致肾气下陷，梦泄愈甚，余用举陷养心安神之法，弥月而愈。

按梦遗一症，其候有三：少年气盛，鳏寡矜持，强制情欲，不自知觉，如瓶满溢，人或有之，是为无病，勿药可愈；心家气虚，不能主宰，或心受热，肠气不收，此泄如银瓶之侧而出者也，人多有之，其病尤轻，合用和平之剂；脏腑积弱，真元久亏，心不摄精，此泄如银瓶之罅[1]如漏者也，人少有之，其病最重，须当大作补汤。（《直指》）

又或谓梦泄甚于房失，又有怪梦鬼交，风邪乘虚，邪气干正，法药除之。久无色欲而精满出者不必虑也，心有所慕而遗者君火动相火也，夜梦与人交者谓之梦遗也。

江瓘曰：夫梦遗有三，有因用心积热而泄；有因多服门冬、茯神、车前、知母、黄柏冷利之属而流泻者。治法，积热者清心降火，冷利者温补下元，肾气独降者升提肾水，使水火自交而坎离之位定矣。铎治斯症，多宗此数法，捷效彰彰可纪，故特表而出之。

遗精一症，案内立方，虽属无奇，而随症论理定法却是不易。（寿山）

---

[1] 罅（xià 吓）：缝隙，裂缝。

便 闭

徐妪，年六十四，大病后便难，五六日一更衣，是脏气久结也。老人肠胃血液渐枯，加以病后饮食不充，宜其便难洵非热结可知。嘉言谓：饮食入胃，每日止能透下肠中一二节，食饮积之既久，脏气自然通透。举此例，治不可急图通快，爰议润燥一法，并宜食补加餐，不必茹素可也。

当归、麻仁、郁李仁、山药、琐阳、肉苁蓉、阿胶。

胡义本秀才，高年，下焦阴弱，阳气全升于上，内风时起，头常眩冒，病经月余，大便坚如弹丸，气坠艰阻，必得大便通爽人事稍快。诊脉沉缓，此老人肠胃血液枯涸，幽门气馁，用通幽润肠法，兼进麻仁苏子粥，遵王道之治。

姜妪，年七十七，心脾脉躁盛，舌干燥，心中嘈杂，胸膈气胀，大便结，四五日一更衣。此非老人气秘、风秘、虚秘证，乃上焦火盛，下焦阴弱，六腑之气不利，为胃实而秘也。议仲景脾约丸，改为汤剂以进。

九制大黄二钱，枳实八分，厚朴八分，杏仁钱五分，火麻钱五分，赤芍钱五分，白蜜半两。

曾治一老人，体虚气弱，胃不欲饮食，口燥舌干，津液衰乏，脏腑燥结。此属虚秘，用黄芪五钱，陈皮钱半，麻子仁二钱，苏子一钱，杏仁二钱，白蜜半酒盏，水煎空心服，一剂下燥粪数块，再进一剂脏腑通畅，胃纳思食，诸病悉除矣。

又治一老人，身躯肥盛，火衰痰结，大便秘涩，服润肠丸、搜风顺气汤皆不应。余用半硫丸一两，分四次服，始通利。可见便闭一证未可一例通下，当究人之老少、气之强弱、病之虚实耳。

老人虚秘一症，若误作是火是燥，恣用苦降清润等药，即变生不测。（寿山）

辛酉夏五，余避乱于土兜村，治一人大小便秘，腹胀如鼓，叫喊不绝声，求救于余。执烛视之，睛突鼻黄，额汗如珠，势甚危殆。山村深夜，急切无处购药，无可措手，耿耿不寐。忽忆江氏《类案·水肿门》一法，魏之琇注曰：可通治淋秘及大小便不通。试令取田螺、大蒜、车前草和捣如膏作大饼，覆于脐上，食顷二便皆通，腹胀渐消，不药而愈。

按：此症因大小便不通而胀，实非鼓胀，故二便一通其胀自散矣。

王氏妇，年三十余，患秘结，大小便不通，已经五六日，杂投通利淡渗之药罔效，延余诊之。脉沉极，病者自述前后阴肿胀，手不可近，近之则愈痛，闻其声壮，及察其形气、病气俱实，与桃仁承气汤加红花一剂，果暴下而愈。

三　消

高玉傅，余良友也，形肥嗜酒，患肾消三年，屡以八味地黄加减及茯苓丸、燕窝之类，已获小愈。然每值冬腊，烦劳忧煎，至春三二月必复发，时头顶颠痛，形容憔悴，善饥脚软，年甚一年。（**此正仲景所谓：春夏剧，秋冬瘥，时制故也。**）余以其病发于阴，是肾之真水不足，是以前方果效。惜愈后不慎调理，乙卯冬复来就医，见其肌肉消削，深为骇虑，及诊其脉，洪数无伦，势成不治之症。勉宗《内经》"热淫所胜，治以咸寒佐以苦甘"之旨，用参须、石膏、石斛、黄连、知母、麦冬、甘草等味，并告以此番病发于阳，发于阳者，非石膏、黄连、知母无以折其狂妄之火，非参、麦、石斛、甘草无以扶其元气而生津止渴。方虽寒凉，而其中仍有维持之力，尽可多服，无庸疑虑，服至三四十剂后，或觉太凉，则以五味、地黄易石膏、黄连，必臻其效。次年丙辰春遭兵变，余避乱回里，居山三载，复出浒湾，知玉傅已死。晤其子兆魁，备述服君所定方，幸延年两载，讵丁巳夏间病发，遍求良方，并无灵验，父在病中日望公来，且尝疾呼"公来救我"，临终时犹言："李某不来，吾命合休矣！"呜呼！承公相信之笃、怀旧之深，乃不及一面而永诀，殊可伤也！窃思下消之病本属难治，余为三十载良友研究病情，识其病发于阴，滋阴以抑阳；病发于阳，抑阳以滋阴，用药虽殊，用意则一耳。且同一证也，阴阳相反，如同水炭，如治不得法，能保其六年之久乎？人之寿算，虽由数定，而病之轻重，业医者可不究心欤？

按：古人谓入水无物不长，入火无物不化。河间每以益肾水制心火、除肠胃激烈之燥、滋肾中津液之枯是一大法门。

杨某，年五旬，旧患肾消，服八味丸、桑螵蛸散渐次获愈。近自秋徂^[1]冬，小便浑浊，觉有烧气，以及腰重如系钱状，显然肾气虚损，旧疴复发，但此番溺时烧气为异。

按：肾者胃之关也，胃之热下传于肾，则关门大开，关门大开则心之阳火得以直降于肾经，故小便浑浊而烧也。用景岳玉女煎去牛膝，加石斛、甘草，以清阳明之热而滋少阴。

熟地黄、生石膏、知母、麦冬、扁石斛、甘草。

胃之积热下移，故肾益见泽竭。（寿山）

陈某，年逾四十，肌肉瘦削，善饥渴饮，舌苔常厚，溲溺浑浊，停时浮脂于上，两关脉搏坚近驶。此病在中上膈膜之地，势成燎原之场，若失其治，则渐损及下而难治矣。仿景岳玉女煎加减。

生石膏一两，熟地一两，知母三钱，花粉三钱，麦冬三钱，洋参二钱，甘草钱半。

上无津液，下夹燥热，真阴已枯涸矣。救阴清热，立法不易。（寿山）

邹氏曰：景岳之玉女煎，一以清阳明之热而滋少阴，一以救心肺之阴而下顾真液，诚为斯病不易之方耳。

杨成之，年四十，善食而瘦，口渴自汗，大便坚硬，小便数多，此古人所谓瘅成为消中是也，人参白虎合调胃承气汤主之。

人参、石膏（煨）、知母、熟大黄、元明粉、甘草、

---

[1] 徂：往，到。

晚粳米。

按：中消原由脾移热于胃，故能多食无厌；且脾火动而消肌，故形体渐见瘦削；又胃气不主下降，肠胃枯燥故大便坚如弹丸；至小溲数多，由其水不能停，破关而下也。

邓姓子，年五岁，渴饮不休，溺溺浑浊，色如膏脂，肌肉瘦瘦，脉细而数，舌碎绛赤，此属肾消，乃真阴已竭，津液枯涸，势实危殆。岂苦寒直降、清凉止渴所能治？勉拟金匮肾气丸、五味子汤，下滋其真阴兼助真火，蒸动精水，上承君火而止其下入之阳光，庶或可救万一耳。又六味地黄汤加甜蒙桂、五味子，水煎服。

夏禹铸曰：三消之证，实热者少，虚热者多，不足之证也，若作有余治之误矣。始而心肺消渴，或脾肾消中，或肾水消浊，传染日久则肠胃合消，五脏干燥，精神倦怠，以致消瘦四肢也。参此可见，此子实因误治而成不治之症矣。

疝

庚戌，治一人患疝气病，偏坠于右，睾丸癀[1]肿囊大如斗，囊内忽起一筋，坚硬如杠，时乎上吊作掣，玉茎挺长，痛如锥刺，呼号不已。月来医治愈甚，昨夜半痛剧，猝然昏闭，不省人事，四肢厥冷，面青唇白，恹恹一息。

---

[1] 癀（tuí 颓）：指阴囊肿大。

余诊脉沉数而坚，视其白睛带赤，舌心黄，口苦燥渴，二便闭结，显是湿热内伏筋疝之症。阅前医方，都是姜、附、术、桂、故纸、胡巴[1]、韭子、小茴、吴萸，辛刚大热之药，以致逐日渐甚，继有用平肝散气之品，如以水投石。究之斯病，乃湿郁三阳，非三阴寒疝，误投燥热，焉不加剧？余以子和导水丸法，加黄连、白芍、川楝、海藻、丹皮下之。

导水丸：大黄二两，黄芩二两，滑石四两，黑丑四两，另取头末。

彼以为大苦大寒之剂，畏不敢服，余极力肩承[2]，方投半剂，自觉筋渐消软，痛亦稍缓，尽其剂竟痛减七八，安神熟睡。然病者惑于群医之言，谓病是下焦肾虚，大非寒凉所宜，此虽偶中，不过适逢其[3]会耳，余察知其情，只得勉立一方，浩叹而返。后闻旋更一医，谓肾脉已败，正合前医之言，合进峻补，复至于危，再更数医，淹缠两月而毙。此正古人所谓怪灾之病，然不主死，若果信余调治，纵不能刈病根，亦尽可带病延年，此医之罪也。

湿热内郁为病，服黄连等药已效，何病者不明前因，服辛热之剂加剧后又复服辛热之剂，安得不死？此可为世之执迷不悟者鉴。（寿山）

---

[1] 巴：原作"巳"，于义不通。据上下文义，此处当为饮片名，又据前后文饮片写法，当是"胡巴"，即"胡芦巴"，形近之误。

[2] 肩承：担当。

[3] 其：原作"共"，于义不通。据前文句意，当言"适逢其会"而"偶中"，形近之误，故改。

周梅魁，年三十余，饮食兼入，肌肉瘦瘦，已属上消大病，而又加以少腹胀痛，睾丸肿坠，其为肝疝无疑。此皆内因之症，百日久恙，难图近效，姑从分别议治，仿子和法先治其疝为要。

桃仁（去皮，炒）、橘核（炒）、金铃子、元胡、小茴（炒）、两头尖、韭菜汁、兼服左金丸。

上叶氏通泄厥阴气血之方也，谓痛甚于下，浊结有形，非辛香无以入络，非秽浊无以直走至阴之乡，诚确论也。

又，前进通泄厥阴之法，痛势稍减，腹亦略消，其效已著，本欲再从原意专攻其脏，因虑其形瘠善食，阴亏阳亢，理宜兼顾。

干生地、知母、麦冬、白芍、石斛、川楝子、元胡、橘核、炒黑小茴。

此景岳玉女煎去石膏、甘草，加石斛、白芍，救阴和阳为主。以金铃子散泄肝散逆，导小肠之热，和一身上下诸痛。再加橘核行肝气而消肿，小茴辛香流气，得盐则入肾，炒黑则性醇，合橘核、川楝为治疝要药。前议分治，此则合治也。

安吉文，其年三十七岁，寒胜疝坠，阳动燥烦，治寒宜辛热，和阳宜柔润，无对症方药，真令人棘手也。姑从子和七疝皆肝例治，以肝体本刚，相火内寄，从前一派燥热药饵以刚助刚，致有缺折之虞，兹议柔缓导引，反佐苦辛，制热利气。

甘草（炙黑）、白芍、生牡蛎、麦冬、黄柏（炒）、知母、甜桂心、金铃子。

按疝名有七：一曰寒疝，二曰水疝，三曰筋疝，四曰血疝，五曰气疝，六曰狐疝，七曰癞疝。又经云：任脉为病，男子内结七疝，女子带下瘕聚。又曰：足厥阴肝病，丈夫癞疝，妇人少腹肿。大抵任病、肝病居多，小肠病亦多，各经亦间有之，治之之法，宜按各症，兼调其气。故景岳云：病名疝气，非无谓也。盖寒有寒气，热有热气，湿有湿气，逆有逆气，陷有陷气，在阳分则有气中之气，在阴分则有血中之气，从寒热虚实施治，俱当兼用气药。此论甚精。

江某年逾四十，形肥好内，久患狐疝，昼出囊中，夜卧入腹。据病原由五年前远馆山寺，适天气骤变，衣被单薄，勉强耐寒，旋因劳役入房，遂成此患。初起疝坠微痛，时肿时消，甚不介意，延至近年来，愈发愈勤，每发时行动维艰，数月来心悸不寐，百药不效，求治于余。初以二陈加茯神、枣仁、吴萸、炒小茴、桂枝、金铃子、生姜，煎服十帖，夜寐甚安，疝如故。按《难经》云：任脉为病，男子内结七疝，皆积寒于小肠间所致也，非大热之剂则不能愈，为制沉香桂附丸，以沉香、附子、川乌（炮去皮脐）、良姜、川楝、茴香、吴萸、官桂、半夏、茯神、甘草各一两，醋丸如梧子大，每服五六十丸，空心食前热米饮汤送下，日二服，忌食冷物。间服天台乌药散，以乌药、木香、小茴香、良姜、青皮各五钱，槟榔二个、川楝十个、巴豆五十粒微打破，同川楝用麸炒黑色，去麸为末，每服一钱，温酒调下，温利之数月，睾丸肿渐消而愈，后不复发。

附录：江少微自患狐疝，用八味地黄丸而痛止，继服打老儿丸而愈。时年五十余，此衰弱之躯，正气旺而邪无所容矣，予以此法治二人，良验。

杂 病

刘某，年三十五，少腹之旁坚块如石，不红不肿，痛引腰腿，憎寒壮热，状类伤寒，脉息沉弱，病名缓疽，乃由肝脾气积寒凝而成。若非急用攻消之法，久则必有溃疡之患，议与山甲内消散。

山甲（炒，三大片）、归发、大黄、丑牛、木别（去壳，切）、僵蚕、瓜蒌根、牛膝、柴胡、青皮、香附、甘草。

服二帖，去大黄、木别，加乳香，再服数剂果消。

龚劲之上舍，年二十余，结阳证，肿四肢，乃素有湿热气疾，因平日嗜酒，酒固生湿，脾恶湿，湿热壅于脾，故左手红肿而痛也。病名结阳者，以诸阳受气于四肢也，不可以作风治，仿古犀角汤意。

犀角、元参、黄连、升麻、连翘、柴胡、麦冬、木通、葛花、射干、甘草、海桐皮。四帖肿消痛止，殊效。

上舍徐某，年五旬，脉息浮濡，时疮遍发未罢，肢体虚浮，是营卫不和、气血凝涩，兼受梅毒不洁之气而致。盖时疮之症原有二因，乃气精两化也。气化者，由传染而生；精化者，由欲染而来。据按斯疮显属气化之症，议调营和血，清热解毒，归灵内托散意，忌投丹药及峻攻之剂，戕败胃气，变生结毒，便难速愈。

洋参、土茯苓、茅山术、白芍、当归身尾、生地、黄连、银花、胡麻、白鲜皮、浙贝母、竹节。

此方服七日，使内毒将尽，再用点药，忌鸡、鹅、羊肉，房事，继服二苓化毒汤，白茯苓、土茯苓[1]、金银花各四钱，当归身尾二钱，紫草一钱，甘草节一钱，水酒各半煮，半月而愈，后以此法屡效。附点药方：杏仁（去皮去油取霜）一钱，胆矾、轻粉、明矾各八分，共研匀，搽疮上。

刘某，年四十五，脊背之间发生两包，不红不肿，痛痒俱无，按之不硬，皮色如常。惟自春以来渐觉其大。此痰注发也，证由湿痰情郁凝结于肌肉之间，日久积聚而成。法宜行气导痰，古有流气饮一法，服十余帖再商。

党参、黄芪、木香、厚朴、半夏、枳壳、桔梗、防风、当归、白芍、安桂、槟榔、乌药、陈皮、芥子、甘草。

参军吴元丰女，年十八岁，右足跟生琉璃疽，形如枣栗，自用红灵丹、太乙膏敷贴，拔出清水作痛。此女形肥，体质素禀薄弱，又当近出阁之时，其家畏请外科，恐其妄施针割，致成大患，召余诊治。余审其所流清水不能成脓，用大剂温补托脓、宣通壅滞之剂，外用白降拔毒散敷之得脓，二三日脓尽，用生肌定痛散掺之而愈。余素不谙外科，因向年曾为治其虚邪附身殊效，深知赋禀不厚，

---

[1] 土茯苓：原作"上茯苓"，据《辨证录·卷十三》"二苓化毒汤"原文改。形近之误。

气血壅滞,凝注足跟而成,按足跟乃肾经所过之地,依法施治,故获捷效。

高参、黄芪、熟地、当归、安桂、青木香、川芎、白芷、乳没(煅)、炙草。

疽疾属于外治,而究其病情,即内外兼理,毫无差错,诚一通百通耳。(寿山)

临邑黄姓妇,年二十余,头上生白屑,风初起,发内微痒,久则渐生白屑,瘙痒非常,头发脱落,皮肤光亮,白屑叠叠成片,抓脱见血,过夜又生,乌云之鬓,十去其八。此皆起于产后及经后热体当风,风热所化,以致血虚不能随气荣养肌肤,故毛发根空。诊两手脉缓而弱,始以祛风换肌丸方十服如故,继以神应养真丹二十帖,并以润肌膏搽之而愈。

神应养真丹:熟地、当归、川芎、白芍、天麻、苦参、羌活、真茅术、胡麻、菖蒲、木瓜、菊花、甘草。

润肌膏:麻油八两,奶酥油八两,全当归一两,紫竹五钱,黄蜡一两,洋水片五分(不用亦可),零陵香五钱(后入煎)。上药依分秤足,先将奶酥油熬出去渣,和麻油浸药二三日,同煎药枯,去滓滤清,加黄蜡化尽,倾入磁罐收贮,擦搽头上,能长新发。

按:发者血之余,血盛则发润,血衰则发衰,血热则发黄,血败则发白,血枯则发落。然发落亦有油厚味成热,湿痰在上而熏蒸,发根之血渐枯而脱者,及火炎血燥而落者,有风气盛则血燥而枯者,有虚损之疾,一损肺,皮槁毛落者,治宜审究其由,按其病之虚实立法可也。

病皆起于经后、产后，必是血枯所致。此虽不常概见，而据理设法，治无不宜。（寿山）

求　子

杨耐庵孝廉，寸关脉清静而纯，贵之征也，左尺沉细而迟，乃精寒之象，右尺虚滑而大，是火衰之状。按左尺属水，真阴之舍，右尺属火，元阳之乡，总而论之，肾虚火衰耳。夫肾者作强之官，非命门火足不能作强也。盖命门为十二经之主宰，命门之火即先天之火也，此火一衰则肾气自虚，致有精寒、精少、难举、易泄诸端，是以难于生育也。据述冠年原非如斯，因常患口臭牙痛，乃兄谓是胃经实火，过服石膏、芩、连、龙胆大苦大寒之属，由渐而剧。细思往者所见之火，原是龙相之火，水中之火也。因肾中寒冷，龙宫无可安之穴，不得已而浮游于上，以致牙痛口臭，数年不已，其火愈清愈灼，则为雷龙之火显然矣。古人治相火，原谓不可以水湿折之，当从其类而伏之，盖相火无形而居于水之中，宜补而不宜泻，宜于水中以制火，宜于火中以补水，使火生于水而还藏于水也。景岳曰：补阴者宜于阳中补阴，无伐阳以救阴；补阳者宜于阴中补阳，无伐阴以救阳也。雷真君曰：人生子嗣虽曰天命，岂尽非人事哉？盖男子不能生子者有六病，女子不能生子者有十病。今子所患精寒火衰，故难于嗣，亟宜及早图维。按精寒者，温其火补其阳；精衰者，补其精填其髓，使肾中温暖，真火自强，阳精自足。如冬至一阳来复，则万物生矣，定当种玉于蓝田也。谨疏拟方于下：

人参、附子、关茸、河车、鱼鳔、蛤蚧、巴戟、安桂、胡巴、故纸、熟地、枸杞、蜜丸如弹子大。

与吴某先生论子嗣书

夫子嗣者，极等常之事也，而不得者何其艰耶？是皆由男女调摄之际未得其道也。骆逢吉《种子论》曰：男女媾精，万物化生。然夫妇交媾而不适逢其会，则偏阴偏阳，亦不能生。以无子而诿于天命，曷不反之吾身乎？又曰：母不受胎者，气盛血衰故也；父不种子者，气虚精弱故也。是以男子以保精为主，保精之道，莫如寡欲。今君能寡欲正宜多男，而反艰于嗣育者，考之他书载男子不能生子者有九病，而君患其三，气虚、精滑、易泄，乃阳失其道，何以能种？故调摄之道，所宜讲也。一曰择地，二曰养种，三曰乘时，四曰投虚。地则母之血也，种则父之精也，时则精血交感之会也，虚则去旧生新之初也。得此四法，再资以药饵，补气、养精、固摄以疗其患，待时而动，乘虚而入，真元媾合，如鱼得水，虽素不孕亦孕矣。昨晚匆匆即别，未及细谈诸端，晨起疏此，勿哂为荷。

另纸其方：鹿茸、附子、党参、茯神、龙齿、牡蛎、五味、山萸、于术、肉桂、益智、枸杞、鱼鳔、蜀椒、山药、防风。依分配合为末，外以黄芪熬膏和，炼蜜为丸。

医案偶存初编卷十一

琴城李铎省斋甫著

调　经

徐姓妇，年二十余，腹内患一气块，不时上攻，或痛而有声，吞酸痞满，常发寒热，月经不调，小溲频数，面色青黄，服药无效。余诊之两关弦实，此肝脾气滞兼有郁恼，用归芍六君加柴胡、木香水煎，吞左金丸一钱，四剂，气稍舒、痛亦减，即与归脾汤下龙荟丸二钱，月余而诸症退、痞块消，再与调中益气，加茯苓、牡丹皮，俾中气旺而月经自调，若再失治，成痨成蛊，难免后忧。

是即脉之弦实处究出病源，故诸症自除。（寿山）

聂姓妇，年三旬，寸脉浮数，左关带弦，两尺细涩，目面浮黄，咳嗽痰鸣，气逆头眩，经候不调，症属血虚肝燥。书云：肝病则血病，血病则经不调，经不调则诸症蜂起矣。治宜平肝清肺，仿"木郁达之"之义。

当归、白芍、白术、柴胡、川贝母、丹参、茯苓、薄荷、桑叶、甘草，兼服九制香附丸。

又，连进加味逍遥之剂，嗽痰稍减，诸症亦渐缓，显是肝气逆行、内风乘肺之征，治以舒肝，故火散而肺宁也。惟久嗽损及中州，脾失转化之职，以致食减神倦，气逆不舒，肺无所资，久嗽仍是难愈，且停乳不月，足见真阴亏损，合之脾肾两脉濡弱，自当从脾肾子母相生主治，勿用见嗽治嗽泥法，议八珍汤加减，并宜薄味节气，静养心神。

土沙参、冬术、云苓、木香、熟地、当归、鹿角胶、陈皮、炙草，晚间服六味丸五钱，五味子汤下。

周氏，年十九，两寸脉数，肝脉弦，脾脉细迟，两尺沉细而弱，证见骨蒸潮热，日晡而发，五心烦热，咳嗽痰血，气逆喘急，头目昏重，经候衍期，鼻红舌黄，口渴咽干，细按尽属血虚肝燥，火盛克金之所致也。盖肺有郁热则咳嗽，甚则逼血上行，故吐衄咳血。肺本清肃之藏，因受心之火焰、肝之亢害则气喘，又肺受害之本也，治宜养血平肝，清金泻火，拟方以俟高明裁之。

当归、白芍、柴胡、香附、丹皮、知母、贝母、炒芩、薄荷、甘草。

又，日晡潮热已退，各候渐减，足征清燥养血平肝之验。肝脉差平，余脉仍是火旺克金之象，知病源已深，非易奏效也，一切辛热动火之品、生冷凝痰之物，概不可进，拟生脉合逍遥散，日服一剂，庶内保清金而渐平火亢。

洋参、麦冬、枯芩、柴胡、白芍、当归、阿胶、桑叶、甘草、白茅根。

又，据述食鱼又发咳血，实为不节饮食之故。经言：

多食鱼令人瘴中。况为火亢金燥之病，犯之恶得不剧也？脉虽略平，证虽略减，而精神倦怠，咳嗽头晕，以及左胁微痛，经候衍期，仍是肝气不调、内燥未清之故。务宜慎口息气，静养心神，庶使肝气调畅，木不侮金，脾关清运，土不壅火，否则肝病而经不调，经不调而诸症蜂起矣，拟方仍从清降佐以辛平。

杏仁、郁金、枳壳、香附、白芍、黄芩、知母、贝母、茜草、侧柏炭。

又进清降法甚效，咳红已除，惟咳嗽心烦，掌心灼灼，议喻氏清燥救肺汤。

经霜桑叶、杏仁、麦冬、石膏、阿胶、高丽参、麻仁、甘草、枇杷叶，水一碗，煎六分，食远服。

又，廿六日，拟补阴退阳、养血调经之则以善其后。

当归、生地黄、川芎、茺蔚子、石斛、龟板、丹皮、白芍、沙参、甘草。

相病有识，始焉平肝舒郁，继则清金润燥，周围打算，处处不失，然后拟以调经一法，非同草率者比。（寿山）

傅氏，年二十余，左关弦数，右脉洪滑，医者以为妊，用补剂养胎致泛衍两月，色紫而少。据述天癸素属过期，每临期，先两日必腹痛，牵引两腿骨痛不能举步，平日口多燥渴，喜饮冷物，乃血实气滞之候。书云：阳太过则先期而至，阴不足则后期而来。是以经候衍期，总由阴阳盛衰而致也。夫过期紫黑者，血热也；将行而痛者，气滞也。故《内经》云：百病皆生于气。盖人身血随气行，气一壅滞则血与气并，故月事不调、心腹作痛也。治宜凉血调气，仿加味逍遥法，兼进越鞠丸。

当归、白芍、柴胡、茯苓、丹皮、山栀、元胡、泽泻、益母胶、吴萸炒黄连。

又，临经期前二三日，另与一逐瘀通经之法二三剂。

归须、桂心、元胡、牛膝、蒲黄、灵芝、卷柏、母草。

又，连进逐瘀通经法，心腹腿痛如失，经水亦行，足征逐瘀之功，盖气滞积瘀与日生新血相搏，故作痛也。今瘀血既去，必当补生新血，便能对经孕育矣。

熟地、当归、川芎、柏子仁、白芍、龟鹿胶、丹参、甘草。

经病误作妊象，用补养剂则血愈实而气愈滞，久则必有干血成痨之累，用凉血调气、逐瘀通经主治甚合。（寿山）

上舍吴乐伦如姬，年二十七，诊脉细濡，惟肝脉略带弦急，两乳结核，经年每临月候将行必作胀痛，此肝气郁结不伸。究其原由，血虚不能养肝，乳房乃肝经所属，肝又为藏血之经，郁则气结，血凝而作胀痛，倘再失治，必有乳岩之累。议先服逍遥散加香附、青皮十帖，后以益气养营汤复其气血、调其营卫，更以木香饼熨之而愈。

熊姓妇，年二十五，形体丰软，脉象迟细，毕姻九载不孕，经事后期，此阳虚血寒之质。古人谓：血寒，经必后期而至。然血何以知其寒也？以其阳气不足则寒从中生而生化失职，是即所谓寒也。且血寒则凝滞，故经来必先腹痛也，大凡阳气不足，血寒经迟者，色多不鲜而黯黑，又非热也，治宜温经，舍姜、桂、附子不用，而以泛泛四物、逍遥调经生血，率循常法，非其治也。再论常苦头痛眩晕，是痰厥之患，按头为诸阳之首，其为阳虚又属显然。体肥多痰，痰厥是脾阳不运，寒痰停阻于中而上厥也，诸宗古圣之旨，非杜撰耳。

半夏、附子、干姜、桂心、吴萸、云苓、香附、橘红，此方服十剂，接服温经汤一月，必有大效。

温经汤：半夏、吴萸、文党、麦冬、桂心、当归、白芍、丹皮、阿胶、甘草、生姜、大枣。

血寒则经水后期，气滞亦经水后期，能于脉象兼症上辨得的确，诚不致误。（寿山）

陈女，年二十三岁，室女情怀抑郁，秉性恭肃，外宽柔而内燥急，故多生病。盖久郁则肝木偏横，胃土受戕，是以纳谷甚少，常多脘痛呕逆、嘈刮难名之状。经来紫黑，必先腹痛，皆郁伤气血，损及冲任，缘月水由冲任而下，冲脉实隶于胃之阳明，此又为肝伤及胃之本矣。据述蹲踞忽起，一时眩冒欲仆，入暮眼目昏花，间或四肢痹厥。《内经》云：上虚则眩，下虚则厥。此乃上下交损，血虚固不待言矣。诊脉大有虚象，培本亟宜及早，大法调肝气而扶胃土，兼理冲任，斯为合旨，录叶氏辨证于下。

叶氏曰：血黑属热，此其常也，亦有风寒外乘者，十中尝见一二。盖寒主收引，小腹必先冷痛，经行时，或手足厥冷，唇青面白，尺脉迟，或微而虚或大而无力，热则尺脉洪数或实有力，参之脉证为的。

余氏，年廿一，寸脉微弱而涩，两关带弦，月经或二三月一行，或月余一月，极无常候。舌赤唇红，口臭喉

腥，嗽痰常带红，明是血虚肝燥之故。夫血属阴，阴虚则
生内热，阴主水，水亏则不能涵木，木火乘肺则嗽痰带
血，口臭喉腥也。兹先与逍遥散，以木郁达之，逍遥去
术，加生地、麦冬、川贝母、黄芩。

又，连进加味逍遥法，嗽痰带红已止，四肢麻木已
解，木喜条达之征，但[1]经候衍期多由气结血虚所致，法
宜益阴补土兼调其气。

沙参、冬术、茯苓、熟地、白芍、当归、丹参、木
香、鹿胶、甘草。

吴氏妇，年逾三十，脉数，性躁多怒，经事兼旬半月
一行，无他疾，此明系火盛阴虚，议六味地黄汤加柴胡、
白芍、海螵蛸、龟板。

王士雄曰：按经水固以月行为常，然阴虚者多火，经
每先期，阴愈虚行愈速，甚至旬日半月而一行，便有血已
无多，而犹每月竭蹶一行者，其涸也可立而待也。若血虽
虚而火不甚炽，泛必衍期，此含蓄有权，虽停止一二年，
或竟断绝不行，但其脉不甚数者，正合坤主吝啬之道，皆
可无虑也。昧者不知此理，而但凭月事以分病之轻重，闻
其不行辄欲通之，竭泽而渔，不仁甚矣。

江姓妇，年三十余，月事不来已经半载，心悸头眩，
减谷过半，形衰日渐消瘦，手心灼灼，背心寒，脉细数。
询知劳碌致病，又加怀抱不畅，是以心脾胃三经都受病
也，岂寻常经闲病？医者不察，套用行气通经诸方，致增

[1] 俱：笨拙，迟钝。当为"但"之误。

其瘥。噫！不知此正《素问》谓"二阳之病发心脾，有不得隐曲"。女子不月，其传为风消，甚传为息奔者，死不治。所幸无喘息上贲，则胃气不上逆也，可无虑矣，归脾汤主之，服一月再商质之，明眼以为何如？

沈氏云：按二阳指阳明经言，不指脏腑言，二阳之病发心脾者，阳明为多血之经，血乃水谷之精气，藉心火煅炼而成，忧愁思虑伤心，困及其子，不嗜饮食，血无以资生，阳明病矣。经云：前阴总为筋之所会，会于气街，而阳明为之长，故阳明病则阳事衰，而不得隐曲也。大冲为血海，并阳明之经而行，故阳明病则冲脉衰，而女子不月也。

张景岳云：经闭有血隔、血枯不同。隔者病发于暂，通之则愈；枯者其来也渐，补养乃充，真至言也。

此为病之本源，立法温补中下，兼理冲任，一定至理。闻曾服鹿茸峻补之剂则经停数月，以鹿茸而论，虽性属纯阳，与此脉症应属合宜，其不宜者何？殆处方之不善，或过于偏热耳。参之丹溪亦有种子忌投热药之戒。十七日，议进金匮大温经汤，主治少腹寒、血少不孕者，正阳明胃冲任虚实平调之法，平之即所以温之也，服颇投洽，兹改用景岳育麟珠二三十剂，经事至期，另用调经种玉汤四帖，经尽药止，再投十全种子方，但宜服药有恒，依此数法施治半载，不但经水盈旺，诸病如失，定当种玉于蓝田矣。疏此以存后验，俱另纸具方。

自制十全种子方：归身四两（酒先[1]），熟地（砂仁

---

[1] 酒先：饮片制法未见此描述，于义不通。似当作"酒洗"，形近之误。

制）四两，香附（童便浸）四两，淮山三两（炒），天生术三两，甘杞三两，老山参四两，川芎两半，真蕲艾（去梗膜二两，同香附用陈醋老酒煮一时，捣烂焙干），鹿胶四两，紫石英（火煅醋淬三次，水飞，二两），丹皮（酒炒，两半），泽兰叶一两，黄芪（蜜炙，两半），上胶桂心八钱（夏月用四钱），芍药二两（酒炒），紫河车一具，甘草（一两半，炙）。

上各药如法咀片，秤合，入砂锅内，用陈老酒三碗、陈米醋一碗、清白童便一碗、米泔水数碗和匀，倾入锅内，浮于药寸许，如尚少再加米泔，以锅盖盖密，勿令透气。桑柴火慢煮，以沥干为度，将药取出，在石臼内捣极烂，捻作饼子，日晒夜露七昼夜，以受日精月华。仍焙干为末，炼蜜揣干，余杵为丸，如梧子大，每服五十丸，渐加至八九十丸，空心淡盐汤下后用早饭，使药下行，忌食萝卜，宜择天喜日吉时制。

《方论》曰：当归身养血和气为君，入手少阴经，以心主血也；入足太阴经，以脾裹血也；入足厥阴经，以肝藏血也。熟地黄补肾中元气，生心血，与芍药同用，又生肝血。川芎乃血中之气药，下行血海，通经导气为臣。人参通经活血，助地黄以补下元。白术利腰脐间血，与人参同用，补益脾气。香附疏气散郁，佐泽兰能生新血而和平气体。牡丹皮养新血、去瘀血而固真气、行结气。山药能强阴补虚。枸杞子补肾水而益气生精。鹿角胶专于滋补，养血生精，能通督脉，为佐。紫石英补心气，散心中结气，填补下焦。艾叶助香附和百脉，温子宫，兼行血药。

桂心苦入心，辛走血，疏通血脉，宣导诸药而平其寒，又合黄芪，能治血少经迟。炙甘草通经脉血气而和诸药，且缓肝经之急为使。紫河车，本人之血气所生，故能大补血气，协和诸药，调经种子，能使十年不孕者，服之必熊罴叶梦[1]，功效如神。

气血双调，虚实兼到，不偏不倚，是为中和之道。《中庸》谓：致中和则天地位、万物育，实有生生不息妙用。（寿山）

崩　漏

吴姓妇，年近四十，崩漏三年，诊色脉俱夺，面浮肤肿，肌乏华色，饮食日减，精神困惫，气逆上冲，腰如束带，肠鸣出声，耳鸣作呃，两年来医药无功，乃冲任督带交病。阅诸医用药都是参、地、芪、术，呆守补法，宜乎不效，是未达奇经之理。古人谓：暴崩暴漏宜温宜补，久漏久崩宜清宜通。又考《内经》于胸胁支满、妨食、时时前后血，特制乌贼丸，咸味就下，通以济涩，更以秽浊气味为之引导，同气相求，圣语昭然，当宗是论立法，议早进通阴潜阳方，晚服乌贼丸。

龟板、鹿角霜、鹿角胶、阿胶、牡蛎、柏子霜、锁

---

[1] 熊罴（pí 皮）叶梦：熊罴意为猛兽；旧时用于祝贺人生子。叶，通"协"，叶梦，符合梦中所见。《诗经·小雅·斯干》："维熊维罴，男子之祥。"

阳、苁蓉、紫石英、续断。

乌贼丸：乌贼骨半斤，鹿角霜四两，茜草二两（即芦茹），雀卵廿枚，和鲍鱼汁泛丸。

又，进潜阳通阴颇验，显是奇经内损足征，前案非诬，正与先哲云"暴崩宜温涩，久漏宜宣通"若合符节矣。盖久漏久崩则血去阴耗，是以宜清宜通，故饵补阳不应况乎芪术，固守中焦，不能入奇经，无病用之，诚是好药，藉以调病，焉克有济。且肠鸣声出溺孔，上噫气，下泄气，皆属夹热之象。然症固是虚，当有阴虚、阳虚之别，书曰：阴虚生内热也。又《素问》"诸病有声皆属于热"。足见阴虚夹热无疑，但非可清可降之比，当从柔润清补兼施之法。

龟胶、驴胶、洋参、天冬、茯神、龙骨、桑螵蛸、旱莲、女贞、棕榈炭，仍服乌贼丸。

崩漏经年，内阴必损，损则热生，故古人云：宜清宜通，兼济以扶阴祛热，拟法极是，医专用芪术呆补，阳药于病不合，于理亦背。（寿山）

唐氏，年四旬，经漏不止谓之崩。此病之源多由忧思郁怒先损脾胃，继则损及冲任而致也。夫冲任为阴脉之主，经漏日久则真阴日亏，阴主血，统于脾，脾虚固不能统摄，以致妄行也。据述纳谷日减，尤厌近荤腥，是胃阳亦乏，盖胃脉隶于冲任也。诊面色光浮神夺，四肢麻痹，其为中气皆伤可知，脉尺寸细虚，两关稍大带弦，弦为胃减，大亦为虚，彼以弦为肝燥，杂投清凉止血，背谬殊甚。法宜大补中气为主，兼理冲任，古人云：血脱益气，此之谓也。

黄芪、白术、文党、归头、枣仁、鹿茸、鹿角霜、续断、乌贼骨、棕榈炭。

罗氏妇，年三十九岁，诊得两手脉息小而疾数，血行非时，淋沥不已，常有紫黑血块，此为漏下，是阴虚阳搏，为热所乘，攻伤冲任，血得热则妄行也。《玉机微义》曰：血得寒则凝，既行而紫黑者，非寒也。夫冲任为经脉之海，若无伤损则阴阳和平，血气调适，输泄自有常度。因劳役过度，损伤脏腑，冲任之气虚，不能约制经血，故经多漏下。又曰：经多不止者，阴气不足以制包络之火，故越其常度也；崩中漏下者，虚而夹热也；紫黑成块者，火极似水也。据此则非阳虚纯寒之候显然无疑矣。若纯进阳升温热之药，不惟无益，反重伤其阴，必致肉削骨痿髓枯，难以救药也。兹议救阴敛脱一法，仿固经如圣方意，以候高明裁之。

龟板（炙）、白芍（炒）、黄柏（炒黑）、阿胶、乌贼骨（炒黄）、樗皮（醋炒）、乌梅肉、败棕炭、鹿角霜。

高妪，年六旬，天癸久止，今复不时而下，乃血崩之渐也。诊脉寸口坚实径至于关，两尺皆虚，此下元虚损，奇经八脉交病见端，非血不归脾之症，是以两年来日服参苓芪术、大补归脾之剂无效，乃医者未尝论及奇经八脉为病。论女科，冲脉即是血海，又隶于胃之阳明。据述餐少多郁，足见胃阳衰微，运化失职，不惟血海不固也，法当专理冲任，固摄下焦，兼理胃阳而调肝气，其经自固，凡一切升补益气、归脾之属在所不取也。

鹿茸、附子、姜炭、当归、白芍（焦）、龙骨（煅）、牡蛎、寄生、智仁、黑艾叶。

奇经八脉，医多不究，老年人忽患崩下，必是冲任为病，故久治不效，吾兄立法甚善。（寿山）

一老妇，年六十余，患血崩不止，脉数形瘦，唇红口燥，舌干心烦，胸满便结。询知因家难悲哀过甚，以致心闷气急，肺布叶举而上焦不通，热气在中，血不禁而下崩。此正《内经》所谓阴虚阳搏谓之崩，实非虚损之症，是以杂投补剂，固经止血不效。余用子和法，以四物合凉膈散四帖，后服四物加香附、炒黑黄柏，十余剂而愈。

按经漏、崩淋并由精窍出，惟溺血从溺窍而下，妇女虽自知，然赧[1]于细述，医者不知分别，往往误治，更有因病泛衍，而冲脉之血改从大肠而下者，人亦但知为便血也，临症均须细审。

带下（与男子遗浊同治）

邓姓妇，年二十，两关弦劲，知肝阳偏亢，木火乘胃也，喜两尺滑利，为宜男之兆。据述常有带下，依脉而论，非下元虚损，乃湿热下流，谓之带浊也。前进加味逍遥散以舒肝而散郁火，乃木郁达之之法，果见胸膈舒畅，为有效也，多服保阴煎，诸病自愈耳。

---

[1] 赧（nǎn 腩）：因羞惭而脸红。

生地、熟地、白芍、山药、黄芩（炒）、黄柏（炒黑）、甘草。

吴某女，年十岁，形肥面黄，患带下，状如米泔。其老姑询余曰："区区童女，何以有此病耶？"余曰："此非白带，实白浊耳，乃脾家湿痰下流。"与健脾利湿药，十余帖而愈，后尝治数女子皆验。

按白带、白浊、白淫三种，三者相似而迥然各别。白带者，时常流出，清冷稠黏，此下元虚损也；白浊者，浊随小便而来，浑浊如泔，此胃中浊气渗入膀胱也；白淫者常在小便之后，而来亦不多，此男精不摄，滑而自出也。

王士雄曰：带下女子生而即有，津津常润，本非病也，故扁鹊自称带下医，即今所谓女科是矣。《金匮》亦以三十六病隶之带下，但过多则为病，湿热下注者为实，精液不守者为虚。苟体强气旺之人，虽多亦不为害，惟干燥则病甚，盖营津枯涸即是虚劳。凡泛衍而带盛者，内热逼液，而不及化赤也，并带而枯燥全无者，则为干血劳之候矣。汇而观之，精也、液也、痰也、湿也、血也，皆可由任脉下行而为带，然有虚寒、有虚热、有实热三者之分，治遗精亦然，而虚寒证较少，故天士治带必以黄檗为佐也。

杂　症

傅氏妇，年逾四十，患阴吹半载，别无所苦。其夫求治于予。予未经治此病，检方书云：是胃气下泄，阴吹而正喧，乃谷气之实也，猪发膏煎导之，果验。

猪膏半斤，乱发如鸡子大一枚，和膏中煎之，发消药成，分作四次，服二料即愈。此古方也，用之得效，故录于此。

族某妇，常患阴痒，有时阴中痒极难忍，洗擦不已，浼[1]荆室[2]转述求治。余用蛇床子煎汤洗内，服六味加龟板、鹿角，四服而愈，尝治多妇皆验。又治一少妇，阴蚀，痒时如针刺虫钻，擦破流水殊苦，以古方猪肝煮熟，削梃，钻孔数十，蘸雄黄末，纳阴中，良久取出，果有虫在孔内，另易一梃纳之，虫尽自愈，屡用屡验。

上舍吴某，客蜀有年，返里才数月，其妻患前阴焮肿，痛如火烧，小便闭塞，坐卧不宁，延疡科作恶疮治，投清利攻毒药无效。吴自悔持身不谨，贻害妻室，逆[3]予商治。诊脉沉涩，此明是下焦血分病，实阴火盛而水不足。洁古云：热在下焦，膜塞不便，法当治血。血与水同，血有形而气无形，有形之疾当以有形法治之。外以鲜马齿苋捣烂，敷玉门内外，内服大苦之味，重用黄柏、知母，稍佐桂为引用，煎服二帖，是夜溺如泉涌，烧痛减半，肿亦微消。次日仍照原法，内服外敷，烧痛顿止，不数日肿消溺顺而全愈矣。其夫妇尝感予德，二十年来，情义如昔，亦厚道也。

---

[1] 浼（měi美）：恳托，央求。

[2] 荆室：用荆条搭建的屋舍，借指穷苦人家。古人称自己妻子的谦词，犹荆妇。

[3] 逆：迎接。

　　咸丰己未治一妇，年二十余，患奇症，每当泛期，腹中痛连少腹，引入阴中，小便淋沥，其经血不行于前阴，反从后阴而行，二三日腹痛已，淋沥亦稍愈，然淋沥则常发，次月当期亦如是。余窃议此症与交肠相似，而淋症有五，多属热，交肠症是阴阳失于传送，大小二便易位而出，若交肠属然，古用五苓散，专为通前阴而设也，虽淋症亦可通用，而此症经血不行于前阴，又与交肠似是而非者也。简诸书，惟丹溪治一妇嗜酒，痛饮不醉，忽糟粕出前窍，溲溺出后窍，此则前窍患淋，后窍行经，又似可相通者也。彼用四物加海金沙、木香、槟榔、桃仁而愈，余以此方去槟榔，加元胡、牛膝、车前、甘草梢，欲通经于前阴，兼可治淋，淋虽小效，讵经血仍复如是。再四思维，情实难解，后偶阅《伤寒集注》，舒诏答门人论云：此太阴脾气虚弱不能统摄，少阴真阳素亏，阴寒内结而为腹痛，侵入厥阴，则痛连少腹，引入阴中，其证总为三阴寒极，阻截前阴，经血不能归于冲任，而直趋大肠，宜用参、芪、苓、术大补中气，附、桂、姜、砂以驱少阴之寒，吴萸、川椒以散厥阴寒结，更加山药、芡实兜涩大肠，香附、万年霜引导前阴，一定之理。余始得其法而进退之，调理数月，果经调而孕叶，连产二女一子，世俗所谓得来全不费工夫，可见业医者不可不博览群书，以广其识见。

　　此的系奇症，吾兄此方施治，立奏奇效，余亦见未到此，斯可为留心医学者开一法门。（寿山）

妊娠病

陈茗如太守黎恭人[1]，少阴动甚，谓之有子，确乎不谬。但妊娠三月手心主脉养胎，胎最易动，加以操作勤劳，而动经血，是以漏红也。据述心中与手掌心灼灼发热，按手掌心为劳宫穴，亦手厥阴心包络所属之经，是经必兼伏有暑邪也，法宜固经安胎为主，佐以清暑。

黄芪、当归、阿胶、蕲艾、高丽参、杭麦冬、北五味、白术、云苓、半夏、扁豆、甘草。

又，七月初一日拟方，妊娠四月，呕吐恶心，以月水不通，阳明之气壅盛上僭，此子病也。前患积饮，阴邪上逆，畏见阳光、苦眩冒、胸满等症，今已愈七八，且口渴为饮邪欲去之象，是为大效。惟心中嘈杂，痰饮尚未尽除，亦中虚难复，谷气未充，法宜调中健胃，议香蔻六君，兼进陈修园所以载丸，以固下安胎为急务，因二年中连堕三胎，此番大病后幸而叶孕，极宜慎重调护也。

所以载丸：老山参、真桑寄生（忌铁器、石臼捣成末）、真云苓、真野于术。

又，立冬诊左寸脉滑如珠，定主弄璋[2]之兆，余脉沉细而虚，仍是阳微之象，然冬令不忌也。惟按十月为纯阴

[1] 恭人：明清四品官员之妻的封号，后多用作对官员妻子的尊称。
[2] 弄璋：璋，玉器的一种，民间生下男孩子把璋给男孩子玩。故把生下男孩子称为"弄璋之喜"。

用事，妊娠七月又系手太阴经脉养胎。半年来，所病是阳微阴浊久踞而为痰饮。今诸阴互交，阳虚不胜其阴，贵恙不无反复，鄙意欲预为设法防御，全在此际调，调至冬至一阳来复，必有一番新景象矣。再按叶氏论，痰饮之作必由元气亏乏，阳气不司流行，以致阴邪久踞，浊阴上干则有眩冒、心悸、懊恼、坐卧不安难名之状，兹与所患若合符节，非臆说也。当宗此意立法，扫群阴以除饮邪、维阳气，以立基本方，用参、附、椒、姜通阳逐饮，故纸补火，合杜、续以固腰肾而安胎，佐以钟乳石，性味甘温，益阳理阴，补虚劳下乳汁，服之令人阳气暴充，饮食倍进，依理而推，诚有合与经训，断断然矣。

又，立冬后二日，去人参，加苓术、生姜，祖仲景真武法，仍是理阳祛饮之意，此方宜多服为佳。

又，连日停药，觉精神不爽，因天气严寒，冬至又为阴极之至，而阳气始生，难胜其阴，似宜间服扶阳之物以助之。又再参娠八月，手阳明脉养胎，古人胎教云：八月之时，见九窍皆成，无过食燥物，无辄失食，无忽大起，当遵此义，桂苓甘术汤加陈、半、姜、蔻。

又，长至日诊，脉象融和，诸志向安，足征节次矩矱之验，洵可喜也。至饮邪虽未尽，除头中岑岑作冷，胃家厌近荤腥，诸端都是过服阴药，抑遏阳气，致令难复。兹待一阳初回，春生寒谷，定见渐入佳境，当拟不药而愈也。为拟一平调法，间常服之。

云苓、白术、生姜、附子、蔻仁、炒芍、半夏、陈皮。

胡氏妇，年廿九，怀孕七月手太阴肺养胎，咳嗽痰多，正肺家病也。足跟作痛，腨肩亦痛，此又属少阴肾虚而致也。议金水同源法。

条参、熟地、附片、五味、麦冬、杜仲、续断、云苓、甘草、生姜。

照应处处有法。（寿山）

姜黄氏，年十八，形肥脉洪滑，知为有孕，季夏病洒淅恶寒，寒已发热，头痛呕恶，胸满口渴，其家守伤寒不药为中医之戒，延至昨始召余诊。用芎、苏、苓、半、陈、朴、苓、芍、生姜之类，头痛、呕恶、胸满顿除，但微寒片刻，壮热竟日，势成温疟一途，按妊娠六月足阳明胃经所主，又值长夏热盛之时，最防热病损胎，议黄龙二物加知母、竹茹，兼服天生白虎以泻胃热，必有效也。

洋参、柴胡、黄芩、生地、白芍、知母、竹茹、甘草。

王氏妇，年十八，结褵[1]仅三月，呕吐不能食，眩晕体倦，无寒热。请余脉之，两手脉皆细数，询得停经两月，忆《金匮》论怀孕六十日当有此证。以恶阻病治之，用《千金》半夏茯苓汤加减，水煎服，一剂吐止，四剂全愈，后以此法治恶阻良验。

上党参、半夏、茯苓、旋覆花、橘红、生姜、甘草（炒）、干生地（捣汁冲服）、竹茹，如脉不见细数，去生地，脉虚加白术、砂仁。

按妊娠之脉，诸家之论固有至理，然皆有验有不验，余业医有年，专心究此，阅历多矣。尝见有甫受胎而脉即

---

[1] 结褵：代指结婚。褵同"缡"，古时女子出嫁所系的佩巾。

显呈于指下者，有半月一月后而见于脉者，有始终不见于脉者，有受孕后反见弦涩细数者，甚至有两脉反沉伏难寻者，古人所论亦不尽然也，以是知天下事皆不可以成迹拘也。予诊斯病，直未见孕脉，因询得停经两月，又无他病，以意会之，所谓医者意也。

平素非博究医书，鲜不为细数脉起疑焉？能悟到病由恶阻，所治无不验，洵得于心者应之手。（寿山）

黄氏妇，年二十，妊娠三月，脉弱而呕，谓之恶阻，本脾胃虚弱之病，《大全》云：妊娠禀质怯弱，便有是症，法宜益脾和胃，与六君加白蔻、竹茹、姜汁，六剂而愈。

宗闇然孝廉之妻，妊娠三月手心主脉养胎，是经少血多气，倦怠懒言，喜卧少起，恶食呕吐，欲啖酸辣，显属恶阻。古人谓：恶阻恶食，责之脾虚；口苦呕吐，责之有火。此所谓"诸逆冲上，皆属于火"。是以服香砂异功散不应，议橘皮竹茹茯苓半夏汤。

橘皮、竹茹、厚朴、茯苓、半夏、洋参、生冬术、生姜。

此方竹茹能平少火，厚朴能下逆气，橘皮、生姜下气通神、止呕恶，参、术、苓、半健脾化痰、开胃进食，欲其安谷云尔，用药周密，拟治极是。（寿山）

文庠吴佑球令室，癸亥之秋，内热咳呛，痰涎甚多，夜不能卧，日晡发热，手掌心热常灼灼，医治两月，卒无一效。一医作百日痨治，投清润治咳药不应，改用滋补退热药，咳愈甚，更加喘，痰带血丝，食减神惫，形渐羸瘦，猝然闭厥，始则日厥一二次，渐则时厥时醒，医辞不治，伊父王玉川上舍邀予诊视。脉细数，呼吸六七至，询病者言，腹内一阵烧气上冲则昏闭，口不能言，心中愦愦。余曰："此明是肝火上冲，乃热厥也。"乃翁裕丰参军曰："可治否？"余曰："此非不治之症，待我用一法止其厥。"与当归龙荟丸二钱，白汤下。即拟一方：北沙参、天冬、广石斛、白薇、石菖蒲、白芍、生左牡蛎、甘草。水煎一剂，厥止咳喘亦减。次日照前方与服，因未用前丸，午间复发厥甚轻，仍令速进龙荟丸，厥又止，脉息亦见差缓，并稍能进食。以前方加生地汁，龙荟丸减去一钱，腹中烧气顿除，厥遂不发。越三日复诊，左脉忽见滑疾，自觉腹中有块常动，余以怀麟断乃胎动之征。其父询其母曰："汛愆已四月，妊则或然。"乃兼以子痫治，诸病皆痊，冬月果产一女。可见医者既不能确究病之轻重，万不可妄断人之生死，贻误生灵，慎之慎之！

　　按沈尧封《妊娠似风论》曰：妊妇病源有三大纲：一曰阴亏，人身精血有限，聚以养胎，阴分必亏；二曰气滞，腹中增一障碍，则升降之气必滞；三曰痰饮，人身脏腑接壤处增一物，藏府之机括为之不灵，津液聚为痰饮。知此三者，庶不为邪说所惑。妊妇猝倒不知，或口眼歪斜，或手足瘛疭，或腰背反张，时昏时醒，名曰风痉，又名子痫。古来皆作风治，不知卒倒不语病名为厥，阴虚失纳，孤阳逆上之谓，口眼歪斜，手足瘛疭，或因痰滞经络，或因阴亏不吸，肝阳内风暴动，至若腰脊反张一证，临危必见戴眼，其故何与？盖足膀胱经太阳之脉，起于目内眦，上额交颠，循肩膊内，夹脊抵腰中，足太阳之津液，虚则经脉时缩，故腰背反张。经云：瞳子高者，太阳不足。谓太阳之津液不足也，脉缩急则瞳子高，甚则戴眼，治此当用地黄、麦冬等药滋养津液为主。胎前病，阳虚者绝少，慎勿用小续命汤。

王士雄曰：按阴虚气滞二者，昔人曾已言之，痰饮一端，可谓发前人之未发。因而悟及产后谵妄等证，诚沈氏独得之秘，反复申明，有裨后学之功，不亦多乎，引证酌治亦有功于后学不少。（寿山）

熊氏妇，年四旬，妊五月，患胎漏下血。医以动胎，治用大补气血安胎药，而血下更多。更医谓非孕，拟调经血之剂，未敢遽进。适余在邻家诊病，邀余脉之。诊得寸口脉滑大，两关皆弦，两尺脉俱实，此因肝脾二经风邪搏激夹热而致。盖血得风而流散，夹热则妄行不能归经，强以药补之，乃不明实实虚虚也。余用疏风清热法数剂，血止胎安。

白术、防风、黄芩（炒）、桑寄生、续断、蕲艾、当归、白芍。

凡胎动、胎漏皆下血，而胎动有腹痛、胎漏无腹痛为异耳。故胎动宜调气，胎漏宜清热，最宜分辨。若辨症不明，混杂以治，以致药不克专，未有不失。（自记）

黄氏，年二十八岁，诊左脉缓细，右滑大，症见右半身以下偏痛，不能举步，起坐甚艰，卧则不痛。余疑右脉滑大，似属妊象，询其家人，谓果有六月之妊，此血虚兼风湿，乃着痹症也。初投四物减地黄，加桂枝、防风、羌活、秦艽，以驱风湿，继以四物合二妙，加牛膝、米仁、木瓜、桑枝，十帖而愈。

陈辛陔先生曰：药性，牛膝、米仁损胎，此则用之而愈，所谓"有故无殒"也。识卓胆大，佩服佩服！

唐伦元上舍令室，前议冲任虚损，血海不固，以致胎漏不止。诸医重用参芪升补安胎之类，迄无一效，并加头眩食减，是未晓奇经之理。自廿三日，余专补冲任、固摄下焦之法，胎漏已止，胃纳亦见稍旺，足征前案非臆说矣。但肝脉带涩乃情怀郁怒，肝伤血少之状，口燥心烦，头目眩晕，皆血去阴伤也。拟方仍从前法加减以进，胎自固矣。六月三十日订。

（黄毛）鹿角胶、鹿角霜、菟丝、白术、黄芩（炒）、当归、白芍（酒炒）、熟地、枸杞、益智。

吴氏妇，年三旬，妊娠三月，仍得两次经来，此谓之漏胎，由冲任脉虚不能约制，兼子脏为风冷所乘，气血失其常度；诊脉滑缓，身半以下麻痹不仁，是风邪客于皮肤、入于经络也。若不早治，不惟胎孕难保，恐有风痹之累，法宜温补冲任，理血祛风。

黄芪、当归、鹿胶、荆芥炭、防风、桑寄生、杜仲、续断、秦艽、五加皮。

王海藏云：安胎之法有二：如母病以致胎动者，但疗母病，则胎自安；若胎有触动，以致母病者，安胎则母自愈，诚良法也。

丁氏妇，妊娠四月，古称手少阳三焦脉养胎，是经气多血少，加以淋沥不断，乃冲任脉虚，不能约制也，议专补冲任法。

人参、熟地、鹿胶、鹿角霜、龙骨（煅）、当归、艾绒（炒）、桑寄生、枸杞（炒黑）、续断。

此方不用芪术补气而上升，以一派固补冲任之药专理其下，乃别开生面之法，是以效如桴鼓也。

聂氏，年二十余，诊得寸关两脉，浮大而急，尺脉沉细而涩，潮热蒸蒸，头目昏痛，心腹胀痛，口燥渴。据述因郁气而起，以致胎气不和，凑上心胸，加以感冒，故见诸症，法主调气舒郁，兼固其胎。

香附、苏兜[1]、陈皮、厚朴、川芎、当归、白芍、黄芩、缩砂仁、甘草，生姜水煎服二帖。

又，前方获效，足征舒郁调气之验，两尺脉见略旺，胎元可保，潮热已退，大为可喜。兹仍仿前法加减，俾气和胎安则诸证悉除矣。

白术、黄芩、白芍、当归、芎䓖、苏兜、艾绒、木香、缩砂仁。

彭氏妇，年二十六，脉息滑数，证见烦热头痛，胸腹胀痛，左边肩臂皆痛，面赤唇紫口渴，舌苔黄燥，乃少阳肝气上逆，以致胎气不和，夫气有余便是火也。据述日前曾食炒鸡，鸡动肝火，已显然矣。又误进参、芪、术安胎补剂，致病加剧，是为胎热无疑。法宜远辛热而用苦辛，以平肝气而清胎热，勿以临月娠病，忌投苦辛凉散，经云：有故无殒。又曰：木郁达之，火郁发之。

柴胡、白芍、黄芩、青皮、香附、山栀、大腹皮、枳壳、紫苏叶、当归。

---

[1] 苏兜：即紫苏的根。

丁氏妇，胎八月，小便闭三日，少腹胀满，脚肿，服疏导清利药转加胀急，延余诊之。脉细涩，此明系转胞症，乃气血虚不能乘载其胎故。胎压膀胱，偏在一边，下窍为其所闭，是以溺不得出。当补血养气，以四物加参、术、半夏、陈皮、枳壳、甘草、生姜煎服一帖，随以指探喉中，吐出药水，候少顷气定，又与一帖，次日小便大通，胀急顿解，继以参、芪、归、芍、升麻、陈皮数剂而安。

按丹溪曰：转胞病，妊妇之禀受弱者、忧闷多者、性急躁者、食味厚者，大率有之。古方皆用滑利疏导药，有应效，因思胞不自转，为胎所压，展在一边，胞系了戾不通耳，胎若与起，悬在中央，胞系得疏，水道自行，然胎之坠下，必有其由也。

补血养气，娠病一定治法，虽有杂恙，却不得离其宗。（寿山）

翰林院待诏聂光耀次媳余氏，怀孕十八月，发热自汗，头身酸痛，脉左细右浮，此太阳伤风症也。盖风为阳邪，故发热不恶寒，法宜解表疏风，海藏桂枝加川芎防风汤主之。

桂枝、白芍、川芎、防风、甘草、生姜、大枣。

又，二十四日，法主解肌。

川芎、甘草、姜枣水煎服。

又，二十五日，法拟退热保胎。

当归、白芍、生地、川芎、洋参、柴胡、黄芩、甘草。

又，进黄龙四物法，壮热不退，脉见洪大而数，口苦口干，烦渴引饮，骨节烦疼，小水赤涩，大便闭结，乃热邪入里，娠妊重候，议清里热，人参白虎加黄芩、竹叶以进。

参须、石膏、知母、黄芩、竹叶心、粳米、甘草。

又，昨进人参白虎法，热退脉静，已属大效。现在唇紫而燥，舌胎微黄，胸满气胀，呕恶不纳饮食，漐漐汗出，是热邪欲解之象，但夜寐不安，乃胃不和也。法宜和解，温胆汤加杏仁、黄芩。

杏仁、枳实、半夏、云苓、陈皮、黄芩、竹茹、甘草。

又，热退复作，乃往来潮热也，诊左脉沉数、右弦坚，侣变瘅疟之象，兹不暇理，以十八月孕，自觉腹中不动，呕逆不能纳谷，岂是轻恙？改议和血脉、调胃气、清胎热，固活其胎乃为正着，仿古人所谓过月不产，法当补血行滞。

当归、川芎、白芍、黄芩、知母、陈皮、大腹皮、香附、缩砂、厚朴，引加生姜、竹茹水煎服。

又，昨改投补血行滞法，胎孕活动，可许无忧，夜来凛凛作寒，片刻即发热，热重寒轻，戌发至巳未而退，两手脉息弦数，已成夜疟矣。妊娠潮热重病，得变为疟，实为吉兆，但热疟熏蒸，势如燎原，治宜凉胎为主，佐以祛解疟邪可也。

东洋参、知母、炒芩、石斛、青蒿、花粉、当归、甘草、陈粳米，加水酒一盏，引入血分。

总述，服廿九日方平平，更请一医，谓是肺家停寒、表邪未清之症，归咎于连日里药大早，以致如此缠绵，当复发表。记其方，用薄荷二钱，桔梗三钱，羌、防、芎、芷各二钱，苏叶、陈皮各钱半，姜、葱为引。初服一剂，夜间寒战鼓栗，震动床榻，至四鼓时，发热大渴，医者自夸大效，令将原方更进。乃翁持方就质于余，详述昨夜病状，余固知经旬之病非大剂表散所宜，必致偾事矣。察其意，信多疑少，未可阻遏，唯唯而已。但此病，余遵圣训，按经图治，一番功程，已从重至轻矣，一手而调，不难全愈，今既更医，姑且听之耳。讵将原方再进，下咽片刻，大汗淋漓，昏冒气喘，不能倒枕，病者自疑胎死腹中而作喘惊忧涕，举室惊惶，而医者已闻声远遁矣。午后外氏求救于余，不得已复往，视其神色未变，脉亦流利无歇，知胎尚未坏，实升散太过，其桔梗用至三钱，载风药而上升，以致胎气上逼，是以气胀而喘。用佛手散加香附、砂仁、大腹皮、枳壳、杏仁、厚朴之属，气喘略平，又与保生无忧散一剂，胀满悉除，胎仍活动，是夜安眠熟睡。次早又变呃逆呕恶，水浆不入，是余邪未清，胃火上冲也，投橘皮竹茹汤加柿蒂，呃逆顿止。复又发热口渴，用参麦、石斛、二母、竹茹育阴清邪之剂，热势愈燔，知是复发瘅疟，方发时而进药，是以加剧。热至二更后，眼目昏花，不见灯光，神呆直视，势实危殆，《内经·热病篇》曰：目不明热不已者死。熟计前后病因，壮热及往来潮热，错杂反复，传变瘅疟，呃逆诸端，已经半月之久，十八月之胎孕无损，知非暴症，断不主死，又思医者疗疾，虽有死征，犹当于一二可以无死处求所以生之因。复为细诊，脉洪大而数，周身四肢热如火燎，咳声响亮，心中了然，询答不乱，绝非气尽将绝之候，劝止家人不必哀号，宜安谧勿惊吓病人，以惊则气散神伤，难保无虞。余因坐镇室中，其母悲咽，询余曰："先生谓病不主死，而眼色大变，形如将尽，何也？"余曰："此因热病误投表散太过，元神耗散，加以壮热不退，乃热厥之故。盖厥则目无所见，夫人厥则阳气并于上，阴气并于下，阳并于上则火独光也，阴并于下则足寒而痹也。可试揣两足何如？"其母曰："今果然两足渐见冷痹。"余曰："此与经言热厥符合，余言为有征矣。"候至三漏时，热势渐减，脉亦稍缓，眼神亦略活动，口渴引饮，乃以丽参、麦冬、竹叶、陈米、甘草煎汤，徐徐与服，尽其剂，夜已四漏，渴止热退，安神熟睡矣。天明复诊，诸候都平，惟不纳饮食，仍作呃逆，拟香蒂竹茹饮，未及进又猝变神昏直视，眼胞青黯，唇口皆见青色，危殆如前。余曰："此正神气飞越之象，兼胎气滞阻，见于庭颜，又类子痫，（**此因表散太过汗多亡阳**）宜急用人参以收失散之元气为君，**芎归利胎气为臣，佐以龙牡收敛神气，使以白薇、白芍以退身热**。"服之至夜半，始渐渐神苏而身热不已。次晨诊脉，躁疾七八至，人则恹恹一息，幸而清明，询其病候，答曰：别无所苦，惟腹内热甚，不能转气。余用护胎退热法，外敷心腹上，内服参、麦、生地、阿胶、石斛、知母、白芍、甘草一剂，热退神清，次日产下一女。产后大汗不止，随用大剂补血汤加人参，汗止神安，从此调理得瘥。此病反复传变，几番危如朝露，若胸无主宰，断难侥幸成功，保全母子，可谓起九死于一生矣，危哉！

附录《女科辑要》载：秣陵冯学园之内，久患痞痛，每发自脐间策策动，未几遍行腹中，疼不可忍，频年医治，不一其人，而持论各异，外贴膏药，内服汤丸，攻补温凉，备尝不效，病已频危，谢绝医药。迨半月后，病必稍减，两月饮食如常，而向之策策动者，日觉其长，驯至满腹，又疑其鼓也，复为医治，亦不能愈。如是又三年，忽一日胀痛几死，旋产一男，母子无恙，而腹痞消。自初病至产盖已九年余矣，此等异症，虽不恒见，然未医者，不可不知也。

此等反复传变危症，若非胸有成竹，乌能起死回生。孕妇久病，任用表散，必致如此，医者慎之。（寿山）

壬戌治一妇，年三十八岁，临月骤然血下不止，其老姑以为下胎浆，当临盆也，因血下过多，胎仍未动，而人事沉困，神气顿夺，召余诊视。脉沉微无力，又捏其手中指节，亦未见跳动，又腰腹并无痛苦，及询其又未伤动，次非果产也，实名海底漏。此由元气大虚，冲脉不摄而营脱于下。急煎大剂参、芪、鹿茸与服，血遂止，人亦渐安。逾月产一女，母女皆无恙。此症若误用催生下胎药，胎孕一下，产母必顷刻告殒矣。

此症若非吾兄识见超卓，急投大补元气，十不救一矣。（寿山）

难产（附保产论及催生方）

霞珊高心泉明经令室，产三日不下，下血甚多，胎浆已干，且食甚少，神衰气乏，杂投催生药皆不应，举室惊惶，一时间两番人来促余诊视。余以其年至四十，娩乳大多，气血已亏，急煎大剂十全大补汤助其气血，随即吞兑腊丸一服即时而产。心泉笑谓其妻曰：向呼庚伯[1]，余实更生汝矣。（盖余与心泉生同岁，故称为伯庚耳）

戊申治一贫家妇，产五日不下，腹痛渐减渐缓，能食，惟气喘腹胀，服芎归汤不验，停药静待，适余车过其门，其夫恳求催生方。余为脉之，告以脉未离经，尚非正产，但宜安心静卧，无忧恐，时至自生，与紫苏、厚朴、半夏、茯苓、枳壳一剂。日晡其夫来寓云，气虽略平，而腹愈痛，力求催生药。余以紫苏饮一服，三漏时即产一子，母子皆安。此症若遇孟浪辈，以产难胎死作喘，妄施峻剂下胎，必致败事。（四七汤加枳壳亦是一法）

紫苏饮

紫苏叶、大腹皮、陈皮、川芎、白芍、当归、丹参、甘草、生姜、葱白，水煎，空心服。原方有人参，以无力购参，易用丹参，其效甚捷。

丹溪曰：世之难产者，往往见于郁闷安逸之人、富贵奉养之家，若贫贱辛苦者，无有也。方书只有瘦胎饮一论，而其方为湖阳公主作也，实非极至之言，何者？见用此方，其难自若。予族妹苦于难产，后遇孕则触而去之。予甚悯焉，视其形肥而勤于女工，构思旬日，悟曰：此正与湖阳公主相反。彼奉养之人，其气必实，耗其气，使和平，故易产。今形肥知其气虚，久坐知其不运而其气愈

---

[1] 庚伯：旧时对同年龄的男性长辈的尊称。

弱，久坐，胞胎因母气不能自运耳，当补其母之气则儿健而易产。今其有孕至五六个月，遂与大全方、紫苏饮加补气药，与十数帖，因得男而甚快。后遂以此方随人之形色性禀，参以时令加减与之，无不应。因名其方曰"大达生饮"。又《类案》载一妇累日产不下，服催生药不效。庞曰：此必坐草太早，心下怀惧，气结而不行，**气行血行之理**非不顺也。《素问》云：恐则气下，盖恐则精神怯，怯则上焦闭，闭则气逆，逆则下焦胀，气乃不行矣。以紫苏饮一服便产。及妇人六七月子悬者用此往往有效，不数日胎便下。余前案用紫苏饮治产难而获神效者，实本于此，故并录之，以资后学之见闻矣。

（**此亦不尽然，余尝治贫家妇产难，存案可考**）

按：催生药不宜轻用，必胎近产门而不能即下，始可用之，又须量其虚实，或补助其气血，或展拓其机关，寒者温行，热者清降，逆者镇坠，未可拘守成方而概施也。

黄氏妇，二十六，产难四天，口中气秒，腹中不痛，只觉阴冷重坠，舌见微黑，此必胎死腹中，服佛手散无益，宜急用脱花煎加附子，温暖胞脏，其胎必下也。

当归一两，川芎三钱，安桂一钱五分，附子二钱，淮牛膝二钱，车前钱半，水煎，酒对服，二帖乃下，胎已腐矣。

《圣济总录》云：胞衣不下，急于胎之未生，子死腹中，危于胎之未下。盖胞衣未下，子与母气相通其呼吸，若子死腹中，胞脏气寒，胎血凝沍，气不升降，古方多以行血顺气药及硝石、水银、碙砂之类。然胎已死，躯形已冷，血凝气聚，复以至寒之药下之，不惟无益，而害母命也多矣。古人用药，深于用意，子死之理有二端：用药寒温浴从其宜，如娠妇胎漏，血尽子死者；有坠坠颠扑，内伤子死者；有久病胎萎子死者，以附子汤进三服，使胞藏温暖，凝血流动，盖以附子能破寒气、堕胎故也。若因伤寒、热证、温疟之类，胎受热毒而死，留于胞中不下者，古人虑其胎受热毒，势必胀大难出，故用朴硝、水银、硇砂之类，不惟死胎不胀，且能使胎化烂，副以行血顺气之药，使胎即下也。

又热病胎死腹中，新汲水浓煎红花汁，和童便热饮立效。(《本草经疏》)

按：吴鞠通曰：死胎不下，不可拘执成方而悉用通法，催生亦然，当求其不下之故，参以临时所现之脉证若何，补偏救弊而胎自下也。余谓诸病皆尔，不特下死胎也。

又按：《寓意草》有用泻白散加芩、桔以下死胎之案，可见人无一定之病，病非一法可治，药无一定之用，随机应变，贵乎用得其当也。

又按：佛手散亦下死胎，胎死宜先服此，不伤气血，服此不下，次用平胃散加朴硝，必下也。

按：古方以平胃散加朴硝，为腐死胎、下胞衣之妙药，功虽捷而暗中有损，宜慎用之。

按：《济生产经》曰：胎前之脉贵实，产后之脉贵虚，胎前则顺气安胎，产后则扶虚消瘀，此其要也。

丹溪云：产后脉洪数，产前脉细小涩弱者，多死；怀妊者脉主洪数，已产而洪数不改者，多主死。

杨子建《十产论》：一曰正产；二曰伤产，未满月而痛如欲产，非果产也，名为试月，遽尔用力，是谓伤产；三曰催产，正产之候悉见而难产，用药催之，是谓催产；四曰冻产，冬产血凝不生；五曰热产，过热血沸，令人昏晕；六曰横产，见身半转，遽尔用力，致先露手，令稳婆徐推，见手使自攀耳；七曰倒产，儿身全未得转，即为用力，致先露足，令稳婆推足入腹；八曰偏产，儿未正而用力所致；九曰碍产，儿身已顺，不能生下，或因脐带绊肩，令稳婆拨之；十曰坐产，急于高处系一手巾，令母攀之，轻轻屈足坐身可产；十一曰盘肠产，临产母肠先出，然后见生，产后若肠不收，用醋半盏、新汲水七分和匀，噀产母面，每噀一缩，三噀尽收。孕妇止腹痛未必产，连腰痛者将产，胞系于肾故也。腹痛试捏产母手，中指中节或本节跳动，方临盆即产。

王士雄曰：按中指跳动，亦有不即产者，更有腰腹不甚痛，但觉酸坠而即产者。

沈氏曰：儿未生时，头本在上，欲生时转身向下，故腹痛难忍。此时当正身宽带仰卧，待儿头到了产户，方可用力催下，若用力太早，或束肚倚着，儿不得转身，即有横生逆生、手足先出之患。

逆产足先出，用盐涂儿足底，横产手先出，涂儿手心。按盐螫[1]手足，痛便缩入，俗乃谓之讨盐生也。

---

[1] 螫：毒虫或蛇咬刺，引申为如同毒虫咬刺般刺激。

王士雄曰：难产自古有之，庄公寤生，见于《左传》，故先生如达，不坼不副[1]，诗人以为异征，但先生难而后生易，理之常也。晚嫁者尤可必焉，然亦有虽晚嫁而初生不难者；非晚嫁而初产虽易，继产反难者；或频产皆易，间有一次甚难者；有一生所产皆易，一生所产皆难者。此或由禀赋之不齐，或由人事之所召，未可以一例论也。谚云：十个孩儿十样生，至哉言乎！若得儿身顺下，纵稽时日，不必惊惶，安心静俟可耳。会稽施圃生茂才诞时，其母产十三日而始下，母子皆安。世俗不知此理，稍觉不易，先自慌张，近有凶恶稳婆故为恫吓，妄施毒手要取重价，脔而出之，索谢去后，产母随以告殒者有之。奈贸贸者尚夸其手段之高，忍心害理，惨莫惨于此矣。设果胎不能下，自有因证调治诸法，即胎死腹中，亦有可下之方，自古方书未闻有脔割之刑加诸投生之婴儿者，附识于此，冀世人之憬然悟，而勿为凶人牟利之妖言所惑也。但有二种骡形者，交骨如环，不能开坼，名锁子骨，能受孕而不能产，如怀娠必以娩难死，此乃异禀，万中不得其一，如交骨可开者，断无不能娩者也。方书五种不产之所谓螺者，即骡字之讹也，盖驴马交而生骡，牝无牡，其交骨如环无端，不交不孕，禀乎纯阴，性极驯良而善走，胜于驴马，然亦马之属也。《易》曰：坤为马行地无疆，利牝马

---

[1] 不坼不副：坼，意为破裂，裂开。副，与坼同义。出自《诗经·大雅》："诞弥厥月，先生如达，不坼不副，无菑无害，以赫厥灵。"描述周人始祖后稷诞生情景，强调其出生时的顺利与神圣。

之贞，皆取象于此之谓也。人赋此形而不能安其贞，则厄于娩矣。

节录陈飞霞《保产论》

生产一道，天地自然之理，不待勉强而无难者也。然今之世往往以难产闻者，得无以人事之失而损其天耶？保产之术，可不详乎？世风不古，胎教久废，为母者既不能保于平时，而徒临产措置，犹觉其迟，谨将难产之由，详列于下，庶知预为调摄也。

难产七因：一因安逸，二因奉养，三因淫欲，四因忧郁，五因软怯，六因仓皇，七因虚乏。（**其论解详《幼幼集成》，凡有家者平时宜备览，俾妇女共知，预防其患，则无产难之忧矣**）

凡临产时，亟斋有六字真言：一曰睡，二曰忍痛，三曰慢临盆。予复有三字宝曰：未离经。较六字真言，更为亲切。盖六字真言出于常人之口，产妇未能深信，三字宝为医者之言，不容不信，诚保产金丹，回生上药，予以此法救人，莫可胜纪。凡临产家诊视，无论脉之滑涩，痛之紧缓，但曰：未离经。仍嘱产妇曰：脉未离经，尚非正产，且脉气舒徐，定然安吉，惟宜加飧[1]稳卧，俟其时至可也。此何意？盖产育全赖母气为主，产妇闻其脉未离经，知时未到，不敢望其速下，惟安心耐之而已，产妇一安，举室皆安，庶无仓皇扰攘之患。

---

[1] 飧：同"餐"。

天下本无难产之事，凡难产而致死者，总由时候未至，仓皇逼迫害之也。始则家长惊张不能镇定，继则产妇娇怯不肯忍痛，或弄产，或转胞，稍有腹痛随即声扬，无知稳婆便称是产，而试水坐草，一任胡为。岂知七候未临，胎气未足，子在胞中，安然不动，欲令其产，焉可得乎？因其久而不下，产妇则惊惧忧疑，饮食不纳，渐至气怯神昏，常有未产而毙者矣。予临是证，但曰未离经，惟以大剂甘温之药与之，如八珍、十全之类，助其产母之元气。若为正产，则腹痛阵紧，一阵痛急自下；倘非正产，则腹痛渐减渐缓，胎元得暖则安矣。予之所经，稳婆谓头已平门，予诊得脉未离经，用固胎暖胎药而安之，有迟至一月、半月、十日而产者，已经十数人矣。岂有头已平门，而能倒悬一月半月之理？即此可知稳婆之不足信。不观亟斋有曰：凡邪注之妇，私胎而无难产，总因胎起于私，怕人知觉，只得极力忍痛，痛到极熟之时，则脱然而出，此岂有稳婆分掐妙药催生乎？凡产育，能耐心忍痛，听其自然，则万举万全者，谓调药能催生，予则未敢许也。至催生之法，谓产时胞浆已下，一二时辰不生，方可用之。盖浆乃养儿之物，浆干不产必胎元无力，愈迟则愈干，力必愈乏，不得不以大补气血之药助其母力，又为人参为至圣，其次则脱花煎、芎归汤皆可，然亦须子已出胞，交骨既开，门户以正，方为有益。若只凭产妇腹痛之言，稳婆头至之说，妄用催生方药，不惟无济，反速其毙，慎之戒之！（上候脐腹急痛，腹间重坠，眼中出火，产门近急，产户肿满，手中指节筋脉跳动，浆水或血俱下，方

是子出胞门，方可用力也）

催生神方《辑要》，治胎浆已出，胎不得下，或延至两三日，一服即产，屡用有神验。

当归四钱，人参一钱，牛膝二钱，川芎一钱，龟板三钱，赭石三钱（煅研），肉桂一钱（去皮），益母二钱，水煎服。

王士雄曰：此方极宜慎用，夏月尤忌，必审其确系虚寒者始可服之，通津玉灵汤最妙，余用猪肉一味煎，清汤服亦甚效。

仙传通津救命玉灵汤（《辑要》），治裂胞生，及难产数日，血水已干，产户枯涩，命在垂危者。

龙眼肉（去核）六两，生牛膝梢一两（黄酒浸烂捣），将龙眼肉煎浓汁冲入牛膝酒内，服之停半日即产，亲救数人，无不奇验。

王士雄曰：龙眼甘温，极能补血，大益胎产，力胜参芪，宜先期剥取净肉，贮瓷碗内，每肉一两，加入白沙糖一钱，素体多火者，并加西洋参片如糖之数，裹以丝绵一层，日日放饭锅内蒸之，蒸至百次者良，谓之代参膏，较生煎者功百倍矣。娩时开水瀹[1]之，其汁尽出，如遇难产，即并牛膝酒共瀹，更觉简便。凡气血不足，别无痰滞便滑之病者，不论男妇，皆可蒸服，殊胜他剂也。

如神散：路上草鞋一双，名千里马，取鼻梁上绳洗净烧灰，童便和酒调下三钱，神验。

---

[1]瀹（yuè 月）：煮。

武叔卿《济阴纲目》云：于理固难通，于用时灵验。按千里马得人最下之气，佐以童便之趋下，酒性之行血，故用之良验，此药不寒不热最是稳剂。

催生简便方：

人能镇定耐痛待时，必无难产之患，或因仓皇急迫，不幸遇此，而催生之法不可不知。又或穷乡僻壤，医药不便，诚为困苦，故附单方于此，以备急需。

一穷乡僻壤无药之处，不幸遇此，即觅花椒叶、香圆叶、柚子叶、茱萸叶、生姜、生葱、紫苏，浓煎汤一盆，俟可下手。即令产妇以小櫈坐盆上，浇汤淋洗其脐腹阴户，久久淋洗，气温血行，登时即产。已上诸叶，全用更妙，若少一二味亦不妨，此方并可以治冻产，如遇严冬血凝不行，得温故便产也。

一治死胎不下及胞衣来迟，用黑豆一升，炒香熟，入醋一大碗，煎至六七分，去豆取汤，分三次服，以热手顺摩小腹，其胞胎俱下。又方用冬蜜一大杯，以百沸汤调服立下，如胞衣来迟，再服一碗即下。

一胞衣不下，急以物牢扎脐带坠住，使不上升，然后将脐带剪断，使血不入胞，萎缩易下，若水系先断，胞升凑心，必死。

按《保生录》，觉胎衣不下，产妇用自己头发塞口中，打一恶心即下，切须放心，不可惊恐，不可听稳婆妄用手取，多致伤生。又以草纸烧烟，熏鼻即下。

芒硝三钱，童便冲服，立效。

俞遂良先生目睹。

松郡一老稳婆，包医是证，自带白末药一包，买牛膝二两同煎，去渣冲童便半杯服，立下。白末药定是元明粉，元明粉即掣朴硝也。

铎节录诸家怀子、娩身、保产之论，以教子女平时学习，令其精晓，即于仓卒之秋无忧畏也。

产　后

家春云叔之妻，年近三十，产后昏晕虚脱，手足厥冷。余因禁溺女，闻伊家不肯洗育，冒病邀集同人，乘夜往伊家阻救。讵闻产母垂危在床，即进房诊视毕，谓若如肯洗女，余包救其母。一面命稳婆浴女婴，一面煎大剂参、附、归、芪、姜炭等味与服，大效。次日复诊，老妪言子宫坠下，不能起坐，遂用炙绵芪一两，当归三钱，交党参四钱，升麻八分，甘草炒八分，水煎服，一剂即上，效验如神，此非偶中，而治多人皆效，故识之。后见《女科辑要》载治一妇子宫坠下之法，与余所用之方相同，惟多用白术一味，及分两轻重稍异，实先得我心之同焉。

周炳元之侄女，年二十，适[1]许坊杨某，因热病服硝黄峻攻之剂，遂致堕胎，发热大渴，头痛如裂，眼目昏暗，心腹疼痛，大汗不止，头摇手搐，诊脉浮洪而大，按之空虚，是气血大伤、阴阳两脱之候，急用丹溪产后大补气血法。

---

[1] 适：嫁。

酒芪一两，当归三钱，党参八钱，白术五钱，附子五钱（包），干姜（炮黑）钱半，炒荆芥一钱，甘草一钱（炙），安桂心六分，龙眼肉四两，同煎滤浓汁，频频温服，又口渴勿与茶水，只服汤药，或间服童便一小杯，对热酒冲服。此真脱症，产后危险之极，倘再投凉药，命在须臾，必无救矣。因症危方峻，恐不敢进，故叮咛若此。

又，连进大补气血之剂，昏冒少可，渴止痛缓，汗出热退，逆候差除，足征峻补之验，诊视丝毫不紊可许无忧。今六脉反见细弱，显属真虚之象，致头摇如眩，目跳如眴，是伤风使然，因产后正气一虚，风邪乘虚而入，又少腹尚有阵痛，必有停淤未清也，法宜补血祛风，兼佐行淤。

黄芪（炙）、当归、川芎、丹参、荆芥炭、天麻（煨）、白附、钩藤、肉桂、甘草（炙）。

误用硝黄峻攻，以致阴阳两脱，不用大剂补法亦难挽回，产后气血两虚，误下之不可同于误汗之不可，此可为鉴。（寿山）

熊氏妇，产后气虚生寒、血虚发热之症，医用香苏、小柴胡诸法，以致大汗如洗，衣被尽透，为害非轻，所喜脉无躁扰，阳欲外越而尚不越，亟宜养营敛阳，勿杂他歧。

当归、党参、黄芪（炙）、于白术、龙骨、牡蛎、枣仁、五味、白芍、甘草。

又，服养营法，寒热已轻，汗亦稍息，已属有效，因停药又复大汗淋漓，产后藩篱不固，非藉药饵以资之，鲜不偾事矣。兹议十全大补减辛加酸，酸能收敛止汗也。

上党参、黄芪、五味、当归、白芍、茯神、熟地、枣仁、白术、甘草、桂圆肉。

又，发热自汗，日久不已，势成蓐劳，自昨夜以来，腹中疼痛，宗仲景生姜当归羊肉汤。

黄芪（炙）、人参、当归、肉桂、生姜，用羊肉一斤，煮汁去肉，入前药煎服，大效。

又，热退十七，疼痛顿除，惟汗出不止，本属气血两虚，与黄芪炒八钱，酒炒白芍三钱，归身三钱，枣仁（炒）二钱，甘草（炒）一钱，小麦（炒）三钱，南枣肉、龙眼肉各三钱，煎服二帖而安，真神效也。

产后气血两虚，误用解表，将必脱汗，治以十全羊肉汤，理真法密。（寿山）

按沈氏云：产后发热所因不同，当与证参看。感冒者鼻塞，亦不可过汗，经有夺血无汗之禁，只宜芎归汤；停食者嗳腐饱闷，宜平剂消食；血虚发热，无别证者，脉大而芤，宜归芪；阴虚者烦渴脉细，宜生地、阿胶；更有一种表热里寒，下利清谷，烦渴恶热，脉微细者，此少阴危证，宜四逆汤。

周氏，年三十二，产后虚汗不止，身热发渴，惊悸不安，此血虚发热，津乏作渴，法主补血养心。

人参、黄芪（炙）、北五味、枣仁、麦冬（砂拌）、龙齿、牡蛎、归身、甘草（炒）、龙眼肉。

再论此症，无论身热发渴，总以虚汗不止，藩篱不固为主，倘作感冒发热，妄投表散，则汗多亡阳矣。

黄氏，年二十，产后不语，手足瘛疭，脉虚缓，此中风症也，仿古七珍汤加减，若能发出音声，方许可治。

高丽参、志肉（制）、菖蒲、川芎、生地（酒洗）、天麻（煨）、荆芥（略炒）、钩藤、防风、归身。

又，服此方二剂，瘛疭已止，神气稍苏而口不能言，总是险途，与举卿古拜散二钱，豆淋酒调服。昏睡，醒则能言，但舌音未清，仍与前方，加当归一服，诸病悉退，继以气血两补法调理而安。

按：举卿古拜散即华佗愈风散，荆芥略炒为末，此药清神气、通血脉，治产后中风，口噤牙关紧闭，手足瘛疭，角弓反张，亦治产后血晕，不省人事，四肢强直或心眼倒筑，吐泻欲死，其效如神。

黄氏妇，新产后服生化汤合失笑散，血气痛止则恶露已尽。昨夜半发热憎寒，头身尽痛，烦躁口渴，脉息紧涩，本气血空虚之候，然必因感冒风邪故有诸症。如果血虚发热，内损见证，定然昏瞆眩晕，大渴引饮，汗多气短，此为的辨矣，但虽有外邪，总当补虚而兼散邪。

生芪、当归、文党、荆芥（炒）、川芎、白芍、柴胡、干葛、甘草，加生姜水煎服，一剂愈。

补虚散邪，不致损伤气血，产后的治，学者当紧记之。（寿山）

熊树滋之妻，年四旬，进参附理阴法，泻止，寒热稍轻，足见真阴亏损，产后未满百日，血气全亏，失于将息，面色痿黄，虚羸少气，嗽痰喘促，头中昏痛，入暮寒热如疟，骨节酸痛，呻吟床蓐，势成蓐劳重症。若专固脾阳则真阴愈损，仿古人参鳖甲散以进。

高丽参一两，黄芪一两（酒炒），鳖甲一两（炙），当归五钱，茯苓五钱，白芍五钱，熟地五钱，麦冬五钱，五味二钱，续断五钱，桂心二钱，淮牛膝五钱，桑寄生五钱，甘草（炙）五钱。

上为细末，每日用猪肾一对，去筋膜，以水一大碗，生姜三片，枣三枚，煎至一大盏，去猪肾、姜、枣，调服五钱。

又，旬日来进鳖甲散，缓调有效，诸款递减，惟头昏而痛，起坐更晕，本属气血亏甚，前已申明，毋庸缕述，议十全大补法。

吴氏妇，年四十余，气喘而急，咳嗽痰鸣，稠痰带红，胸胀而痛，不能倚卧，面色黯瘁，唇淡白，昏冒闭厥，脉细欲绝。以脉象形色而论，似属产后虚损之证。据所见病候，又是热积痰凝之状，询其家人，毕述因郁气及嗽，久服糖食过多，以为顺气化痰，讵知水橘糖食，助热生痰且甘能令人满，是以食下即满闷。此际本元固虚，而标症更急，当舍脉从证治，加味四七汤。

杏仁、半夏、川朴、茯苓、苏子、香附、神曲、北沙参、竹沥一羹匙、姜汁一茶匙，刺入服。

又，昨方颇效，大吐稠痰，诸候渐平，爰议固本，兼治其痰。

高丽参、茯苓、沉香、苏子、橘红、半夏、神曲、厚朴、竹沥，此方服二帖，气顺痰下，食进病除。

彭氏，产后七天感风寒，寒热如疟，脉弦数，此热入血室，非血虚发热也，黄龙汤主之。

党参、柴胡、黄芩、赤芍、当归、甘草，加姜枣水煎服，一剂知，二剂已。

虑某兄内室，胎前患热病缠绵，加以产难，惊恐交迫，真阴既伤，元气亦损。医复以桃仁、红花猛药逐瘀下血，以致寒热复作，腰腿皆痛，近则头昏而痛，两额角尤甚，此足阳明、足少阳两经部位，是由虚风上犯而致，法当补虚祛风。

人参、附子、当归、芎劳、炮姜、荆芥（炒）、白芷、柴胡、甘草（炒）。

吴训谟上舍内室，产后八天，诊肝脉弦数，右缓细，发热咳嗽，气喘口苦，舌苔中心黄。症由郁冒而起，风邪入于血室，已变热也。医以产后宜补之说，误投芪、术、参、桂，遂致咳嗽加剧，议华佗愈风散合黄龙汤加减主之。

荆芥（炒）、沙参、杏仁、陈皮、柴胡、黄芩、丹皮、当归、甘草。

高世昌上舍内室，新室二日，脉虚浮而大，是为忌脉，且胎前患痢，延至产后不止，全不纳谷，势成噤口，胃气已伤，尤属犯手。据述胸膈胀满作痛，身热腹痛，滞下多白，实有余邪未尽，以产后脉虚噤口，又不敢逐邪致犯虚虚之戒，姑议大扶元神为主，少佐调气理胃，其余皆末治也。

山参、当归、川芎、姜炭、吴萸、安桂、山楂炭、木香、甘草（炙）、白芍（酒炒）。

又，初七日复诊，左手脉略见有神，右脉仍虚浮散大，痢虽稍疏而胃气不变，总是险途，且神昏气怯，呃逆时闻，中气戕败可知。诸书载胎前患痢，产后不止者危。（**危是死字。**）若元气未败，脉有胃气，能进粥食者生，举此可知其概矣，除顾养元神、重扶胃气，更无他策也，法以候裁。

人参、黄芪、白术、炮姜、附子、丁香、白蔻、炙草，伏龙肝一大块（煎水澄清炆药），服后呃止食进，四剂，诸病悉除，再用补中益气，元气悉复。

州别驾[1]王敏达之媳周氏，年十九，产后三天，诊右脉沉微，女人以右脉为主，此为一逆，左弦数七至，又非新产所宜，证见发热自汗，气喘神昏，妄言神鬼，目翻上吊，此产后中风重症，最怕变痉，宗《金匮》竹叶汤加减。

竹叶、人参、茯神、羚羊角、瓜蒌根、枣仁、桂枝、防风、附子、炙草、生姜、大枣，真龙齿一大块（煎水炆药）。

陈修园曰：庸医于此症以生化汤加姜、桂、荆芥、益母草，杀人无算，又云时医相传，以生化汤加减治产后百病，若非由停瘀而误用之，则外邪反入血室，中气反因以受伤，危症蜂起矣。此症初起微有寒热，即服芎归、母草、桃仁、肉桂行瘀，是开门入盗，以致风邪入于血室，继进参、术、归、芪大补气血，遂致潮热不退，昏蒙谵

---

[1] 州别驾：为刺史的佐官，州府中总理众务。

语，势成逆候。后闻一日连请数医，有谓瘀血冲心者，尚宜进桃仁、红花、芎归行血逐瘀；有谓血虚心神失守者，宜补养心血；有谓是感冒风寒未除，宜五积散者，各执一见，无所适从。中有一位，衣冠炫耀、口如悬河者，该外氏素信以为神，听其作实热症治，直投芩、连、知、柏、洋参、石膏大苦大寒之味，下咽片刻即哑，越日而殁。余谓此妇不死于病，实死于医也，可悯哉！

凡人死于病者半，死于医者半。产后中风一症，误用苦寒等药，安得不毙。（寿山）

孙氏妇，年三十七，产后兼旬，自六月初二日感冒潮热已经半月，延至日昨，自觉骨内作寒，四肢冷痹，肌肤发热无汗，视其面色与两手皆黄，舌苔白滑，口淡喜饮热汤，诊脉左沉迟右紧，以脉证合论，是产后阳虚生寒，阴虚发热，虽夹有郁冒微邪，总宜扶正为主治。阅诸医杂投表散、解肌退热、清里之剂，是犯虚虚之戒。《内经》云：最虚之处，便是容邪之地。议景岳参附理阴煎加地骨皮。

又，前二日论产后气血两虚，孤阳外越，内真寒而外假热，议进参附理阴救之，前医不明虚实，从中阻挠，致令病家惧不敢投，而妄用芎归、生地、赤芍、参麦杂以细辛、苏叶，连用二剂，遂致气喘痰鸣，神昏瞀乱，手足战栗，危状悉具，法为不治，勉令将前方速进，兼吞黑锡丸二钱，或可挽救万一。然表散太过，真气已绝，终恐难夺天工，聊尽人事而已。

庸医杀人莫此为甚！

某氏妇，产后两月，红下不断，势成血崩之渐，乃经脉已阻，营卫衰弱，以及数产女而不产男，忧郁恚怒，脏气不平所致。陈无择曰：产后血崩不是轻病，是为重伤也，议养营固经法止之。

党参（酒炒）、黄芪（酒炙）、当归、白芍（炒黑）、白术、鹿茸（酥）、血余、鹿角霜、续断、乌贼骨（炒黄）、蒲黄（炒黑）、甘草（炙），服十帖，去蒲黄加紫石英，甚效。

又拟丸方：鹿茸二两半，阿胶（蒲黄炒，二两），归头一两五钱，龙骨（煅）二两，赤石脂两半（煅），续断一两半（炒），乌贼骨（炒黄）二两，姜炭一两，共制为末，羊肉汤泛丸。

此方以一派固血兼入奇经，不用补气之味尤妙。鹿茸能引血上升，《本草经》云：主漏下恶血。陈修园曰：鹿为仙兽而多寿，其卧则口耳对尾闾，以通督脉，得其补则大气升举，恶血不漏，以督脉为阳气之总督也。然角中皆血所贯冲，为血海，其大补冲脉可知也。

杨姓妇，年三旬，产后去血过多，昏瞀眩晕，真元已败，加以勉强作劳，忽然头旋眼黑，大汗不止，其为气血俱亡，阴阳将脱矣，非大剂六味回阳饮加鹿茸莫能挽救也。

熟地五钱，当归三钱，人参二钱，鹿茸三钱，附子二钱，干姜（炮黑）二钱，肉桂一钱，大枣三枚。

此景岳新方，不刚不猛，能回失散之元阳，能敛离乳之阴血，济急扶倾，无出其右者，余治斯病，一剂神效，故特表之。

医案偶存初编卷十二

琴城李铎省斋甫著

小儿门

陈茗如太守长男希孟，初生三日，患噤口脐风，至三鼓时，哭声渐小，眼闭口噤，吮乳不得，以烛视之，见两眼角挨眉心处有黄色，上腭近喉咽处有一泡子，即以指甲轻轻刮破，随以中指抹去恶血，并用青布蘸甘草水洗之，不可令恶血入口，入则杀人。再以抹口药擦之，与木香、白蔻各三分，煎水化下沆瀣丹，利动脏腑，二便皆通，天明啼声渐出，即能吮乳，此患立除，举家欢喜。但此儿多病，调理半周，殊费苦心，今成伟男子矣。

按《集成》陈氏曰：婴儿初生，惟脐风为恶候，其症有三：曰脐风、曰噤口、曰锁肚，虽皆脐证，而寒热各别，治者宜详。一曰脐风，由断脐后为水湿风寒所乘，入于脐而流于心脾，令肚腹胀满，吮乳口松，多啼不乳。此初起之时，速用火攻散之；若至气息喘急，啼声不出，或肚上青筋吊疝作痛，此胎毒夹风邪入藏，外用火攻，内服指迷七气汤；若肚脐青肿，撮口不开，牙关紧闭，口吐白沫，爪甲青黑者，皆不治。一曰噤口，其证眼闭口噤，啼声渐小，舌上聚肉如粟米状，吮乳不得，口吐白沫，大小便不通。此先看其上腭有点子，即以前案治法治之，其效甚捷，屡用屡验。一曰锁肚，由胎中热毒壅盛，结于肛门，大便不通，急令妇女温水漱口，吮儿之前后心并脐下及手足心共七处，凡四五次，外以轻粉五分研末，蜂蜜少许，温水调服，以通为度。如更不通，以葱白三四寸长，用油抹润，轻透谷道，纳入二寸许，以通为快，若至七日不通者死。夏禹铸曰：三朝之内便是脐风，如七朝之外定然不是。前人只曰风由脐入腹，以致撮口、噤口，并不会说出一种理来。余思婴儿出世，剪落脐带，带口有水，风固乘水由脐入腹，然腹与唇舌相去甚远，而唇撮舌强何故？把贼邪逆犯之理一悟，乃知风入于腹，始附于肝，肝木也，风则附木而鸣，目肝之窍，两眼角故有黄色。风入于肝，必逆犯乎脾，鼻准脾之属，故准头又有黄色；入于脾，必逆犯乎肾，两唇属肾，故色黄口撮；入于肾，必逆犯乎心，舌乃心之苗，故舌必强直，到此风火交威，亡之必矣。予悟脐风颠末至此，自问亦不自知，语曰：思之思之，鬼神通之，殆此谓欤。脐风初发，吸乳必较前稍松，两眼角挨眉心处忽有黄色，宜急治之，治之最易，黄色到鼻，治之仍易，到人中、承浆，治之稍难。口不撮，而微有吹嘘，犹可治也，至唇收束锁紧，舌头强直，不必治矣。一见眼角、鼻及人中有黄色而唇不撮紧者，曲儿小指，揉外劳，即用灯火于囟门、眉心、人中、承浆、两手大指少商各穴一燋，共十三燋，风便止而黄即退矣。此火攻之法，何异吕祖壶中药，卢公再生方哉？愿普天下为儿父母的，依予看治，即十千百万亿中，断无有一孩之死于脐风者。

附夏禹铸脐风火图。

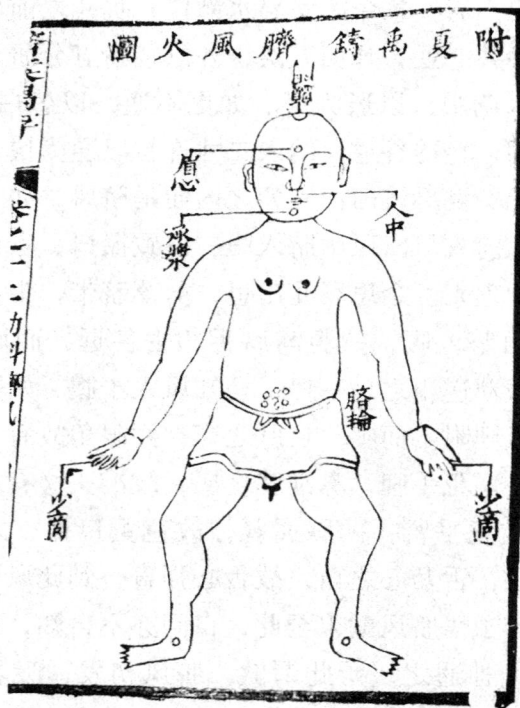

江坊江述先子，方弥月，患脐肿突出，光亮如水泡，啼哭不宁，小水短少。余用杏仁、通草、紫菀，重用生地、竹叶、甘草等味煎服，外以二豆散敷脐四旁，小水即通，脐突略消，不二日，脐竟全收，病亦全安矣。

二豆散：红饭豆、淡豆豉、天南星、鲜白蔹各一钱。

何园丁子，半周，患脐疮，出脓血，外科内服解毒汤，外用敷药，月余无效。余捡古方，用海螵蛸、干胭脂、煅龙骨共为末，干掺，旬日而愈。又治一儿脐疮出血，及脓常结痂，以油润疮，用螵蛸、胭脂二味研末，搽之愈。

徐某，举子刚三朝，口不吮乳，通面青如靛染，味爽呼门，振袂往视，知为胎寒之极，用元宵火十五燋，加肺俞穴二燋，随用姜、附、橘、半、丁、蔻，药一剂，即呕冷痰，旋即能纳乳汁。早食后，天庭青色先退，午间通面皆红，不药而愈，辨证的确，神效如斯。

按元宵灯火，即脐风灯火十三燋加鞋带穴二燋，计囟门一燋，眉心、人中、承浆、两手大拇指端少商各一燋，脐轮绕脐六燋，脐带未落，于带口处一燋，既落，于落处一燋。

余年四十二，始举长子海筹，三朝日口不吮乳，啼声渐微，天庭、日角、人中、承浆皆见青色，心极惊惶。邀谢先生诊视，与木香、蔻仁煎汤，调沆瀣丸入口，即呕不纳。知为胎寒之极，遂以附、姜、丁、蔻、苓、半作汤与服，见其能纳，频频灌之，啼声渐长。至半更时，藉汤药呕出稠痰一指许，则大啼数声，面青稍退。余心稍安，于房门外假寐片刻。忽闻房中儿哭声甚急，入房视之，见其面若涂朱，手如数物，此正《幼科形色赋》所谓"手如数物兮，肝风将发，面若涂朱兮，心火燃眉"。急煎黄连汁，温冷与服食，顷安神熟睡，天明视之，通面红润，啼声清亮，鲸吞乳汁，为之跃喜。弥月常以指迷七气丸及参香

散，二陈加木香、白蔻，一派温药调理得宜，幸获成人，今茁壮长矣。（咸丰五年夏日记）

再论此症，青遮日角、黑掩太阳，本属不治，按《形色赋》部位分注曰：日角全额也，犹日之东升，而为青色遮蔽，为木蔽阳光，病则必有疑难之虑。太阳，左右两额也，太阳为众阳之宗，属火旺夏气，色宜红，今黑色掩蔽，将有水来克火之象，定见伤残，故不治。又日角诸书皆误为口角，不知面部无口角之位，不但无此位，证亦全不符。盖小儿中气强者唇不变色，中气虚寒者十有九青，此为常候，非医之证。此儿若以儿科套用苦寒、清热解毒及追风镇惊之药，作胎热脐风治，实难保全，然非自知医理小心翼翼，亦难挽救也。

又尝读陈复正书谓：今时禀受，十有九虚，苦寒克削最不相宜。况婴儿初诞，如蛰虫出户，草木萌芽，卒遇暴雪严霜，未有不为其僵折者。以苦寒而入初诞之口，亦若是也。每见三朝七日，必有肚痛、呕乳、泄泻、夜啼之证，是皆苦寒伤胃之害，其孰能知之？每叹陈氏识见超迈，诚足以启发愚蒙耳。

陈茗如太守太少君，周岁，青筋散露，面色拖蓝，形体羸软，肌肉瘦夺，囟门宽大，哭声短促，元气败极，势成险危，加以旬余潮热不退，时或往来，咳嗽呕恶，烦躁不宁，喘急气促，口渴嗜饮，唇燥缩，舌苔干白中心略黄，小水短赤而烧，粪色老黄，明是温邪内伏。前医总是发散消导，不知温邪忌散，周龄幼稚，元气几何，能当此热邪熏蒸？阴液劫尽，以致哭无泪、鼻无涕，口干舌燥，可征矣。且邪一日不除，则元气一日愈伤，东垣谓火与元气不两立也。姑议小柴胡去半夏加瓜楼根、石斛、粳米，清里邪而存阴为急务也。（四月十六日案）

参须、柴胡、黄芩、瓜楼根、扁石斛、陈粳米、甘草、淡姜渣。

按此方服一剂，潮热已减十六，并能安神，颇属投洽，而亥子交界之时，依然大潮复起，不纳乳食，气喘尤甚，大为棘手。细审此病过服表散，必伤肺气，热邪已传入手太阴经，肺气不得宣通，上焦痹塞，亟宜清降肺气。昨方虽获小效，其柴胡味薄上升，与手经不宜，十七日改用辛凉清肃上焦轻剂，仿轻可去实之法。用桑皮、地骨皮、杏仁、连翘、青蒿、知母、贝母、花粉、粳米、甘草甚效，是夜安眠熟睡，嗽喘略平，口亦不渴，是上闭已开，诸窍自爽，大有转机。十八日，去杏仁、花粉，加银柴胡、石斛尤效，然总虑其元气大伤，未敢稳许愈期。十九日，视其神气略爽，病日减，余热未清，议清养胃阴，益土生金，兼调元气，调理半月，渐次而瘳。

自拟经验方：山参、沙参、淮山、苡仁、石斛、贝母、百合、叭哒杏[1]、云苓、桑叶、甘草。

湿邪内伏，愈发散则愈外越，而元气愈伤，仿轻可去实之义以治，后兼为调理元气，故无不效。（寿山）

江姓子，年仅二周，中土先虚，风木掀动，面色青晦，躁烦不宁，嗽唧似痛而腹鸣，大便仍有积滞，病延一

---

[1] 叭哒杏：即巴旦杏，伊朗语 badam 音译。

月之久，扶虚补阳不少，宜安土泄木。

沙参、芍药（炒）、肉桂（黄连少许同蒸）、钩藤、陈皮、谷芽（炒）、茯苓、木瓜、甘草。

丁姓子，二周，口频撮，其母谓是风，市抱龙丸服之，口愈撮，神困嗜卧，延余医治。余用黄芪异功散二剂而愈。

按：唇应乎脾，气出于肺，脾虚不能生肺，故口频撮[1]，乃气不和也，异功散加黄芪补脾生肺，灵验如此。

陈茗如太守次令媛，年四龄，疳积发热如疟，日轻夜重，头疮遍发，溃烂流脓，面目浮肿，印堂尤甚，肢体日渐消瘦，粪溏糟粕不化，肚腹膨胀，此脾虚不运，而成疳积，幼科称为脾疳是也。总因杂进肥甘食物，停滞伤脾，遂致如此。昨晚进异功散加鳖甲、青蒿、胡黄连、白芍，扶土抑木，加莪术、神曲以消其积，夜潮烦躁俱减十六，颇属投机。宜步此意加减，总以固本为上，若但以清热解毒及作疟治，愈损元气，为可虑也，原方去莪术，加鸡内金。

上舍吴照清女，三周，头皮光急，发稀作穗而黄，唇白，日夜啼哭，腹膨脚软，间或泄泻，食饭咯渣，日渐消瘦，常发寒热。某幼科谓是火积，日投黄连、臭荑[2]、均子[3]、芦荟、地骨皮、谷虫、神曲、槟榔，一派清火消积

---

[1] 撮：原作"提"，据上文语义改。

[2] 臭荑：即臭芜荑。

[3] 均子：即使君子，别名冬均子。

之类，病愈增剧，适其家尊人病，延余诊治。余见而悯之，乃谓照清曰："君女患脾疳虚证，久则不治，奈何尚以实积治之耶？"书云：壮人无积，虚者有之，且疳热由于虚损者，十居六七，由于实积者，十之二三。以形体病候合参，此明系脾胃虚弱，阳浮于外也。又手足软弱，亦脾胃病是也，盖脾主四肢，三岁之女，足不能立，其虚固不待言矣。余用参、术、茯苓为君，山药、莲肉为臣，木香、白蔻、陈皮、谷芽为使，白芍、石斛为佐，服十余剂，稍能纳谷，寒热悉除，后以此方进退加减，服二十余帖，不发焦烦，饮食日增，改进丽参、鹿茸、归、芪、苓、术、山药等味，及制肥儿丸一料，按日饲之，肌肉日见丰厚，诸病如失，可见虚为积之本，积反为虚之标矣。

脾疳虚症，误为火积，能不加甚？案内专以参、苓、香、蔻等药，少佐以谷芽、石斛二味，即刻期而愈，孰不佩服认病之明。（寿山）

高姓子，年五岁，患疳热羸瘦，能食色枯，腹清[1]泄泻，口臭齿齼，此食饮不节，停积发热，热久津干，实因积成疳者也。陆氏谓疳者干也，此症似之，仿热者宜用苦寒清火消积法。

青蒿、枳实、胡连、谷芽（炒）、山楂、白芍、陈皮、川连、泽泻、茯苓。

又，齿齼不已，复加咳嗽，议专清肺胃法。

---

[1] 清：当为"满"之误。

生地、丹皮、黄连、杏仁、沙参、麦冬、地骨皮、桑叶。

引加鸡肫皮消积，连服四帖，齿衄已止，咳嗽亦减，见是胃热乘肺之象，但腹膨而痛时作时止，痛住能食。此必因郁热夹食滞，为积为虫，是以饮食不充肌肤，病来非暴，攻之由渐，当从缓治。兹议疏通消补兼施丸方与服，但不能且夕程功耳。

真东洋参、真冬术、云茯苓、枳实（炒）、川连、胡连、川楝子、白芍、均子肉、芦荟、山楂、鸡内金。

上为末，水泛丸，绿豆大，每服二十丸，陈皮汤下。

王某子，五龄，昨晚先寒后热，四鼓而退，今下午猝然喊叫有人鞭打，眼目翻上，身体反张，身热而手足微厥，似急惊风状，其实一太阳证也。

按：太阳主筋，此儿赋禀甚薄，血少体弱，不耐伤寒，寒邪伤营，故见诸端，谆嘱不可作惊风治，与当归四逆汤，二剂而痊。

喊打目翻，身热肢厥，谁不谓是惊风？独辨是太阳证，而用当归四逆，洵能体认入微？（寿山）

上舍黄时和女，年八岁，体质清瘦，面白，一日午饭后猝然角弓反张，眼目翻腾，见白而不见黑，手足搐搦。痘科某作急惊风治，投丸药不效，拟进附、姜、苓、半等味。余后至诊毕，其母呜咽，向余急求牛黄丸，余听之曰："毋惊惶，一剂可疗。"遂用厥阴门中当归四逆汤，下咽片晌，黑睛稍现，反张之状亦减，渐渐安睡，天将曙，醒唤茶饮，旋即思食，晨起诸病如失，竟勿药矣。

按：此为寒袭太阳，血虚病痉。张景岳曰：太阳血少者，多有戴眼反张之证，俗医称为惊风，误矣。盖太阳经脉起于目内眦，上额，由颈下背脊，至足小指，凡有血虚不能荣养经络，一着寒邪则收引而急，理固然也。时俗不察，往往以豁痰截风之剂耗其血液，岂不悖哉？予临证有年，此证极多，误治者不少，业斯道者，最宜体会，庶免遗人夭折也。

江姓子，周岁，据病原自三四月而起，潮热蒸蒸，乍有乍无，至长夏来日见消瘦，亦无剧病状，故未药治。现值立秋后十日，热渐加重，日夜啼哭，鼻孔干如烟煤，唇紫绉缩，舌绛干焦，吮乳不休，泄泻黄水，暴注下迫，指纹沉紫，已现命关。斯症蕴热已久，阴液已竭，实属水枯火炎之象，所以任吮乳汁，渴不能止，非泛泛表热之证，恐有热极风生之虑。书云：热极生风。治宜清凉生津，并宜脱去厚衣，不必过于襁褓，因天气燥热，加以厚衣襁褓则更加其躁烦也。

洋参、麦冬、生地、石斛、丹皮、泽泻、车前、甘草、竹叶心。

高某子，二龄，面色带黄，食伤脾虚，指纹淡红，虚寒之候。据述日久吮乳入口多呕，是胃阳已亏，不能受纳。至夜啼甚，时作时止，必由脏寒腹痛，且阴盛于夜，阴极发热，故烦躁不卧，此阴盛格阳，谓之拒格，议理中安胃法。

纹党、白术、炮姜、甘草、丁香、藿香、蔻仁。

用公猪胆汁和童便少许，将药润湿炒熟煎服，此《内经》热因寒用之法。盖阴寒太过，阳热之药拒而不纳，故以猪胆、童便用为向导，其始则同，其终则异，下咽之后，阴体渐消，阳气乃发也。此从《幼幼集成》法。

盛氏子，年三岁，病吐泻、身热不退者五六日，小儿医初投疏解消导药不效，更医用香砂、胃苓，更加烦渴，一医用七味白术散不应，以吐多将成慢脾，拟进补脾益黄散，煎好未投。余后至，见其身热烦躁，唇红口气蒸，手脉纹青紫，曰不可服，此当以凉药治之。众医皆言吐泻多而米谷不化，当补脾，何以用凉药？余曰：此伤热在内也。时六月中，热甚伏入腹中而令引饮，热伤脾胃即大吐泻也。遂与白虎汤二帖，热退七分，渴止泄减，吐逆已除，再服加参须、麦冬、竹叶、茯苓即愈。此辨色审窍，不从众论，为治之一验也。

又治陈姓子，年岁半，秋月患吐泻，其症全不食，神倦睛陷，乳水入口即吐，用六君子去甘草，加藿香、白蔻、姜炒黄连，煎熟入姜汁，一剂顿止，再剂霍然。凡治小儿吐泻之疾，须辨寒热虚实，如夏月脾虚夹热者必用六君子汤加姜、连、竹茹，少用藿香、白蔻之类，徐徐与服，不可大急，若顿服即不纳。如实热甚者，必用白虎汤、石膏汤多效，但人多以吐泻，不敢用凉药也，如寒月用六君子汤加干姜、砂仁、白蔻之类。或有伤食吐泻者，初服一二剂，加山楂、麦芽，决可取效，如不效者，必发慢惊而死，屡试皆应。（**此宗钱仲阳法**）

车文翰秀才乃郎，年甫二周，偶因一跌，即致寒热啼哭不宁，群医作惊风治，辄用清热化痰、祛风镇惊，香

麝、牛黄、芩连之属，遂致危笃，举家惊惶无措，夜半飞
与相召。余至，见其眼闭神呆，面色青暗，口角青遮，鼻
准冷，唇燥裂，舌苔干白，声如鸦音，指纹沉散，脉息沉
微，大便溏泄青白，小水时青时赤，虽头面上身壮热不
已，而两足冷痹至膝腕矣。余曰：此直中阴寒症，非惊之
为病，缘跌仆惊神，神移而病发也。且此儿赋禀阳虚，寒
中阴分而寒热作，误投药治，焉得不成危候？且眼闭肝
绝，鼻冷土败，面色青暗，诸医谓青为肝风，不知沉寒
凝滞亦见青黑。嘉言《色论篇》曰：寒多则凝滞，凝滞
则色青黑。是寒凝于中而形于外，显然无疑矣。涕嚏全
无，唇燥自动，因溏泄下利不止，阴津已竭，不能灌溉于
上也。有谓热泄者，皆谬尤甚。凡热泄，暴注下迫，最易
辨也，奈何不察，一至于此，展转而筹，法属不治，而其
家人犹坚信前医，谓是肝风惊搐，仍求镇惊丸药为治。余
谓：果属惊风，频服牛黄、抱龙、如意等丸，何以不效而
反加剧？如此之证，如此之脉，非温理阳气以祛阴邪，必
无生机，急与桂附理中丸一枚约三钱调服，方投其半（**系
其家人畏而不敢多进之故**）则哭声微出，尽其丸则眼神稍
动，旋以回阳救急去陈、半，一大剂，频频与服。漏尽热
退神清，竟得熟睡，次早霍然而愈。斯时形气之危，万无
生理，非桂附回阳之力，何能速效如此？设或再遇前医，
以热痰惊风，用寒凉香散，死不旋踵矣。次日早膳后，未
及进药，家人见诸候平善，以为弗药可愈，讵复眼闭神
呆，危殆如前，乃药力已过之验。再投前丸一枚，渐次就
苏，仍进前方加减大剂。其家妇女，惑于群言，不肯任

进，谓恐补住风也。余激谓文翰曰："病急药缓，杯水车薪，势不可治。余非愦愦之流，不肯因循误事，如信仆，自应任吾进药，倘若信若疑，余当告退矣！"文翰诘[1]余曰："先生论证虽然明白，但群言肝风惊搐，亦不无可疑之处，即先生力谓无风而唇口常动，何也？既无热，口鼻眼目干燥，何也？"余曰："唇口属脾，津乏脾伤，昨已言之，兹再申其理。小儿唇口干燥，不能唤水止渴，势欲引津自救，而唇动矣；既是风症夹热，进参、术、姜、附大热纯阳之剂，当变角弓反张，手足搐搦，眼目直视，二便闭结，何以侵晨得此骤效？其所以复变者，药不胜病也，且大便溏泻药水，昭然脾肾已败，虚寒何疑？喻嘉言曰：惊风一门，古人凿空妄谈，后世之小儿受其害者，不知千百亿兆，此数言总括已尽，世之儿科，不宗此旨，而擅言惊风，谬妄惑人，以夸其功而售其术，欺心谋利也。"文翰曰："善！见热投凉，人人知之，先生定见不移，必有妙理。"乃督促家人速进汤药，至更后，大呕冷痰一盂，神色倏然清朗，是夜齁齁大睡，醒而烦躁思食，皆桂附回阳，鼓舞胃气，温理中焦之效。次早改用丁蔻理中一剂，晚间进参附理阴煎，平补阴阳，后以香砂六君调理而瘳。

满盘俱是惊风症见，孰敢认作虚寒而用辛热？独于溏泄下利青白讨出真正消息，实是高人一等。（寿山）

苏林生，年七岁，遍身红点，赤如丹砂，又如蚊迹，发前两夜发热作寒，状类伤寒，今则寒热皆退，惟口牙出

---

[1] 诘：追问，询问。

血，小水短赤，此名丹毒，用升麻防风汤。

升麻、防风、山栀、元参、荆芥、牛子、丹皮、葛根、木通、甘草，引加灯心水煎服，二帖痊愈。

按，赤游丹毒皆由心火内壅，热与血搏，或迟于手足，或发于头面胸背，游移上下，其热如火，痛不可言，赤如丹砂，故名丹毒。凡自腹出四肢者易治，自四肢入腹者难治。治丹之法，先用辛凉解表，使毒渐消，方可搽敷；若先不解表，遽用搽敷，必逼毒入腹，以致不救。小儿一岁以外者易治，未周岁者难治。

又小儿十种丹毒，如三日不治，攻入肠胃则不救，宜从《幼幼集成》逐一辨认，依方治之，百不失一。

附录磁针砭法

用上清磁器，轻轻敲破，取其锋锐者一枚，将筋头劈破，横夹磁针，露于外，将绿带紧，以磁锋正对丹毒之处，另以筋一条，于磁锋筋上，轻轻敲之，其血自出，多刺更妙，毒血出尽，立时见功。

又，治丹若不砭去恶血，专用搽敷，十不救一。

又方，芸薹菜，即油菜也，取菜叶捣烂敷之，随手即消，如无生菜，干者为末，水调敷，油菜子亦可用。凡丹毒遍身，或连腰周匝，百方不能治者，惟此最神，出《幼幼集成》。

丹毒治之不善，害不胜言，此诚阅历已深之候。（寿山）

答徐岚樵茂才乃郎龟背不治书：

　　谬承下问，以文郎病专意属仆调治，仆自应竭力效药笼之用，曷敢自外。奈内成龟背重伤，外患历节痛风，区区幼稚，何能当此恶疾？正如小舟重载，力不胜任，鲜不覆矣。仆愧无力挽之哉！再按古人论龟背一证，原由禀父母精髓不足，元阳亏损而致，是在命门之间，渐次骨节浮露，其腰如弓，实因骨痿不能支撑，并非风邪为患，此证百不救一，原无治法；历节痛风，乃血虚血热，毒邪流注肢节，亦难属治。细为筹划，惟有勉宗陈氏六味地黄汤加茸、桂，救其先天为主，复以四君六君之类，扶其胃气，管见如斯，聊尽人事，若再以攻伐祛风之剂频进，是速其殇也，直陈谅之不宜。

跋

　　士之享重名、显当世者，不必才具经纬、学贯古今，即一艺之微，精心研治，至于穷极物理，曲尽人情，亦足以自名于天下。吾省斋姻伯之业医也，行三十始志于是，研究仲景、东垣、丹溪诸名家，下逮张、喻、陈、叶之书，惟日孜孜，至老不倦，儒者或未之逮也。间尝翔游江汉，所遇多高人逸士，凡有所述，必周爰咨诹，共相质证，以求理之至当，而高人逸士亦乐为之告，遂成良师焉。所著《医案偶存》累千百言，皆身亲危难之交，幽思冥索所独得，而原原本本，又非作聪明、凭臆说者之妄为也。其术之足以济世而传后，又何疑乎！顾颜之曰偶存乎？霖于先生之学未能窥寻万一，而读其书，因慨然于有志者之足以成名显行。爰附数行于末，以志景仰之意云。

同治乙丑岁春三月姻愚侄傅霖顿首撰